中药质量特征解析及应用丛书

中药神曲发酵机制
—全景式解析—

主编·王跃飞 柴 欣 徐 健

上海科学技术出版社

图书在版编目（CIP）数据

中药神曲发酵机制全景式解析 / 王跃飞，柴欣，徐健主编. -- 上海：上海科学技术出版社，2025.7. -- （中药质量特征解析及应用丛书）. -- ISBN 978-7-5478-7289-5

Ⅰ. R282.4；R283

中国国家版本馆CIP数据核字第2025FW2729号

中药神曲发酵机制全景式解析
主编 王跃飞 柴 欣 徐 健

上海世纪出版（集团）有限公司
上海科学技术出版社 出版、发行
（上海市闵行区号景路159弄A座9F-10F）
邮政编码201101　www.sstp.cn
上海新华印刷有限公司印刷
开本787×1092　1/16　印张10.5
字数：250千字
2025年7月第1版　2025年7月第1次印刷
ISBN 978-7-5478-7289-5/R·3334
定价：168.00元

本书如有缺页、错装或坏损等严重质量问题，请向工厂联系调换

内 容 提 要

　　神曲作为曲剂的代表性药物之一，是临床常用的健胃消食中药，临床应用广泛。本书全面阐述了神曲的古今应用历史、临床常用方药、制备工艺、化学物质、发酵机制、临床应用以及产业发展趋势，是国内首部系统阐述神曲功效、化学物质、发酵机制、临床应用、产业发展的学术专著。本书主要内容包括神曲的历史源流与临床价值、制备工艺及发酵特征、发酵过程中中药化学成分和微生物代谢产物的动态变化规律、药理作用及其机制、产业发展现状与未来趋势。全书特色鲜明，聚焦用现代科学解读神曲的发酵原理，是科技创新服务产业创新的重要实践，实现了传统理论与现代科技的有机融合，反映了基础研究与临床应用的紧密结合。其采用的实验数据翔实可靠，分析方法先进科学，研究结论对神曲的生产具有重要指导价值和意义。本书不仅为说清楚、讲明白中药发酵原理提供了新视角，也为相关产品的质量控制与工艺创新奠定了科学基础。

　　本书可供中药学、微生物学、发酵工程等领域的研究人员以及中医药院校师生、医药企业技术人员参考使用。

编 委 会

主 编

王跃飞　柴　欣　徐　健

副主编

付姝菲　杨　静　张成玉　郭常润

编　委

（按姓氏笔画排序）

丁奕然　于小华　于卉娟　王海洋　巴东升　石亚玲
田剑平　吕伟奇　孙婉婷　刘　莹　刘婉秋　李先宽
吴红华　杨小玲　杨晶晶　宋露莹　冶雅琳　张天水
张　欢　张　敏　张潇予　周立欣　单鲁豫　赵世清
袁　玲　高胜美　郭佳铭　窦志英

前　言

中医药学作为我国独特的健康资源，蕴含着中华民族数千年来防病治病的智慧结晶。在新时代背景下，中医药的传承、创新、发展是中华民族伟大复兴的大事。国家和地方一系列政策文件的出台为中医药事业发展注入了强劲动力。曲剂等发酵中药作为传统中药的重要组成部分，以其独特的加工工艺和确切的临床疗效，在医疗保健领域占据着特殊地位。

神曲作为经典发酵中药的代表，在调理脾胃、化积导滞方面具有显著功效。其制备工艺融合了传统经验与现代技术，体现了中医药"药食同源"的独特理念。然而，神曲的物质基础、发酵机制等问题尚未完全阐明，质量控制水平与产业发展要求不同步，严重制约着其产业化制造水平的提升和临床的推广应用。因此，运用现代科学技术解析神曲的发酵特征、成分变化规律及药理作用机制，对于提升其质量标准、保障临床疗效、推动产业创新发展具有重要意义。

本书以神曲为研究对象，由长期从事中药发酵研究的专家学者及科研团队，在系统梳理古籍文献和现代研究成果的基础上，结合自身科研实践编撰而成。全书内容涵盖神曲的历史源流与临床应用梳理、制备工艺优化、发酵过程特征解析、化学成分动态变化规律研究、活性物质形成规律阐释，以及在消化系统疾病中的应用等。重点揭示了发酵过程中酶驱动的成分转化作用，阐释了微生物-酶-化学成分-药效的级联效应，阐明了关键功效物质的形成机制，为神曲的质量控制与临床应用提供了科学依据。

本书的编写得到了各参编单位的大力支持，凝聚了研究团队的集体智慧。在此，谨向所有为本书编撰付出心血的同仁表示衷心感谢！

尽管本团队在编撰过程中始终恪守学术严谨性，但因曲剂领域研究尚处于发展阶段，相关理论体系与临床实践仍在持续完善之中，本书在系统性建构、学术论证完整性等方面难免存有不足。恳请广大读者不吝指正，以便在后续修订中不断完善，共同推动曲剂等发酵中药的深入研究与临床应用，为中医药现代化贡献新的智慧。

编 者

2025 年 5 月

目　录

第一章　神曲的古今临床应用 001

　　第一节　神曲概述 001
　　第二节　神曲古籍记载 002
　　　一、药性 002
　　　二、功用与主治 002
　　　三、注意事项 002
　　第三节　含神曲的代表性古代方剂 003
　　第四节　含神曲的代表性中成药 006
　　第五节　含神曲方药的现代临床应用 012
　　　一、含神曲方药在小儿消化不良中的临床应用 012
　　　二、含神曲方药在小儿厌食症中的临床应用 012
　　　三、含神曲方药在腹泻中的临床应用 013
　　　四、含神曲方药的其他临床应用 013

第二章　神曲的制备工艺研究 016

　　第一节　处方组成和比例研究 017
　　第二节　发酵前的制备工艺研究 019
　　第三节　发酵工艺研究 020
　　　一、发酵方法的研究 020
　　　二、发酵温度和时间的研究 022
　　　三、发酵菌种的研究 022
　　第四节　成型工艺研究 023
　　第五节　炮制工艺研究 024

第三章　神曲的发酵特征研究 028

　　第一节　不同时节的神曲发酵特征 028
　　　一、神曲软材的制备 028
　　　二、不同时节神曲样品的发酵 028
　　　三、不同时节对神曲发酵特征的影响 028

第二节　不同麸面比神曲的发酵特征 030
　　　　一、不同麸面比神曲样品的制备 030
　　　　二、不同麸面比对神曲发酵特征的影响 030
　　第三节　神曲发酵过程的动态特征研究 032
　　　　一、神曲样品的制备 032
　　　　二、发酵过程中的动态特征 032

第四章　神曲发酵过程中基质来源小分子化学成分的变化特征 035
　　第一节　基于液质联用技术的神曲中化学成分研究 035
　　　　一、神曲发酵前后化学成分的鉴定 035
　　　　二、神曲发酵前后化学成分差异分析 040
　　第二节　发酵过程中酚酸、黄酮类等成分的变化规律 041
　　　　一、神曲中酚酸、黄酮类等成分定量分析方法的构建 041
　　　　二、多批次市售神曲多成分含量测定 044
　　　　三、神曲发酵过程中基质来源小分子化学成分的变化规律 047
　　第三节　神曲发酵过程中酯键水解酶的活力变化及酶解规律 048
　　　　一、酯键水解酶活力定义 048
　　　　二、以隐绿原酸为底物的酯键水解酶的活力变化及酶解规律 049
　　　　三、以阿魏酸乙酯为底物的酯键水解酶的活力变化及酶解规律 056
　　第四节　神曲发酵过程中糖苷水解酶的活力变化及酶解规律 061
　　　　一、糖苷水解酶活力定义 061
　　　　二、糖苷水解酶的活力变化及酶解规律 061

第五章　神曲发酵过程中基质来源大分子化学成分的转化特征 070
　　第一节　神曲加工过程中氨基酸类成分的变化规律 070
　　　　一、神曲中氨基酸类成分含量测定方法的建立及应用 070
　　　　二、神曲炮制过程中氨基酸类成分的变化规律研究 076
　　第二节　神曲发酵过程中蛋白酶的活力变化及酶解规律 081
　　　　一、神曲中蛋白质提取方法优选及蛋白质来源组成研究 081
　　　　二、神曲发酵过程中蛋白酶的活力变化及酶解规律 084
　　第三节　基于定量核磁共振氢谱的神曲加工过程中葡萄糖量变规律 093
　　　　一、神曲样品中葡萄糖含量测定方法的建立 094
　　　　二、神曲样品中葡萄糖含量测定结果 096
　　第四节　不同麸面比神曲发酵过程中淀粉酶活力的变化规律 099
　　　　一、淀粉酶活力测定与葡萄糖标准曲线建立 100
　　　　二、不同发酵程度神曲中淀粉酶活力研究 100
　　　　三、不同麸面比发酵神曲中淀粉酶活动研究 101

第六章 神曲发酵过程中微生物厌氧发酵产物的变化特征 ········· 104

第一节 神曲发酵过程中乳酸的变化规律 ········· 104
一、检测方法 ········· 104
二、神曲发酵过程中乳酸的变化规律 ········· 105

第二节 不同神曲炮制品中短链脂肪酸的含量分析 ········· 107
一、神曲样品的收集 ········· 108
二、神曲中短链脂肪酸的定性分析 ········· 108
三、神曲中短链脂肪酸的定量分析 ········· 110

第三节 神曲发酵过程中挥发性成分的变化规律 ········· 118
一、检测方法 ········· 118
二、神曲中挥发性代谢物的鉴定 ········· 119

第七章 神曲的药理作用 ········· 128

第一节 神曲对消化系统的作用 ········· 128
一、神曲对不同消化道疾病动物模型的作用 ········· 129
二、不同产地和发酵工艺神曲对功能性消化不良的影响 ········· 130
三、不同饮片规格神曲改善功能性消化不良的作用 ········· 131
四、不同发酵菌种(组合)发酵神曲改善消化道疾病的作用 ········· 132
五、神曲不同极性部位对消化系统疾病的影响 ········· 132
六、神曲复方对消化系统疾病的影响 ········· 133

第二节 其他药理作用 ········· 133
一、肝脏保护作用 ········· 133
二、抗炎、抗氧化作用 ········· 134
三、调节血糖、血脂作用 ········· 135
四、抗菌作用 ········· 135

第八章 神曲生产和质量控制现状及趋势 ········· 138

第一节 神曲生产和质量控制现状 ········· 138
一、神曲生产现状 ········· 138
二、神曲饮片生产质量监控体系和质量标准研究现状 ········· 140

第二节 神曲生产和质量标准发展趋势 ········· 149
一、现代化质量追溯体系 ········· 149
二、智能化连续化生产设备 ········· 149
三、纯菌种协同发酵工艺 ········· 150
四、现代化质量控制方法 ········· 150

结语 ········· 153

第一章　神曲的古今临床应用

神曲为消食类中药,始载于《药性论》,临床广泛应用,至今已逾千年。作为面粉、麦麸与其他药物混合后经发酵而成的加工品,生用或炒用以消食和胃。

本章主要介绍神曲的古今临床应用,精选历代名医名著中记载的含神曲古方,并附原著中的处方用量、用法及主治病证;选取国药准字代表性中成药品种,详细介绍处方组成、功能主治、用法用量、注意事项等;从中外文献中总结含神曲方药的现代临床应用,为神曲的进一步研发提供参考。

第一节　神曲概述

神曲为面粉、麦麸和其他药物混合后经发酵而成的加工品,全国各地均有生产。其制法是:取面粉和(或)麸皮,与杏仁泥、赤小豆粉,及鲜辣蓼草、鲜青蒿、鲜苍耳的药汁,混合拌匀,使干湿适宜,放入筐内,覆以麻叶或楮叶,保温发酵,待其表面长出菌丝时取出,切成小块,晒干即成。生用或炒用。

【别名】六神曲(《本草便读》)、六曲(通称)。

明代李时珍《本草纲目》:"昔人用曲,多是造酒之曲。后医乃造神曲,专以供药,力更胜之。盖取诸神聚会之日造之,故得神名。"另以制法中的白面、青蒿、赤小豆、杏仁泥、苍耳、野蓼,配白虎、青龙、朱雀、玄武、勾陈、螣蛇六神。

明代缪希雍《神农本草经疏》:"盖取诸神聚会之日造之,又取各药物以象六神之用,故得神名。"

【药性归经】甘、辛,温。归脾、胃经。

【功能主治】消食化积,健脾和胃。用于饮食停滞,消化不良,脘腹胀满,食欲不振,呕吐泻痢。

【用法用量】内服:煎汤,10~15 g;或入丸、散。消食宜炒焦用。

【注意事项】脾阴不足、胃火盛及孕妇慎用。

第二节 神曲古籍记载

一、药性

元代王好古《汤液本草》:"气暖,味甘。入足阳明经。"
明代陈嘉谟《本草蒙筌》:"味甘,气平。无毒……助人之真气,走阳明胃经。"
明代李时珍《本草纲目》:"甘、辛,温,无毒。"
明代倪朱谟《本草汇言》:"味甘、辛,气温,无毒。"
明代李中梓《雷公炮制药性解》:"味甘,性温,无毒,入脾、胃二经。"
清代汪昂《本草备要》:"辛散气,甘调中,温开胃。"
清代陈士铎《本草新编》:"味甘,气平,无毒。入脾、胃二经。"
清代严洁等《得配本草》:"甘、辛,温。入足阳明经。"
清代陈其瑞《本草撮要》:"味甘、辛。入手足太阴、阳明经。"

二、功用与主治

唐代甄权《药性论》:"化水谷宿食、癥结积滞,健脾暖胃。"
明代陈嘉谟《本草蒙筌》:"下气调中,止泻开胃。化水谷,消宿食。破癥结,逐积痰。"
明代李时珍《本草纲目》:"消食下气,除痰逆霍乱、泄痢胀满诸疾,其功与曲同。闪挫腰痛者,煅过淬酒,温服有效。妇人产后欲回乳者,炒研,酒服二钱,日二即止,甚验。"
明代张介宾《本草正》:"善助中焦土脏,健脾暖胃,消食下气,化滞调中,逐痰积,破癥瘕,运化水谷,除霍乱,胀满呕吐。其气腐,故能除湿热;其性涩,故又止泻痢。"
清代汪昂《本草备要》:"宣,行气,化痰,消食。"
清代张璐《本经逢原》:"其功专于消化谷麦酒积。陈久者良。"
清代严洁等《得配本草》:"调中和胃,化水谷,消积滞。治痰逆,霍乱腹痛,泄痢胀满,癥结,及产后回乳。得吴萸,治暴泄不止。"
清代黄宫绣《本草求真》:"散气调中,温胃化痰,逐水消滞,小儿补脾。"

三、注意事项

明代缪希雍《神农本草经疏》:"脾阴虚、胃火盛者,不宜用。能落胎,孕妇宜少食。"
清代张璐《本经逢原》:"但有积者能消化,无积而久服则消人元气。故脾阴虚胃火盛当禁也。"
清代黄宫绣《本草求真》:"若孕妇无积及脾阴不足胃火旺者,并勿用耳。"
清代陈其瑞《本草撮要》:"脾阴虚,胃火盛及有孕者忌服。"
清代凌奂《本草害利》:"辛温燥烈之品。凡脾阴虚,胃火盛者,不宜用。能落胎,孕妇不宜用。"

第三节　含神曲的代表性古代方剂

神曲丸

【出处】唐代《备急千金要方》。
【组成】神曲(四两),磁石(二两,研),光明砂(一两,研)。
【用法】上三味末之,炼蜜为丸,如梧子大,饮服三丸,日三,不禁。
【功能主治】主明目,百岁可读注书方。常服益眼力,众方不及。

补脾神曲丸

【出处】宋代《太平圣惠方》。
【组成】神曲(一两,炮微黄),附子(一两,炮裂,去皮脐),诃黎勒(二两,煨,用皮),厚朴(二两,去粗皮,涂生姜汁炙令香熟),荜茇(一两),丁香(半两),白豆蔻(一两,去皮),白术(一两),人参(一两,去芦头),荜澄茄(半两),沉香(半两),陈橘皮〔三(二)分,汤浸去白瓤,微炒〕。
【用法】上件药,捣,细罗为末,以酒煮枣肉,和捣三二百杵,为丸如梧桐子大。每服食前,以生姜汤下二十丸。
【功能主治】治脾虚,心腹胀满,食少无力。

沉香神曲煎

【出处】宋代《鸡峰普济方》。
【组成】沉香(二分),神曲(十六分),干姜、桂心(六分),吴茱萸、椒(四分),白术(十分)。
【用法】上为细末,酒煮,面糊为丸如梧子大。每服三十粒,米饮下,空心。
【功能主治】治脾虚,食少迟化,胸膈痞满,腹胁膨胀,噫气吞酸,呕逆恶心,四肢倦怠,心腹疼痛,饮食减少,大便泄泻,此药大能补养脾胃,助气消谷,若禀受怯弱,饮食易伤者,最宜服之。

神曲白术丸

【出处】宋代《鸡峰普济方》。
【组成】白术、神曲、陈皮(各二两),人参(一两),干姜(三分),荜(一两)。
【用法】上为细末,煮枣肉和丸,如梧子大,每服三十丸,粥饮下。
【功能主治】治脾胃气虚弱,不能饮食,肌肤瘦瘁,面色萎黄,宜服。

丁香神曲散

【出处】宋代《鸡峰普济方》卷九。
【组成】神曲(九两半),肉豆蔻、丁香(各四两),良姜(五两),干姜(六两)。
【用法】上为细末,米饮调服二钱。
【功能主治】治大肠宿食,久下白脓,脏腑刺痛,大便稀滑,或青或黑,遇冷便剧,饮食进退,肌体瘦弱。

神曲丸

【出处】宋代《鸡峰普济方》卷十三。

【组成】五灵脂(五两,水飞去滓,熬成膏),神曲(一两,炒)。

【用法】上为细末,将五灵脂熬成膏,入神曲末,丸梧桐子大,每服十丸,男子酒下,食后,妇人淡醋汤下。

【功能主治】治肠风下血。

肥儿丸

【出处】宋代《太平惠民和剂局方》卷十。

【组成】神曲(炒)、黄连(去须,各十两),肉豆蔻(面裹,煨)、使君子(去皮)、麦芽(炒,各五两),槟榔(不见火,细锉,晒,二十个),木香(二两)。

【用法】上为细末,猪胆为丸如粟米大。每服三十丸,量岁数加减,熟水下,空心服。

【功能主治】治小儿疳病者,多因缺乳,食吃太早所致;或因久患脏腑,胃虚虫动,日渐羸瘦,腹大发竖,不能行步,面黄口臭发热,面无精神,此药杀虫进食。

神曲豆蔻丸

【出处】宋代《洪氏集验方》卷五。

【组成】神曲(半两,炒),肉豆蔻(三枚,面裹煨),麦蘖(半两,炒),宣连(半两,去须),使君子(十四枚,去壳),芜荑仁(一分),芦荟(一分,合研)。

【用法】上为细末,用猪胆汁浸,面作糊为丸如黍米大。每服二十丸,饭饮吞下,空心服。

【功能主治】治小儿疳气,羸弱,脏腑虚怯,及滑泄不止,饮食减少,腹胀寒热,面黄肌瘦,引饮无度。

神曲丸

【出处】宋代《杨氏家藏方》。

【组成】神曲(炒),荜茇,白豆蔻仁,白术,人参(去芦头,五味各一两),附子(炮,去皮脐),诃子(煨,去核),厚朴(姜制,炙,以上三味各二两),丁香,沉香,荜澄茄(以上三味各半两),陈橘皮(去白,三分)。

【用法】上件为细末,煮枣肉为丸如梧桐子大。每服五十丸,空心,米饮送下。

【功能主治】治阴阳不和,脾胃虚弱,气不升降,呕吐泄泻,胁肋刺痛,心腹胀满。

神曲补中丸

【出处】宋代《杨氏家藏方》。

【组成】神曲(五两,炒),干姜(三两,炮),川椒(炒出汗,去目,三两)。

【用法】上件同为细末,别用神曲末三两煮糊和丸如梧桐子大。每服五十丸,温米饮下,食前。

【功能主治】治脾胃虚寒,饮食迟化,胸膈痞闷,腹胁胀满,口苦无味,恶心咽酸,倦怠嗜卧,滑泄下利。

神曲丸

【出处】宋代《世医得效方》。

【组成】神曲(二两,炒),茱萸(半两,汤泡七次)。

【用法】上为末,用醋糊丸如梧子大。每服四十丸,食前米饮下。

【功能主治】治暴泻不止。

枳实导滞丸

【出处】金元《内外伤辨惑论》。

【组成】大黄（一两），枳实（麸炒，去穰），神曲（炒，以上各五钱），茯苓（去皮），黄芩（去腐），黄连（拣净），白术（以上各三钱），泽泻（二钱）。

【用法】上件为细末，汤浸蒸饼为丸，如梧桐子大，每服五十丸至七十丸，温水送下，食远，量虚实加减服之。

【功能主治】治伤湿热之物，不得施化，而作痞满，闷乱不安。

越鞠丸

【出处】元代《丹溪心法》。

【组成】苍术，香附，抚芎，神曲，栀子（各等分）。

【用法】上为末，水丸如绿豆大。

【功能主治】解诸郁。

保和丸

【出处】元代《丹溪心法》。

【组成】山楂（六两），神曲（二两），半夏、茯苓（各三两），陈皮、连翘、萝卜子（各一两）。

【用法】上为末，炊饼丸，如梧子大。每服七八十丸，食远，白汤下。

【功能主治】治一切食积。

神曲丸

【出处】明代《奇效良方》。

【组成】神曲（炒）、麦芽（炒，各四两），厚朴（二两，去粗皮，生姜汁炙令香熟），干姜、槟榔、桂心（各一两），诃黎勒皮、陈皮（汤浸去白，焙，各一两半）。

【用法】上为细末，炼蜜和捣二三百杵，丸如梧桐子大。每服二十丸，不拘时用淡生姜汤送下。

【功能主治】治膈气不下食，纵食不能消化。

曲术丸

【出处】明代《奇效良方》卷十九。

【组成】神曲（三两，炒），苍术（米泔浸，三两，日曝干，炒），陈皮（一两）。

【用法】上为细末，用生姜汁别煮神曲末为糊和丸，如梧桐子大，每服三五十丸，不拘时生姜汤送下。

【功能主治】治中脘有宿食留饮，酸蜇心痛，口吐清水，嗳宿腐气。

健脾丸

【出处】明代《证治准绳》。

【组成】白术（白者，二两半，炒），木香（另研），黄连（酒炒），甘草（各七钱半），白茯苓（去皮，二两），人参（一两五钱），神曲（炒）、陈皮、砂仁、麦芽（炒，取面）、山药、肉豆蔻（面裹煨熟，纸包捶去油。以上各一两）。

【用法】上为细末，蒸饼为丸，如绿豆大。每服五十丸，空心、下午各一次，陈米汤下。

【功能主治】治脾胃不和，饮食劳倦。

第四节 含神曲的代表性中成药

保和片

【处方】焦山楂、六神曲(炒)、姜半夏、茯苓、陈皮、连翘、炒麦芽、炒莱菔子。辅料：淀粉、硬脂酸镁。

【批准文号】国药准字 Z44021184。

【功能主治】消食积，和脾胃。用于宿食不消、胸满、嗳气吞酸、不思饮食。

【用法用量】口服。一次4片，一日3次。

【注意事项】①忌生冷油腻不易消化食物。②不适用于因肝病或心肾功能不全所致之饮食不消化、不欲饮食、脘腹胀满者。③身体虚弱者或老年人不宜长期服用。④小儿用法用量，请咨询医师或药师。⑤哺乳期妇女慎用。⑥服药3日症状无改善，或出现其他症状时，应立即停用并到医院诊治。⑦对本品过敏者禁用，过敏体质者慎用。⑧本品性状发生改变时禁止使用。⑨儿童必须在成人监护下使用。⑩请将本品放在儿童不能接触的地方。⑪如正在使用其他药品，使用本品前请咨询医师或药师。

沉香化气丸

【处方】沉香、木香、广藿香、醋香附、砂仁、陈皮、醋莪术、六神曲(炒)、炒麦芽、甘草。

【批准文号】国药准字 Z42020263。

【功能主治】理气疏肝，消积和胃。用于肝胃气滞、脘腹胀痛、胸膈痞满、不思饮食、嗳气泛酸。

【用法用量】口服。一次3～6g，一日2次。

【注意事项】①饮食宜清淡，忌酒及辛辣、生冷、油腻食物。②忌愤怒、忧郁，保持心情舒畅。③口干、舌红少津、大便干之脾胃阴虚患者不适用。④有高血压、心脏病、肝病、糖尿病、肾病等慢性病严重者应在医师指导下服用。⑤孕妇慎用。儿童、哺乳期妇女、年老体弱者应在医师指导下服用。⑥胃痛严重者，应及时去医院就诊。⑦服药3日症状无缓解，应去医院就诊。⑧对本品过敏者禁用，过敏体质者慎用。⑨本品性状发生改变时禁止使用。⑩儿童必须在成人监护下使用。⑪请将本品放在儿童不能接触的地方。⑫如正在使用其他药品，使用本品前请咨询医师或药师。

除痰止嗽丸

【处方】枳实、白术(麸炒)、陈皮、法半夏、桔梗、浮海石(煅)、前胡、六神曲(麸炒)、防风、黄芩、栀子(姜炙)、黄柏、熟大黄、知母、天花粉、甘草、冰片、薄荷脑。辅料为赋形剂蜂蜜。

【批准文号】国药准字 Z11020083。

【功能主治】清肺降火，除痰止嗽。用于肺热痰盛引起的咳嗽气逆、痰黄黏稠、咽喉疼痛、大便干燥。

【用法用量】口服。一次2丸，一日2次。

【注意事项】①忌食辛辣、油腻食物。②本品适用于痰热咳嗽，其表现为咳嗽痰多，或喉中有痰鸣，痰多，咯吐不爽，身热，口干欲饮。③支气管扩张、肺脓肿、肺心病、肺结核患者应在医师指导下服用。④服用3日病证无改善,应停止服用,去医院就诊。⑤服药期间,若患者出现高热,体温超过38℃,或出现喘促气急者,或咳嗽加重,痰量明显增多者应到医院就诊。⑥儿童、孕妇、体质虚弱及脾胃虚寒者慎用。⑦对本品过敏者禁用,过敏体质者慎用。⑧本品性状发生改变时禁止使用。⑨儿童必须在成人监护下使用。⑩请将本品放在儿童不能接触的地方。⑪如正在使用其他药品,使用本品前请咨询医师或药师。⑫服用前应除去蜡皮、塑料球壳;本品可嚼服,也可分份吞服。

磁朱丸

【处方】磁石(煅)、朱砂、六神曲(炒)。

【批准文号】国药准字Z61020651、国药准字Z37020834。

【功能主治】镇心,安神,明目。用于心肾阴虚、心阳偏亢、心悸失眠、耳鸣耳聋、视物昏花。

【用法用量】口服。一次3g,一日2次。

【注意事项】①本品为处方药,必须在医生指导下服用。②本品含朱砂,不宜长期服用,并避免与含汞制剂同时服用,连续服用不宜超过2周,因特殊情况需长期服用,应检查血、尿中汞离子浓度和肝肾功能,超过规定限度者立即停用。③服用本品时应避免与茶碱、心得安类药物以及含溴、碘如溴化物、巴氏合剂、三溴合剂、海带、海藻等物质同服。

大山楂丸

【处方】山楂、六神曲(麸炒)、炒麦芽。辅料为蔗糖、蜂蜜。

【批准文号】国药准字Z15020545。

【功能主治】开胃消食。用于食积内停所致的食欲不振、消化不良、脘腹胀闷。

【用法用量】口服。一次1~2丸,一日1~3次;小儿酌减。

【注意事项】①饮食宜清淡,忌酒及辛辣、生冷、油腻食物。②不宜在服药期间同时服用滋补性中药。③脾胃虚弱,无积滞而食欲不振者不适用。④有高血压、心脏病、肝病、糖尿病、肾病等慢性病严重者应在医师指导下服用。⑤儿童、孕妇、哺乳期妇女、年老体弱者应在医师指导下服用。⑥服药3日症状无缓解,应去医院就诊。⑦对本品过敏者禁用,过敏体质者慎用。⑧本品性状发生改变时禁止使用。⑨儿童必须在成人监护下使用。⑩请将本品放在儿童不能接触的地方。⑪如正在使用其他药品,使用本品前请咨询医师或药师。

风热感冒颗粒

【处方】板蓝根、连翘、薄荷、荆芥穗、桑叶、芦根、牛蒡子、菊花、苦杏仁、桑枝、六神曲。

【批准文号】国药准字Z44021601。

【功能主治】解表发汗,疏风散寒。用于风热感冒、发热、有汗、鼻塞、头痛、咽痛、咳嗽、多痰。

【用法用量】口服,一次1袋,一日3次。

【注意事项】①忌烟、酒及辛辣、生冷、油腻食物。②不宜在服药期间同时服用滋补性中成药。③风寒感冒者不适用,其表现为恶寒重,发热轻,无汗,鼻塞流清涕,口不渴,咳吐稀白痰。④糖尿病患者及有高血压、心脏病、肝病、肾病等慢性病严重者、孕妇或正在接受其他治疗的患者,均应在医师指导下服用。⑤服药3日后症状无改善,或出现发热咳嗽加重,并有其他症状如胸闷、心悸等时应去医院就诊。⑥按照用法用量服用,小儿、年老体虚者应在医师指导下服用。⑦连续服用应向医师咨询。⑧对本品过敏者禁用,过敏体质者慎用。⑨本品性状发生改变时禁止使用。⑩儿童必须在成人监护下使用。⑪请将本品放在儿童不能接触的地方。⑫如正在使用其他药品,使用本品前请咨询医师或药师。

复方鸡内金片

【处方】鸡内金、六神曲。辅料为淀粉、明胶、硬脂酸镁、滑石粉、蔗糖、柠檬黄。

【批准文号】国药准字 Z13021424。

【功能主治】健脾开胃,消食化积。用于脾胃不和引起的食积胀满、饮食停滞、呕吐泄泻。

【用法用量】口服。一次 2~4 片,一日 3 次。

【注意事项】①忌食生冷油腻不易消化食物。②小儿用法用量,请咨询医师或药师。③服药 3 日症状无改善,或出现其他症状时,应立即停用并到医院诊治。④对本品过敏者禁用,过敏体质者慎用。⑤本品性状发生改变时禁止使用。⑥儿童必须在成人监护下使用。⑦请将本品放在儿童不能接触的地方。⑧如正在使用其他药品,使用本品前请咨询医师或药师。

开胃健脾丸

【处方】白术、党参、茯苓、木香、黄连、六神曲(炒)、陈皮、砂仁、炒麦芽、山楂、山药、煨肉豆蔻、炙甘草。辅料:蜂蜜、虫白蜡、滑石粉。

【批准文号】国药准字 Z42021376。

【功能主治】健脾和胃。用于脾虚、中气不和所致的泄泻、痞满,症见食欲不振、嗳气吞酸、腹胀泄泻;消化不良见上述证候者。

【用法用量】口服。一次 6~9 g(约半盖),一日 2 次。

【注意事项】①忌食生冷油腻不易消化食物。②不适用于口干,舌少津,或有手足心热,食欲不振,脘腹作胀,大便干。③小儿用法用量,请咨询医师或药师。④服药 3 日症状无改善,或出现其他症状时,应立即停用并到医院诊治。⑤对本品过敏者禁用,过敏体质者慎用。⑥本品性状发生改变时禁止使用。⑦儿童必须在成人监护下使用。⑧请将本品放在儿童不能接触的地方。⑨如正在使用其他药品,使用本品前请咨询医师或药师。

六合定中丸

【处方】广藿香、紫苏叶、香薷、木香、白扁豆(去皮)、檀香、茯苓、桔梗、枳壳(去心、麸炒)、木瓜、陈皮、山楂(炒)、厚朴(姜炙)、甘草、麦芽(炒)、谷芽(炒)、六神曲(麸炒)。辅料为赋形剂蜂蜜。

【批准文号】国药准字 Z11020174。

【功能主治】祛暑除湿,和胃消食。用于暑湿感冒、恶寒发热、头痛、胸闷、恶心呕吐、不思饮食、腹痛泄泻。

【用法用量】口服。一次 1 丸,一日 3 次。

【注意事项】①饮食宜清淡。②不宜在服药期间同时服用滋补性中成药。③有高血压、心脏病、肝病、糖尿病、肾病等慢性病严重者、孕妇或正在接受其他治疗的患者,均应在医师指导下服用。④3 日后症状未改善,或出现吐泻明显,并有其他严重症状时应去医院就诊。⑤按照用法用量服用,小儿、年老体虚者应在医师指导下服用。⑥连续服用应向医师咨询。

⑦对本品过敏者禁用,过敏体质者慎用。⑧本品性状发生改变时禁止使用。⑨儿童必须在成人监护下使用。⑩请将本品放在儿童不能接触的地方。⑪如正在使用其他药品,使用本品前请咨询医师或药师。⑫服用前应除去蜡皮、塑料球壳;本品可嚼服,也可分份吞服。

麦神开胃口服液

【处方】山楂(炒)、六神曲、麦芽(炒)、葡萄糖酸锌、葡萄糖酸亚铁、维C磷酸酯镁、口服水解蛋白、牛磺酸。

【批准文号】国药准字B20020736。

【功能主治】消食化滞,健脾和胃。用于乳、食停滞,厌食及缺铁、缺锌等症。

【用法用量】口服,一次1支,一日2次,早晚温开水送服。

【注意事项】①本品不宜长期服用。②应在医生指导下使用。③糖尿病患者慎用。④本品久置有轻摇易散的沉淀,不影响疗效。

启脾丸

【处方】人参、炒白术、茯苓、甘草、陈皮、山药、莲子(炒)、炒山楂、六神曲(炒)、炒麦芽、泽泻。辅料为赋形剂蜂蜜。

【批准文号】国药准字Z11020161。

【功能主治】健脾和胃。用于脾胃虚弱、消化不良、腹胀便溏。

【用法用量】口服。一次1丸,一日2～3次;3岁以内小儿酌减。

【注意事项】①忌生冷油腻及不易消化食物。②婴幼儿应在医师指导下服用。③感冒时不宜服用。④长期厌食、体弱消瘦者,及腹胀重、腹泻次数增多者应去医院就诊。⑤服药7日症状无缓解,应去医院就诊。⑥对本品过敏者禁用,过敏体质者慎用。⑦本品性状发生改变时禁止使用。⑧儿童必须在成人监护下使用。⑨请将本品放在儿童不能接触的地方。⑩如正在使用其他药品,使用本品前请咨询医师或药师。

强肝片

【处方】茵陈、板蓝根、黄芪、党参、当归、白芍、丹参、郁金、黄精、地黄、山楂、泽泻、山药、秦艽、六神曲、甘草。

【批准文号】国药准字Z20060401。

【功能主治】清热利湿,补脾养血,益气解郁。用于慢性肝炎、早期肝硬化、脂肪肝、中毒性肝炎等。

【用法用量】口服。一次4片,一日2次。每服6日停一日,8周为一疗程,停1周再进行第二疗程。

【注意事项】有胃、十二指肠溃疡或高酸性慢性胃炎者应减量服用,妇女经期暂停服数日。

曲麦枳术丸

【处方】白术(麸炒)、山楂、枳壳(麸炒)、桔梗、枳实(麸炒)、陈皮、麦芽(炒)、六神曲(麸炒)。

【批准文号】国药准字Z20033241。

【功能主治】健脾消食。用于脾虚停滞、脘腹痞满、倒饱嘈杂、不思饮食。

【用法用量】口服。一次6g,一日2次。

【注意事项】①忌食生冷油腻不易消化食物。②不适用于小儿、年老体弱者,主要表现为身倦乏力、气短嗜卧、消瘦。③不适用于脾胃阴虚,主要表现为口干、舌红少津、大便干。④孕妇及哺乳期妇女慎用。⑤对本品过敏者禁用,过敏体质者慎用。⑥本品性状发生改变时禁止使用。⑦请将本品放在儿童不能接触的地方。⑧如正在使用其他药品,使用本品前请咨询医师或药师。

人参健脾片

【处方】人参、白术(麸炒)、甘草、山药、莲子、白扁豆、木香、草豆蔻、陈皮、青皮(醋炙)、六神曲(麸炒)、谷芽(炒)、山楂(炒)、芡实(麸炒)、薏苡仁(麸炒)、当归、枳壳(麸炒)。辅料为碳酸钙、硬脂酸镁。

【批准文号】国药准字Z20093558。

【功能主治】补气健脾,开胃消食。用于脾虚湿困所致的食少便溏、或吐或泻、脘腹胀满、四肢乏力、面色萎黄。

【用法用量】口服。一次4片,一日2次。

【注意事项】①忌油腻食物。②感冒病人不宜服用。③按照用法用量服用,小儿、孕妇、高血压、糖尿病患者应在医师指导下服用。④服药2周或服药期间症状无改善,或症状加重,或出现新的严重症状,应立即停药并去医院就诊。⑤对本品过敏者禁用,过敏体质者慎用。⑥本品性状发生改变时禁止使用。⑦儿童必须在成人监护下使用。⑧请将本品放在儿童不能接触的地方。⑨如正在使用其他药品,使用本品前请咨询医师或药师。

山楂调中丸

【处方】山楂(去核)、山药、白扁豆(土炒)、芡实(麸炒)、薏苡仁(麸炒)、六神曲(麸炒)、麦芽(清炒)、莲子肉(麸炒)、茯苓。辅料为蜂蜜。

【批准文号】国药准字Z14020288。

【功能主治】消食健脾,和胃。用于内积食滞、不思饮食、伤食作泄。

【用法用量】口服。一次2丸,一日2次。

【注意事项】①服药期间,应注意饮食有节,宜进清淡稀软食物,忌肥甘厚味。②不适用于急性肠炎腹泻,主要表现为腹痛、水样大便频繁,或发烧。③哺乳期妇女慎用。④小儿用法用量,请咨询医师或药师。

神曲胃痛胶囊

【处方】神曲茶、大黄、颠茄浸膏、姜粉、氢氧化铝、碳酸氢钠。辅料:预胶化淀粉、滑石粉、硬脂酸镁。

【批准文号】国药准字Z44023019、国药准字Z44020553。

【功能主治】理气止痛,健脾消食。用于胃酸过多、胃痛、食欲不振及消化不良见上述症状者。

【用法用量】口服。一次2~3粒,一日3次。

【注意事项】①饮食宜清淡,忌食辛辣、生冷、油腻食物。②忌情绪激动及生闷气。③不宜在服药期间同时服用滋补性中药。④有肝病、糖尿病、肾病等慢性病严重者应在医师指导下服用。⑤高血压、心脏病、反流性食管炎、胃肠道阻塞性疾患、甲状腺功能亢进、溃疡性结肠炎患者慎用。⑥本品含氢氧化铝、碳酸氢钠。骨折患者不宜服用,这是由于不溶性磷酸铝复合物的形成,导致血清磷酸盐浓度降低及磷自骨内移出,能妨碍磷的吸收,长期服用能引起低磷血症;低磷血症(如吸收不良综合征)患者慎用;本品有便秘作用,故长期便秘者应慎用。⑦儿童、年老体弱者应在医师指导下服用。⑧服药3日症状无缓解,应去医院就诊。⑨对本品过敏者禁用,过敏体质者慎用。⑩本品性状发生改变时禁止使用。⑪儿童必须在成人监护下使用。⑫请将本品放在儿童不能接触的地方。⑬如正在使用其他药品,使用本品前请咨询医师或药师。

神曲胃痛片

【处方】神曲茶、大黄、姜、颠茄浸膏、氢氧化铝、碳酸氢钠。

【批准文号】国药准字Z45021692。

【功能主治】止痛生肌,理气,健脾消食。用于胃酸过多、胃痛、消化不良、食欲不振。

【用法用量】嚼碎服。一次2~4片,一日3次。

【注意事项】①饮食宜清淡,忌食辛辣、生冷、油腻食物。②忌情绪激动及生闷气。③不宜在服药期间同时服用滋补性中药。④青光眼患者慎用。⑤有高血压、心脏病、肝病、肾病等慢性病严重者应在医师指导下服用。⑥服药3日症状无缓解,应去医院就诊。⑦儿童、年老体弱者应在医师指导下服用。⑧对本品过敏者禁用,过敏体质者慎用。⑨药品性状发生改变时禁止服用。⑩儿童必须在成人监护下使用。⑪请将此药品放在儿童不能接触的地方。

神曲消食口服液

【处方】焦神曲、焦山楂、焦麦芽、白芍、党参、茯苓、麸炒白术、木香、砂仁、醋延胡索、炙甘草。辅料:聚山梨酯80、山梨酸、三氯蔗糖。

【批准文号】国药准字Z20153035。

【功能主治】消食健胃,健脾理气。用于喂养不当或饮食不节引起的儿童脾胃虚弱,饮食积滞证出现的厌食、食欲不振、食量减少等。

【用法用量】口服。餐后半小时服用。1~4岁,一次5 mL,一日3次;5~14岁,一次10 mL,一日3次。疗程为2周。

【注意事项】①本品临床试验未观察神经性厌食症或由其他疾病所致的小儿厌食的有效性和安全性。②临床试验中有1例患儿用药后出现血肌酐升高,2周后复查正常,与药物的关系无法确定。③忌食生冷油腻及不易消化食物。④过敏体质者慎用。⑤儿童必须在成人监护下使用。⑥本品久置可能有少量摇之易散的沉淀,可摇匀服用。

消食健胃片

【处方】山楂、六神曲(麸炒)、麦芽(炒)、槟榔。辅料:蔗糖。

【批准文号】国药准字Z10973005。

【功能主治】开胃消食,消积。用于食欲不振、消化不良、脘腹胀满。

【用法用量】嚼服。一次6~8片,一日1~3次。

【注意事项】①忌食生冷油腻不易消化食物。②不适用于平素体弱,身倦乏力、气短、大便溏者。③哺乳期妇女慎用。④小儿用法用量,请咨询医师或药师。⑤服药3日症状无改善,或出现其他症状时,应立即停用并到医院诊治。⑥对本品过敏者禁用,过敏体质者慎用。

⑦本品性状发生改变时禁止使用。⑧儿童必须在成人监护下使用。⑨请将本品放在儿童不能接触的地方。⑩如正在使用其他药品,使用本品前请咨询医师或药师。

第五节 含神曲方药的现代临床应用

一、含神曲方药在小儿消化不良中的临床应用

小儿消化不良是指儿童消化系统不能有效消化食物,导致营养物质吸收障碍的临床综合征,其常见症状包括食欲减退、腹胀、腹痛、腹泻或便秘等。小儿消化不良的原因可能包括饮食不当、消化系统发育不完善、疾病影响和药物因素,其发病率随着现代生活节奏的加快和饮食结构的改变而逐年上升,已成为影响儿童身心健康的重要问题。

中医理论将消化不良归为"胃脘痛""痞满""纳呆"等范畴,其发生多与脾胃功能失调相关。脾胃是人体消化吸收的重要脏腑,脾主运化,胃主受纳,脾胃功能失调,即会出现消化功能紊乱,最终导致消化不良。神曲辛以行散消食,甘温健脾开胃,善治消化不良。

赵咏梅等应用神曲消食口服液(焦神曲、焦山楂、焦麦芽、白芍、党参、茯苓、麸炒白术、木香、砂仁、醋延胡索及炙甘草等)治疗小儿脾胃虚弱型功能性消化不良取得良好疗效,与对照组枸橼酸莫沙必利比较,用药14d,两组患儿胃泌素、胃动素含量均较治疗前升高($P<0.05$),且观察组高于对照组($P<0.05$);不同餐后时间点比较,观察组的胃排空功能明显优于对照组($P<0.05$)[1]。任现志等将神曲消食口服液用于脾虚气滞型功能性消化不良患儿,连续用药14d,总有效率90%(36/40),明显优于对照组多潘立酮[2]。余志等研究发现,神曲消食口服液联合枸橼酸莫沙必利治疗儿童功能性消化不良愈显率83.6%(127/152),显著优于单独使用枸橼酸莫沙必利,治疗14d后,两组血浆胃泌素、血浆胃动素水平显著升高,生长抑素水平显著降低,联合组改善情况显著优于单用组($P<0.05$)[3]。

二、含神曲方药在小儿厌食症中的临床应用

小儿厌食症是指小儿(主要是3~6岁)较长期的食欲减退或食欲缺乏,是一种慢性消化功能紊乱综合征,而非独立疾病。根据流行病学数据,小儿厌食症的发病率占儿科就诊人数的5%~7%,且有逐年增加的趋势。该病常见于1~6岁的儿童,尤其在城市地区更为普遍。

溯源古医籍,原无"厌食"一病,多作为某一症状,出现于"脾胃病""积滞"等篇章中,自宋代起来,开始有"不思食""不能食""乳食不下"等类似名称。中医对小儿厌食症的认识主要集中于脾胃功能失调,认为厌食症多与脾胃虚弱、脾湿、先天不足或元气虚弱等因素有关,可以通过辨证施治来改善症状。

赵晨等纳入38项研究,总样本量3844例,基于网状Meta分析评价口服中成药联合常规西药治疗小儿厌食症的疗效,结果显示,在提高体质量方面,曲线下面积值排首位的是小儿复方鸡内金咀嚼片(鸡内金、神曲)+常规西药[4]。耿艳军等研究表明神曲消食口服液联合复方消化酶胶囊可提高小儿厌食症的临床疗效,增加体质量,缩短进食时间,改善神经递质释放,与单用复方消化酶胶囊的总有效率80.9%(38/47)相比,联合用药组总有效率

95.7%(45/47),组间比较差异显著($P<0.05$)[5]。陈恩超采用神曲消食口服液联合赖氨葡锌颗粒治疗儿童厌食症,给药 4 周后,联合用药组患儿血清铁元素、锌元素及钙元素水平均高于单用赖氨葡锌颗粒组($P<0.05$),此外,联合用药组患儿体质量、血红蛋白与白蛋白水平均高于对照组($P<0.05$)[6]。吴晓燕等采用神曲消食口服液联合五维赖氨酸治疗脾胃不和型厌食症患儿疗效显著,患儿血清锌含量、血红蛋白和唾液淀粉酶水平均较治疗前显著提升[7]。

三、含神曲方药在腹泻中的临床应用

腹泻是指排便次数增多,通常每日超过 3 次,粪质稀薄,甚至呈水样,有时伴有未消化的食物、黏液或脓血。腹泻的因素包括感染性和非感染性因素。感染性因素包括细菌、病毒、寄生虫等,非感染性因素包括饮食因素、药物因素、肠道疾病等。研究表明,腹泻是全球儿童死亡的主要原因之一,尤其在低资源地区。中医将腹泻称为"泄泻",分为急性与慢性两大类。急性泄泻包括寒湿泄泻、湿热泄泻和伤食泄泻,而慢性泄泻则包括脾虚泄泻、肾虚泄泻和肝郁泄泻等。

韦廖平等探讨神曲消食口服液联合孟鲁司特钠对以腹泻为临床表现的牛奶蛋白过敏的临床疗效,对照组予牛奶回避,加强营养治疗;研究组在牛奶回避的基础上口服神曲消食口服液及孟鲁司特钠咀嚼片,2 个月疗程。治疗后两组血白细胞总数和血及大便中嗜酸性细胞计数均明显低于治疗前,但研究组下降更加明显;治疗后两组总 IgE 均值均较治疗前明显下降,且研究组下降更加明显;免疫球蛋白 IgA、IgG、IgM 均值较治疗前明显升高($P<0.05$),且研究组高于对照组($P<0.05$)。应用神曲消食口服液联合孟鲁司特钠治疗牛奶蛋白过敏腹泻,具有提高机体免疫、抑制炎症反应的作用[8]。张根民在常规治疗的基础上加用神曲消食口服液作为观察组治疗急性腹泻患儿,用药 7 d,观察组治疗总有效率为 95.2%(40/42),显著高于常规治疗组的 78.0%(32/41),$P<0.05$;治疗后,观察组 IL-6、TNF-α 水平明显低于对照组($P<0.05$)[9]。

四、含神曲方药的其他临床应用

罗慧将 100 例新生儿黄疸患儿作为研究对象,随机分为对照组和观察组,每组 50 例。对照组予以常规疗法(蓝光照射+布氏酵母菌散),观察组在对照组基础上增加神曲消食口服液。结果表明,观察组患儿黄疸消退时间更短,黄疸指数及肝功能、氧化/抗氧化指标均优于对照组($P<0.05$)[10]。

张佩以神曲消食口服液联合双歧杆菌三联活菌肠溶胶囊口服作为观察组,治疗小儿功能性腹痛气滞食积证,对照组单用双歧杆菌三联活菌肠溶胶囊。治疗组在缓解各项中医主症积分及次症积分方面均优于对照组($P<0.05$)。治疗组总有效率为 90.0%(27/30),对照组总有效率为 76.7%(23/30),组间比较,差异显著($P<0.05$)[11]。

李怡憬等收治非酒精性脂肪肝湿热蕴结证患者,实验组给予枳实导滞汤(大黄 5 g、枳实 10 g、黄芩 10 g、黄连 15 g、神曲 15 g、茯苓 15 g、泽泻 10 g、白术 15 g)+基础治疗,对照组给予化滞柔肝胶囊+基础治疗。12 周治疗后,试验组在改善 ALT、TG、LDL-C 方面明显优于对照组($P<0.05$);在脘腹胀满/疼痛、周身重、大便黏腻不爽、口中黏滞等症状方面较对照组改善明显($P<0.05$);在超声影像学疗效方面,实验组总有效率 66.0%(35/53)、对照组

总有效率 45.5%(20/44),组间比较,差异显著($P<0.05$)[12]。

田志林等应用磁朱丸(磁石、朱砂、神曲)联合阿立哌唑作为观察组治疗精神分裂症,对照组单用阿立哌唑,用药 8 周后,各个时间点(2 周、4 周、8 周)之间简明精神病评定量表 BPRS 评分、阳性和阴性症状量表 PANSS 评分,组间比较差异均有统计学意义($P<0.05$),观察组震颤、视物模糊、恶心呕吐、肌强直、锥体外系反应显著低于对照组($P<0.05$),磁朱丸联合阿立哌唑治疗精神分裂症患者具有疗效确切、安全性好等优点[13]。

小 结

本章系统梳理了神曲作为传统消食要药的历史脉络与古今应用。自唐代《药性论》首载其药用价值,神曲历经千余年临床实践验证,其发酵工艺形成了独特药效成分,在消化系统相关疾病的防治中应用广泛。作为焦三仙等传统消食制剂的核心药味,神曲发挥着重要的临床价值,现代研究更揭示其富含消化酶、益生菌等活性物质,在功能性消化不良、肠道菌群失调等疾病中展现出特色和优势。通过对古典医籍的深度挖掘,揭示经典方剂中神曲的配伍智慧,揭示了"消中有补"的组方原则。

神曲的研究前景广阔。一方面,可进一步挖掘古方中神曲的潜在价值,结合现代科学技术,对其作用机制进行深入研究,拓展新的适应证;另一方面,在中成药的研发上,以含神曲的经典成方为基础,优化处方,提高药物的疗效和安全性,进一步推动传统中药与现代精准医学的深度对接。此外,加强临床循证研究,建立基于真实世界数据的疗效评价体系,将有助于进一步提升神曲在现代医疗体系中的应用。

· 参考文献 ·

[1] 赵咏梅,汪志凌.神曲消食口服液治疗小儿脾胃虚弱型功能性消化不良的疗效观察[J].湖南中医药大学学报,2019,39(3):409-412.

[2] 任现志,王彩平,许建华,等.神曲消食口服液治疗小儿功能性消化不良脾虚气滞证的临床观察[J].中医临床研究,2019,11(32):45-47.

[3] 余志,王宝香,高源,等.神曲消食口服液联合枸橼酸莫沙必利治疗儿童功能性消化不良疗效研究[J].中华中医药学刊,2022,40(4):77-80.

[4] 赵晨,蒋谷芬,李小玉,等.中成药联合常规西药治疗小儿厌食症的网状 Meta 分析[J].湖南中医杂志,2024,40(9):161-169.

[5] 耿艳军,李素静,杨燕.神曲消食口服液联合复方消化酶胶囊治疗小儿厌食症的临床研究[J].现代药物与临床,2024,39(10):2587-2590.

[6] 陈恩超.神曲消食口服液联合赖氨葡锌颗粒对厌食症儿童血清微量元素、血红蛋白水平的影响研究[J].实用中西医结合临床,2022,22(3):61-63.

[7] 吴晓燕,宋莹莹,成斌.神曲消食口服液配合五维赖氨酸治疗厌食症的疗效观察[J].中医药导报,2017,23(23):107-110.

[8] 韦廖平,王兆康.神曲消食口服液联合孟鲁司特钠治疗婴幼儿牛奶蛋白过敏腹泻的临床研究[J].中国医药科学,2021,11(9):216-220.

[9] 张根民.神曲消食口服液治疗小儿腹泻的疗效及其对 IL-6、TNF-α 水平的影响[J].北方药学,2019,16(3):142-143.

[10] 罗慧.神曲消食口服液对新生儿黄疸的影响[J].光明中医,2023,38(11):2133-2136.

[11] 张佩.加用神曲消食口服液治疗小儿功能性腹痛疗效观察[J].广西中医药大学学报,2023,26(5):44-46.
[12] 李怡憬.枳实导滞汤治疗非酒精性脂肪肝的回顾性研究及机制探讨[D].长春:长春中医药大学,2024.
[13] 田志林,孙磊,赵安全.磁朱丸联合阿立哌唑治疗精神分裂症患者疗效观察[J].辽宁中医药大学学报,2017,19(5):211-213.

第二章　神曲的制备工艺研究

神曲的处方自其起源至今已传承近千年，在漫长的历史演进中，其传统制备工艺经历了持续的优化与发展。于大猛等总结了古代文献对神曲发酵工艺的记载，发现宋代以前的制备方法主要以"造曲法"为主，但具体操作细节在《太平惠民和剂局方》《圣济总录》等不同的医籍中呈现多样化特征[1]。而南宋学者叶梦得在其著作《水云录》中详细描述了神曲的另外一种制法——"造酱黄法"，此法后被明代著名医学家李时珍收录于《本草纲目》中，因其简便实用而对后世产生了深远影响。至明清时期，"造酱黄法"与"造曲法"逐渐确立为神曲制备工艺的两大主流技术路线。其中，"造曲法"根据操作方式可进一步细分为"罨曲法""风曲法"及一般的"曲法"，而前两种方法在神曲的实际制备过程中均有广泛应用。例如，元代医家王好古在其《医垒元戎》中记载的"三奇六神曲法"中明确描述了"罨曲法"和"风曲法"的具体工艺："欲制六神曲，需备齐全原料，缺一不可。先将原料踩踏干燥，地面铺设秆草，再覆以蒿草，将曲料置于其上，上层再以蒿草覆盖，严密封闭以防透风，静置一月后取出，移至通风处继续干燥四十九日，方可使用。""若制风曲，则在踩踏完成后立即以桑叶纸包裹发酵料，悬挂于通风通道中，同样需四十九日，每斗米用料不超过十两。"明清时期的多位医家对"造曲法"表现出高度的重视与推崇，如陈嘉谟的《本草蒙筌》、王文洁的《太乙仙弄神曲》和《太乙仙制本草药性大全》、张璐的《本经逢原》等经典文献中均对其工艺的科学性与实用性予以充分肯定。

李时珍在审视北魏贾思勰《齐民要术》中记载的四种"造神曲"方法时，认为其工艺流程过于繁琐、操作不便，并且耗时过长。他在《本草纲目》的"神曲"条目中指出，贾思勰《齐民要术》虽载有古法制备神曲之法，然步骤繁复，实用性欠佳。近代制备工艺则更为简便高效。基于此，李时珍主张采用"造酱黄法"制备神曲，并在《本草纲目》中详细记载其工艺流程："以汁液调和面粉、黄豆及杏仁，制成饼状，用麻叶或楮叶包裹密封，依造酱黄法发酵，待表面生成黄色菌丝后，取出晒干即可。"此处的"造酱黄法"特指酱料制备中需先行发酵面粉的工艺环节。该方法仅需将面饼置于适当条件下发酵至表面生黄，即可完成，其简易性使其在明代成为药材制备行业的主流工艺[1]。

神曲的当代制备方法沿袭传统工艺，其主要流程为：首先将苦杏仁和赤小豆两味药物研磨成细粉，然后与面粉（及麦麸）充分混合；随后，将鲜青蒿、鲜苍耳及鲜辣蓼（俗称三鲜草）以适量水煎煮，取其煎煮液逐步掺入上述混合物（苦杏仁粉、赤小豆粉和面粉）中，揉制后整理成扁平方块；用粗纸严密包裹后，置于木箱或竹篓内，各方块成"品"字形摆放，保证各方块之间留有适当间隙，木箱或竹篓上覆湿麻袋等保温材料，于合适的温度（30～37 ℃）条件下进行自然发酵；待神曲的表面出现黄白色菌丝后，取出，切割成小块，干燥后即成[2]。然而，该传统工艺存在诸多局限性，包括易被杂菌污染、整个发酵周期过长、占地面积较大、劳动强度较高以及卫生条件难以保障等问题。为克服上述不足,学者们提出了多项改进建议:王元铭主张先对整体原料进行发酵后切割成块,以简化工序并缩短时间[3];马新华建议将预先发酵的曲料以1∶5的比例与新鲜未发酵原料混合,制成湿料后再行发酵,实验结果显示该方法可以显著提升发酵效率[4];高万山提出,当新鲜青蒿、苍耳及辣蓼不可得时,可将其干燥品粉碎过筛后与面粉混合代替三鲜草使用[5];刘湛文等则尝试以麦麸替代面粉作为主要原料(麦麸90份,面粉10份),并通过流通蒸汽对基质进行灭菌处理,在无菌环境中接种,发酵36 h后干燥,不仅大幅缩短发酵周期,还降低了原料成本并提升了质量[6]。此外,有学者质疑神曲现有组方及制备工艺的合理性,提议调整处方构成,省去发酵步骤,直接制备成散剂使用。综上所述,当前神曲的发酵工艺尚待研究,质量控制标准亦有待完善。

合理的质量标准是研究神曲制备工艺的基石,传统上主要依赖感官评估和经验判断神曲的质量,导致传统神曲的制备工艺改进缓慢。根据传统经验,优质神曲的鉴别特征包括:外观上,合格的神曲表面应覆有黄色菌丝(俗称"黄衣"),曲块边缘肉眼可见呈现鲜艳的黄色;嗅觉上,神曲应具有芳香气味,而无霉烂或发臭等异味;质地上,优质神曲内部结构坚实,成品完整,取出时不易碎裂。基于上述现状,现代研究根据实际需要逐步加入神曲含量控制项,如挥发油、黄酮类含量或酶活力等能够反映神曲功效或生理活性的指标,可为后续的神曲工艺研究提供理论依据。

以神曲制备为代表的发酵技术作为中药炮制领域中一项独具特色且至关重要的工艺,其传承与创新发展应受到学术界与行业的高度关注。传统中药发酵以自然发酵为主,依赖经验判断,易受环境因素及季节变化的影响,因而产品质量稳定性较低,且工艺传承面临较大挑战。与之相对,现代中药发酵技术在传统工艺基础上融合了发酵工程等先进生物技术,取得了显著进展,相关领域学者亦开展了广泛而深入的研究。然而,科学解析中药发酵的内在机制、规范发酵工艺流程以及建立符合中药发酵特征的质量评价体系,仍是当前研究的共性问题。本章将通过系统综述传统神曲发酵工艺的发展概况及现代研究的最新进展,深入分析制约神曲发酵技术传承与发展的关键技术瓶颈,并从传承与创新两个维度展开探讨。关于传承,建议深化对神曲发酵理论的科学认知,系统挖掘其技术精髓,并构建神曲发酵工艺数据库以实现知识的规范化保存;在创新方面,则需科学阐明神曲发酵作用机制,客观整理并传承传统经验,优化与创新发酵工艺流程,完善质量控制标准[7]。作为发酵炮制中药的典型代表,神曲的制备工艺优化研究具有重要的学术价值与现实意义,其技术改进不仅关乎传统工艺的传承,更为现代中药产业的可持续发展提供了重要参考。

第一节 处方组成和比例研究

神曲作为一种发酵类中药,其质量受原料组成和配比差异的显著影响,不同的组成和配比会导致生物发酵基质及发酵产物成分的多样性,从而直接关系到最终产品的质量稳定性与疗效一致性。在国家标准层面,《中华人民共和国卫生部药品标准·中药成方制剂》第十九册正式收载了神曲的质量标准,同时,各省市的地方标准中也分别对神曲进行了规范。尽管各地标准在处方组成上与部颁标准保持基本一致,但仍存在一定差异。通过系统归纳,可归类为五种主要处方类型(表2-1)。根据表2-1的分析,与部颁标准一致的是,神曲的核心组方普遍包括青蒿、苍耳草、辣蓼、赤小豆、苦杏仁及面粉等原料。然而，部分地方标准在核心组方的基础上，额外引入了蓼子、廊叶、麻叶、鲜苍耳秧以及甘草等药材。此外，在辅料的选择上，除面粉作为常见基质外，部分处方中加入了麦麸（或者以全麦面粉代替普通面粉），以优化发酵过程的深度并提升成品的物理黏合度和结构稳定性[8]。

表2-1 神曲发酵成分的组成

处方组成	与《部颁标准》的差异	出处
辣蓼、青蒿、苍耳草、赤小豆、苦杏仁、麦麸、面粉	《部颁标准》	《部颁标准》中药成方制剂第十九册
蓼子、红小豆、杏仁、廊叶、白面	红小豆代替赤小豆，蓼子代替辣蓼，廊叶代替苍耳草，去掉青蒿	《北京炮制规范》（1960年版）
蓼子、红小豆、苦杏仁、麻叶、面粉	麻叶代替苍耳草，其他同上	《北京炮制规范》（1974年版）
鲜辣蓼、鲜青蒿、鲜苍耳草、赤豆、杏仁、麦粉、麸皮	麦粉代替面粉	《浙江炮制规范》（2015年版）
鲜辣蓼、鲜青蒿、鲜苍耳秧、赤小豆、苦杏仁、小麦粉	鲜苍耳秧代替鲜苍耳草，小麦粉代替面粉和麦麸	《天津炮制规范》（2022年版）
鲜辣蓼、鲜青蒿、鲜苍耳、甘草粉、赤豆粉、杏仁末、麦麸、面粉	加入了甘草粉	《江西炮制规范》（2008年版）

从处方组成的历史演变角度分析，2000年以后，各地神曲的处方组成呈现出逐步趋同的趋势。这一现象可能与多方面因素密切相关：首先，国家相关法规的逐步完善为中药生产提供了更加规范化的指导；其次，生产设备与工艺条件的显著改进提升了发酵过程的可控性；此外，药用资源的系统普查进一步明确了药材的基源及其质量标准，从而降低了因原料来源差异导致的质量波动。这些因素共同推动了神曲处方配比的标准化进程，为其质量控制奠定了更为坚实的基础。然而，尽管处方趋于一致，地域性生产方式及资源可及性仍可能在一定程度上影响神曲的处方配比（表2-2）。因此，未来研究需进一步探讨这些差异对神曲质量及功效的影响，以期为制定统一的质量标准提供科学依据[9]。

表2-2 不同标准或炮制规范中神曲的处方配比

标准来源	处方配比（赤小豆：苦杏仁：青蒿：辣蓼：苍耳草：面粉：麦麸）
《卫生部药品标准》	1.09：1.09：5.43：5.43：5.43：27.17：54.35
《贵州/福建/湖南/四川/重庆炮制规范》	1.09：1.09：5.43：5.43：5.43：27.17：54.35
《江苏炮制规范》	4.72：4.72：3.94：3.94：3.94：39.37：39.37
《江西炮制规范》	3.46：3.46：5.78：5.78：5.78：14.45：57.8
《吉林炮制规范》	7.57：7.57：3.03：3.03：3.03：75.75：0
《北京炮制规范》	3.10：3.10：5.43：5.43：5.43：77.52：0

(续表)

标准来源	处方配比(赤小豆：苦杏仁：青蒿：辣蓼：苍耳草：面粉：麦麸)
《山东/宁夏/辽宁炮制规范》	4：4：4：4：4：80：0
《上海炮制规范》	2.39：1.80：4.79：2.39：23.95：59.88
《甘肃炮制规范》	2.6：2.6：9.8：9.8：9.8：65.4：0
《黑龙江炮制规范》	13.33：13.33：13.33：13.33：13.33：33.34：0
《浙江炮制规范》	13.23：13.23：14.71：14.71：14.71：14.71：14.71
《天津炮制规范》	3.67：3.67：0.31：0.31：0.31：91.74：0
《安徽炮制规范》	3.1：3.1：5.43：5.43：5.43：77.52：0

第二节 发酵前的制备工艺研究

神曲的制备工艺在《中华人民共和国卫生部药品标准·中药成方制剂》第十九册中已有明确规定,即须将青蒿、苍耳草和辣蓼以适量水煎煮制备汤液,并将该汤液逐步混入面粉等基质中进行后续发酵。因此,发酵前的制备工艺研究主要聚焦于青蒿、辣蓼和苍耳草这三味植物药材的质量与加工方法优化。首要问题是明确上述三味药材应采用鲜品还是干品入药,以及鲜品制备药液时应选择煎煮法或榨汁法。为系统解答这一问题,王丽芳等开展了实验研究,旨在考察青蒿、苍耳草和辣蓼的组方形式及其不同制备方法对神曲中脂肪酶和淀粉酶活性的影响,并分析其动态变化规律,从而为神曲发酵工艺的优化以及鲜干品入药机制的解析提供科学依据。研究通过拆方设计,制备了六组神曲样品:第1组为基础组(仅含面粉、赤小豆和苦杏仁),第2~3组为鲜品组(基础组分别加入鲜品榨汁液和煎汁液),第4~6组为干品组(基础组分别加入干品1/3量煎汁、全量煎汁及1/3量粉碎拌料)。各组样品在28 ℃和33 ℃条件下自然发酵,湿度控制在70%~80%,发酵周期为10 d,每日取样并于40 ℃干燥后待测。动态检测不同温度下各组样品的脂肪酶和淀粉酶活力,结果显示,基础组与两个鲜品组的消化酶活性显著高于干品组,且差异具有统计学意义,而基础组与鲜品组之间的酶活力未有统计学差异。以脂肪酶和淀粉酶活力作为关键指标,青蒿等药材以鲜品入药优于干品,且鲜品煎汁组的酶活力优于鲜品榨汁组[10]。

在确定青蒿、辣蓼和苍耳草宜采用鲜品并以煎煮法制备药液的基础上,进一步优化煎煮工艺参数成为研究重点。张红玲在前人研究的基础上,针对神曲发酵前的制备工艺开展了系统研究,通过正交试验法筛选最优工艺条件。以槲皮素和绿原酸含量以及干膏出膏率为综合评价指标,研究最终确定了辣蓼、青蒿和苍耳草的最佳煎煮工艺:取三味药材,加入12倍量水,浸泡30 min后煎煮1 h,使用200目滤布进行板框过滤,所得滤液浓缩至清膏(相当于原生药6.5倍量水)。通过观察软材制备的成型情况,进一步明确了药液浓缩的终点标准[11]。此外,李雪艳等以总黄酮含量作为评价指标,系统考察了辣蓼、苍耳草和青蒿煎煮工艺的优化条件,并计算总黄酮的转移率。研究分析了煎煮次数和煎煮时间对提取效率的影响,结果表明,二者对总黄酮提取率的提升作用不显著。基于此,最终确定 30 min 提取一次的煎煮工艺[12]。上述研究通过多维指标的综合分析,为神曲药液制备工艺的标准化提供了坚实的研究依据。

除青蒿、辣蓼和苍耳草药液制备工艺的优化外,也有学者进一步关注苦杏仁和赤小豆的粉碎工艺对神曲质量的影响。采用单因素考察法,研究发现,将神曲七味(包含麦麸)原料中的苦杏仁和赤小豆混合后粉碎,过 2 号筛制成粗粉,与面粉和麦麸充分混匀,再另取辣蓼、青蒿和苍耳草按前述李雪艳等人的工艺(加 12 倍量水,浸泡 30 min,煎煮 1 h,200 目滤布过滤,浓缩至原生药 6.5 倍量的清膏)制备药液,趁热与上述粗粉混合,可有效提升神曲的制备质量[12]。这一工艺优化不仅改善了发酵基质的均匀性,还对保证市场上神曲产品的药效一致性和质量稳定性具有重要作用。

综上所述,青蒿、辣蓼和苍耳草干鲜品的选择及其药液制备工艺的系统考察,结合苦杏仁和赤小豆粉碎粒度的优化研究,共同构成了神曲发酵前制备工艺改进的科学基础。这些研究成果对于提升市场上神曲产品的质量水平、确保其临床疗效的可靠性具有重要的理论意义和实践价值。未来研究可进一步聚焦工艺参数的交互效应及其对发酵产物成分的影响,以推动神曲质量标准的完善。

第三节　发酵工艺研究

发酵作为神曲制备工艺中最关键的环节,其研究在学术领域中颇为丰富,主要聚焦于发酵时间、发酵环境条件以及发酵菌种的选择等方面。这些因素直接影响神曲的生物活性及其消食功能等的发挥。杨志敏等通过实验研究,系统比较了未发酵原料与发酵后神曲在生物活性上的差异。以 5 mg/kg 剂量对小鼠灌胃复方地芬诺酯悬液,0.5 h 后每只小鼠灌胃 0.5 mL 墨汁,测定小肠墨汁推进率;对大鼠实施幽门与十二指肠结合部结扎术,禁食禁水 5 h 后提取胃液,分析胃蛋白酶活性、胃蛋白酶排出量及胃液 pH 等指标。研究结果显示,发酵神曲组小鼠小肠推进率为 $30.6\pm6.1\%$,大鼠胃蛋白酶活性为 524 ± 57 U/mL,胃蛋白酶排出量为 823 ± 104 μL/h,胃液 pH 为 1.19 ± 0.05,与阴性对照组相比均有显著差异;而未发酵原料组的数值分别为 $23.8\pm8.0\%$(小鼠小肠推进率)、487 ± 71 U/mL(胃蛋白酶活性)、731 ± 90 μL/h(胃蛋白酶排出量)和 1.21 ± 0.06(pH),与阴性对照组相比均无显著差异。上述数据表明,与未发酵原料相比,发酵神曲在促进消化功能方面具有显著优势,说明发酵是神曲产生消食功效的必要条件[13]。然而,神曲的传统发酵工艺存在周期较长、微生物种类和数量难以精确控制等问题,并且可能导致黄曲霉毒素等有害物质的产生。此外,发酵过程易受温度、湿度等多种外界因素干扰,导致发酵效果的不稳定性。目前,各地收载的神曲发酵工艺标准差异较大,质量参差不齐,无论是自然发酵还是单一菌种发酵,亟需深入研究以完善其质量控制体系。

一、发酵方法的研究

不同地区标准中规定的神曲发酵工艺各具特色,反映了神曲地域性制备习惯的多样性。

例如,《贵州省中药材民族药材质量标准(2003年版)》规定,将苦杏仁和赤小豆粉碎成粗粉,与面粉和麦麸混合均匀,另取辣蓼、青蒿和苍耳草加水煎煮1h,过滤后浓缩滤液成清膏,趁热与药粉拌匀,在适宜温湿度条件下发酵,直至表面遍生黄白色或灰白色霉衣,随后取出、粉碎并干燥。《山东省中药饮片炮制规范(2022年版)》描述,将赤小豆和苦杏仁各5kg研磨成粗粉,加入100kg全麦粉混合均匀,再取鲜青蒿、鲜苍耳草和鲜辣蓼各5kg切碎,加水煎煮制成药液,去渣后与粉末混合制成软材,压实成块,发酵至表面生成黄衣后切块晒干。《四川省中药饮片炮制规范(2015年版)》工艺更为独特,体现了川帮炮制的特色,将去皮苦杏仁和赤小豆久煮并捣烂成泥,与面粉混合,再取洗净的鲜青蒿、鲜苍耳和鲜辣蓼剁碎煎汁,加入适量水与粉末搅拌成泥,用布包裹压成方块,上下覆盖麻叶密封数天,发酵至表面长出黄白色霉衣并散发出香气。《天津市中药饮片炮制规范(2022年版)》规定,将赤小豆、青蒿、辣蓼、苍耳秧和苦杏仁打成粗粉,以赤小豆煮粥,趁热拌入其余四种粗粉及小麦粉制成软材,发酵至具有特异酵香气后切块晒干。上述各地标准在发酵终点的判定上亦存在差异,如"表面遍生黄白色或灰白色霉衣""发酵至全部生成黄衣""表面遍生黄白色霉衣并有香气溢出"以及"特异酵香气"等[8]。京帮制备神曲的工艺则强调时令性,传统上,农历六月初六被视为最佳制备时间,因此时三味草药生长旺盛,气候高温多湿,有利于发酵效果的提升,体现了京帮炮制工艺的合理性。早期京帮选用的原料也很有特色:红小豆代替赤小豆,蓼子代替鲜辣蓼,廊叶或麻叶代替苍耳草,并且不使用青蒿。但随着神曲标准的逐渐统一,京帮制备神曲时也选用鲜辣蓼、鲜青蒿和鲜苍耳草作为辅料,但仍保留了部分特色:赤小豆加工成粗粉加水煎煮2h成粥状后发酵2d,再与其他原料混合进一步发酵[14]。《北京市中药饮片炮制规范(2023年版)》还规定了神曲的第二种发酵方法,这种方法的发酵程序与部颁标准类似。

尽管各地炮制规范中神曲的制备方法体现了地方炮制特色,但神曲发酵工艺的研究已从传统经验向科学量化转变,未来需进一步整合地域工艺差异,在建立统一的质量评价体系的基础上筛选最优的制备方法,以提升其标准化生产水平和临床应用价值。然而,目前无论是《部颁标准》还是各地炮制规范对神曲制备工艺规定依旧较为宽泛,因此众多学者对其工艺改进进行了大量探索。刘腾飞等以淀粉酶活性为响应值,采用响应面分析法优化神曲发酵条件。通过单因素实验确定赤小豆(氮源)添加量、发酵温度和发酵时间的影响,再利用Box-Behnken设计进行回归分析,得出最佳参数:赤小豆添加量2.6g/100g麸面、发酵温度32℃、发酵时间3d。验证实验显示,预测酶活值为40.80 mg/(min·g),实测值为42.61 mg/(min·g),相对误差小于5%,表明该模型可有效预测发酵后淀粉酶活性,为神曲生产工艺优化提供了科学依据[15]。

马维维等研究了神曲固态协同发酵工艺,以枯草芽孢杆菌和赛氏曲霉为发酵菌种,以蛋白酶和淀粉酶活力为指标,通过单因素和正交试验优化接种比例、发酵时间、温度、湿度及接种量,得到的最佳工艺为接种比例1:2、发酵时间8d、温度30℃、湿度85%、接种量10%,此时蛋白酶和淀粉酶活力分别达2.16 mg/(min·g)和74.84 mg/(min·g)[16]。HPLC分析显示,发酵后苦杏仁苷被分解代谢,青蒿素在协同发酵中减少但在自然发酵中含量稳定,菌株数量变化与酶活呈显著相关性。该工艺条件稳定,为规范化生产奠定了基础,但苦杏仁苷和青蒿素含量不宜作为质量指标。

二、发酵温度和时间的研究

各地标准中规定的神曲发酵时间存在显著差异。例如,《天津中药饮片炮制规范(2022年版)》规定发酵时间为48h,而《北京市中药饮片炮制规范(2023年版)》收录了两种神曲的炮制方法,方法一规定发酵时间为4～6d(含赤小豆提前发酵的2d),而方法二则规定发酵时间为2～3d(约60h)。然而,大多数工艺标准倾向于将发酵时间控制在2～4d。这一时间范围的差异反映了地域性工艺习惯及发酵条件的多样性,因此,系统筛选神曲的最佳发酵时间成为提升其质量一致性的重要研究方向。

高慧等指出,霉菌在神曲发酵过程中占据主导地位,并通过实验验证得出最佳发酵温度为25～28℃[2]。刘腾飞等采用响应面分析法优化发酵条件,以淀粉酶活性作为响应值,结果表明温度32℃、发酵时间3d为最优参数[15]。张红玲在研究神曲发酵周期时发现,淀粉酶和糖化酶活性在第4d达到峰值,因而确定4d为最佳发酵时长[11]。王丽芳等进一步对比了不同温度下的发酵效果,发现在28℃条件下发酵不够充分,而在33℃条件下,脂肪酶和淀粉酶活性于第3～4d达到峰值。实验中,基础组(面粉、赤小豆、苦杏仁)与两个鲜品组(加入鲜品煎汁或榨汁)的消化酶活性显著高于干品组($P<0.05$),而基础组与鲜品组间差异无统计学显著性。研究结论表明,以脂肪酶和淀粉酶活性为指标,33℃发酵优于28℃,鲜品入药优于干品,鲜品煎汁组优于榨汁组,发酵时间以3～5d为宜[10]。上述研究通过多维度实验设计,揭示了温度和原料状态对发酵效果的关键影响,为工艺优化提供了科学依据。

王海洋等通过单因素实验,以淀粉酶活力为评价指标,优化发酵时间和原料处理工艺,发现最佳发酵时间为7d,赤小豆煮烂拌曲、青蒿等鲜品水煎液拌曲可显著提升酶活力[49.372 mg/(min·g)]、可溶性淀粉含量(7.967%)和可溶性多糖含量(16.65%),优于市售产品[17]。徐云等系统分析了发酵过程中五种消化酶的动态变化,发现糖化酶活力在第3d达峰,淀粉酶、纤维素酶和脂肪酶在第4d达峰后趋于平稳,蛋白酶活力在第4d后显著上升,最佳发酵时间为4～6d,酶活力变化可作为工艺控制和质量评价的量化指标[18]。周晨一等改良神曲的发酵条件,确定温度30℃、湿度80%、料水比1.5∶1、曲块体积7 cm×7 cm×2 cm、发酵3d为最佳参数[19]。由此可见,大量关于神曲的发酵时间和温度的研究结果并不一致,这可能与不同研究所采用的评价指标不同有关。

三、发酵菌种的研究

传统神曲发酵涉及的微生物群落主要包括酵母菌、丝状真菌和细菌三大类。近年来,优势菌种发酵技术受到关注,该技术旨在从传统发酵菌群中筛选有益微生物,并根据其特性改良发酵条件,建立现代化的混合发酵工艺,从而克服传统发酵中杂菌繁多、周期过长的弊端,提升质量可控性。陈彦琳等研究发现,发酵初期神曲样品中真菌物种多样性较高,优势类群为曲霉属(*Aspergillus*)。随着发酵进程推进,扣囊复膜酵母(*Saccharomycopsis fibuligera*)和米根霉(*Rhizopus oryzae*)在发酵开始17h后迅速成为主导菌种,直至发酵终点,而其他真菌种类自17h始被抑制至较低水平。细菌方面,初始样品多样性较高,以肠杆菌属(*Enterobacter*)为主;发酵17h后,阴沟肠杆菌(*Enterobacter cloacae*)、戊糖片球菌(*Pediococcus pentosaceus*)和阪崎肠杆菌(*Cronobacter sakazakii*)数量激增,物种多样性显著下降[20]。

高慧等通过传统工艺发酵,利用稀释涂布平板法分离纯化出四种菌落,再按传统方法拌曲,经蒸汽灭菌后分别接种发酵,发现一种毛霉属(Mucor)菌株发酵的神曲样品质量最佳[2]。邬吉野等从神曲中筛选菌种并进行纯种固态发酵,结果表明,杂色曲霉(Aspergillus versicolor)、肉色曲霉(Aspergillus carneus)和伞枝犁头霉(Absidia corymbifera)对蛋白酶活性的提升起主要作用[21]。张红玲等选用黑曲霉(Aspergillus niger)、枯草芽孢杆菌(Bacillus subtilis)、伞枝犁头霉和戊糖片球菌进行发酵实验,发现枯草芽孢杆菌在芳香气味、促肠蠕动、胃排空功能及有效成分含量等方面表现最佳[11]。程亦雄以产蛋白酶和淀粉酶活性较高的赛氏曲霉(Aspergillus saitoi)为研究对象优化发酵工艺,并结合枯草芽孢杆菌协同发酵,确定最优接种比为2∶1[22]。

王舒玉等利用Box-Behnken响应面法优化米根霉和扣囊复膜酵母的协同发酵工艺。以蛋白酶和淀粉酶活性为指标,在《中华人民共和国卫生部药品标准·中药成方制剂》第十九册组方基础上,通过单因素实验和四因素三水平设计,结合CRITIC权重法计算综合得分,确定最佳条件:米根霉与扣囊复膜酵母按1∶2比例、总接种量15%、发酵温度32.5℃、发酵6d。自制神曲与同厂9批商品样品相比,酶活力批次间稳定性更高,表明优化工艺显著提升了质量一致性[23]。

王舒玉等以米根霉和扣囊复膜酵母1∶2比例、15%接种量、32.5℃发酵6d,批次间酶活力更稳定[23]。优化发酵工艺可缩短发酵时间、提升稳定性并提高酶活性,为神曲的安全性与药效提供了支撑。陈瑾等进一步优化两菌协同发酵,以扣囊复膜酵母和枯草芽孢杆菌为基础,在《北京市中药饮片炮制规范(2008年版)》方法二基础上进行单因素考察和Box-Behnken设计,结果显示最佳工艺为4∶1接种比、40%总接种量、发酵5d。自制样品9批的蛋白酶和淀粉酶活力RSD分别为4.35%和4.73%,蛋白酶活性显著高于传统发酵商品($P<0.01$),验证了两菌协同发酵的优越性[24]。

菌种是神曲发酵工艺最重要的参数,发酵菌种不同,发酵时间和发酵温度也需要随之产生变化,因此神曲发酵菌种的研究进展为工艺标准化奠定了基础。传统上神曲发酵菌种并不明确,随着技术的进步,神曲逐渐开始采用已知的单菌种或多菌种定向发酵,极大地提升了神曲的质量。未来须进一步整合菌群和温度、时间协同作用的影响,建立量化指标体系,以推动神曲质量控制的科学化和规范化发展。

第四节 成型工艺研究

在传统神曲制备工艺的基础上,为优化其外观特性、口感体验及崩解性能,有研究者引入了黏合剂、崩解剂和助悬剂等现代药用辅料,并系统考察了神曲新型制剂成型工艺的可行性与效果。李雪艳等根据神曲的物化性质设计了新的成型工艺,具体制备流程如下:首先将发酵完成的神曲物料粉碎,过80目筛后称取118g神曲粉末,搭配17.88g面粉(过80目筛)、2.86g微晶纤维素及4.29g黄原胶作为辅料;将神曲粉末、微晶纤维素和黄原胶充分混合均匀,另将面粉与60mL水搅拌制成均匀浆液,缓慢加入混合物料中制备软材,通过16目筛网进行制粒,得到湿颗粒;湿颗粒置于55~65℃烘箱中干燥6h,取出后过16目筛整粒,制得干颗粒;将干颗粒置于方形模具中压合成型,即得成品[12]。此工艺通过辅料的科学配比和成型参数的优化,显著提升了神曲的物理性质和产品稳定性。

中药配方颗粒是饮片领域的创新形式,将神曲制备为配方颗粒可提高其使用的顺应性,其制备工艺研究具有重要意义。刘冲等在单因素实验基础上进行正交试验设计,以淀粉酶活性和出膏率为评价指标,系统考察了神曲配方颗粒的提取工艺参数;以浓缩液中淀粉酶活性为指标,系统优化了其提取液的浓缩工艺条件;以干膏粉的淀粉酶活性和含水量为依据,优化了其浓缩液的喷雾干燥工艺参数;以成品颗粒的性状和收率为指标,筛选得到了神曲配方颗粒的干法制粒工艺最佳条件。根据神曲配方颗粒的最佳制备方法和参数,并进一步依据《中药配方颗粒质量控制与标准制定(征求意见稿)》的要求,对各项检查指标进行深入探索,建立了神曲配方颗粒的质量标准草案。研究确定最佳制备工艺路线为:神曲饮片在 40 ℃水浴中提取 3 次,每次加入 10 倍量水,每次提取时间为 1 h;提取液于 50 ℃减压浓缩至相对密度 1.08(50 ℃测定),喷雾干燥制成干膏粉,加入适量辅料混匀,采用干法制粒技术制成颗粒[25]。此工艺不仅保留了神曲的生物活性,还保障了颗粒产品的质量一致性和生产效率,为其产业化应用提供了支持。

综上所述,成型工艺的研究通过引入现代制剂技术和科学评价方法,显著改善了神曲的物理性质、生物活性及质量稳定性,为其标准化生产和临床应用奠定了坚实基础。未来可进一步聚焦工艺参数与药效的相关性研究,以推动神曲质量标准的全面提升。

第五节 炮制工艺研究

专家们对神曲入药时是否应该进一步炮制持不同观点[26,27]。有报道认为,神曲含有多种消化酶,高温炒制会使酶灭活,影响消食的功效。但也有报道认为神曲的炮制是一个灭菌过程,可除去天然发酵中产生的杂菌,且可除去发酵时产生的酸臭,炒神曲是利用其焦香之味,消食醒脾,比单纯用消化酶开胃效果更好。神曲炮制方法以炒制为主,其中麸炒工艺因其临床应用广泛、用药历史悠久、临床功效确切而备受关注。例如,人身再造丸、大山楂丸及小儿百寿丸等中成药均以麸炒神曲为重要药味。然而,各省市中药材标准或者炮制规范中规定的神曲制备工艺存在明显差异。

赵志君等以颜色和气味作为主要评价指标,以浸出物含量为参考依据,通过单因素实验考察炒制温度、炒制时间及麸皮加入量对麸炒神曲质量的影响。研究选取山西省内 3 家企业生产的 15 批生神曲进行炮制实验,对所得 15 批麸炒神曲进行性状观察、显微鉴别及水分、总灰分、酸不溶性灰分、浸出物等指标的检测。通过分析检测结果,研究确定最佳炮制工艺为:炒制温度 130 ℃,炒制时间 12 min,麸皮用量 10%(质量比)。在此条件下,麸炒神曲外观呈浅棕色至黄棕色,质地坚脆,带有麦麸香气,浸出物含量达 22.26%。基于此,研究建立了麸炒神曲的质量标准:性状为表面棕黄色,质地坚脆,具麦麸香气,易折断,断面不平整,内含褐色残渣及发酵空隙;显微特征包括麦麸果皮表皮细胞呈不规则片状紧密排列,苦杏仁和赤小豆石细胞呈黄色或白色(胞腔黑色),淀粉粒球形且层纹明显,赤小豆种皮栅状细胞含淡红棕色物质且光辉带显著;浸出物含量不得少于 17%,总灰分不得过 5.0%,酸不溶性灰分不得过 2.0%,水分不得过 10.0%[28]。此标准的制定为麸炒神曲的质量控制提供了科学依据,同时为发酵工艺的筛选提供可量化的评价指标。

马志欢等研究了神曲的最佳麸炒工艺,并探讨了炮制前后抗氧化活性的变化规律。研究采用单因素和正交试验设计,系统考察火力大小、炒制时间及辅料量对麸炒神曲外观性状、气味及总黄酮含量的影响,并以DPPH自由基清除率作为指标评估炮制前后的抗氧化能力。单因素实验结果显示,火力为中小火或小火、炒制时间为6 min或8 min、辅料量为10%或15%时,麸炒神曲外观性状较优,气味微香。正交试验优化得出最佳工艺为:中小火炒制8 min,辅料量10%,在此条件下总黄酮含量最高,达0.085 mg/mL。抗氧化能力测试表明,当样品浓度为1.0 mg/mL时,生神曲的DPPH自由基清除率为34.26%,而麸炒神曲提升至62.74%。生神曲具有一定的抗氧化能力,而通过最佳麸炒工艺,其抗氧化性能显著增强[26]。这一结果不仅验证了麸炒工艺对神曲化学成分的影响,还为炮制工艺的药效提升提供了科学数据。

小 结

神曲作为一种传统中药,以消食导滞、健脾和胃的功效著称,其制备过程复杂:麦麸、面粉、赤小豆和苦杏仁粗粉与鲜辣蓼、鲜苍耳草及鲜青蒿的压榨液或水煎液按特定比例混合后进行发酵。然而,由于其物质基础与药效机制尚未完全阐明,加之在传承发展中各地在配方组成、生产工艺及质量标准上的差异,导致神曲在市场上的质量参差不齐,对其临床应用的安全性与有效性有重要影响。为应对这些挑战,亟需从处方标准化、工艺优化、发酵机制研究及质量评价体系构建等多个维度进行系统研究。

目前,发酵类中药的国家标准相对滞后,地方标准占据主导地位,但各地标准在处方组成、原料配比、发酵方式及工艺参数上存在显著差异,且质量控制技术和方法传统,直接影响产品的质量一致性与安全性。例如,处方中涉及的发酵辅料(如麦麸、面粉等)的来源及规格标准尚未统一,缺乏统一的质控标准。为此,建议明确辅料的来源并制定相应的质量控制标准,以确保发酵基质的稳定性。

神曲大规模生产中,仍主要采用传统的固体发酵和自然发酵方式,虽然液体发酵及双向发酵等现代技术能够引入优势菌种、提升有效成分转化率及生产效率,但此现代技术仅停留在实验室研究阶段,尚未实现产业化应用。未来研究应聚焦于优势菌种的筛选与鉴定,结合高效发酵技术的开发,优化生产工艺参数,推动这些技术从实验室向规模化生产的转化,从而提升神曲的生产效率与质量可控性。神曲的传统发酵工艺高度依赖自然条件下的微生物群落作用,其生产过程主要通过经验性观察(如气味变化和色泽转变)进行调控。这种开放式发酵模式存在显著局限性:微生物种类及活性受环境温湿度波动影响大,且缺乏对代谢产物的定量监测手段,导致产品批次间质量不稳定。采用优势菌种定向发酵技术可有效克服传统工艺的不足。神曲优势菌种发酵利用某些特定的菌种进行发酵,易于形成发酵过程的规范化标准,同时可减少有害物质的产生,并可以实现酶活力指标的可量化控制;缺点为仅通过某一种有益菌种进行发酵培养,达不到混合菌种培养的互补优势,例如不同微生物在分解纤维素、合成风味物质等环节的互补效应。因此,系统研究神曲中的有益菌,并联合采用多种有益菌混合发酵,或能达到更好的效果。

发酵类中药的独特性在于微生物参与发酵过程,不仅生成消化酶,还伴随次生代谢产物的产生、原有化学成分的转化与降解,以及优势菌种的逐步显现。然而,这一过程也可能存在引入真菌毒素等安全性风险。目前学术界对神曲中消化酶的研究较为充分,但对于微生物次生代谢产物及其化学成分转化规律的探讨仍显不足。发酵过程中,原料成分可能发生复杂的生物转化,例如原有的活性物质被降解为新的代谢产物,或因微生物竞争而生成潜在毒性物质,这些变化直接关系到神曲的药效与安全性。因此,亟需加强对发酵机制的系统研究,深入剖析微生物群落动态、代谢产物形成规律及其与药效的关联,为明确神曲的物质基础提供科学依据。

尽管神曲在临床上应用广泛,但其物质基础和作用机制的研究仍不充分,导致质量控制指标的选择缺乏科学依据,现有质量控制技术和方法亟待提升。现有神曲的质量控制方法多依赖感官性状评价,缺乏客观的量化指标,难以全面反映其内在质量与疗效。为此,建议从消化酶活性评价与化学成分定量两个维度入手,系统开展质量评价研究。在深入解析其发酵机制的基础上,筛选能够反映发酵类中药特色且与药效密切相关的控制指标,例如特定消化酶的活性水平或关键代谢产物的含量。同时,应高度重视安全性问题,关注发酵过程中可能引入的真菌毒素等风险因素,建立涵盖功效与安全性的综合评价体系。

综上所述,神曲的质量与应用面临多重挑战,包括配方与工艺的非标准化、物质基础与发酵机制的未知性,以及质量评价体系的不完善性。为实现其临床价值的最大化,应统一处方组成并优化生产工艺,通过明确辅料标准和推广现代发酵技术提升产品质量稳定性。其次,深入研究发酵过程的微生物动态与化学成分转化规律,阐明其化学物质与药效的相关性。最后,建立基于功效成分的质量评价方法,开发科学的控制指标,确保神曲的安全性与有效性。

· 参考文献 ·

[1] 于大猛,周一奇,李惠芳,等.六神曲传统制作工艺考证[J].中国现代中药,2021,23(7):1288-1293.
[2] 高慧,贾天柱.神曲的研究进展[J].时珍国医国药,2002,13(8):491-493.
[3] 王元铭.神曲的加工新法[J].中药材科技,1983,5(14):28.
[4] 马新华.六曲工艺的改进[J].中药材,1988,11(4):38.
[5] 高万山.神曲的炮制工艺及质量要求[J].中药通报,1983,8(6):25-26.
[6] 刘湛文,张志明.关于改革神曲生产工艺的初步探讨[J].中药通报,1987,12(2):27-29.
[7] 胥敏,吴纯洁,严丹,等.中药发酵技术传承与创新的探索[J].中国实验方剂学杂志,2015,21(23):230-234.
[8] 庞思奇,马嘉擎,林家慧,等.中药"六神曲"发酵工艺研究进展[J].食品与发酵科技,2021,57(4):113-116.
[9] 王郡瑶,程显隆,李婷,等.发酵类中药质量控制现状和问题[J].中国食品药品监管,2022,(2):60-68.
[10] 王丽芳,高文远,裴香萍,等.鲜干品组方及不同制法六神曲中消化酶活力的动态检测及分析[J].中国实验方剂学杂志,2017,23(1):20-24.
[11] 张红玲,覃艺,孙佳彬,等.六神曲发酵前制备工艺研究[J].中药与临床,2018,9(5):10-12.
[12] 李雪艳.六神曲发酵工艺优化和质量标准研究[D].南昌:江西中医药大学,2024.
[13] 杨志敏,李洋,路超,等.不同炮制工艺和缺味神曲对消化功能的影响[J].山西医药杂志,2023,52(13):1020-1023.
[14] 许保海.从具体药物的炮制方法谈京帮流派炮制的特色[J].上海医药,2021,42(11):36-38.

[15] 刘腾飞,高慧,刘晓瑜,等.响应面法优化六神曲发酵工艺[J].中药材,2014,37(10):1757-1761.
[16] 马维维,戚岑聪,张艳聪,等.六神曲固态协同发酵工艺优化及物质动态变化研究[J].中华中医药学刊,2017,35(5):1291-1294.
[17] 王海洋,高文远,张丽霞.六神曲不同的制备工艺对其淀粉酶活力的影响[J].中国中药杂志,2012,37(14):2084-2087.
[18] 徐云,郑璐,相宏宇,等.六神曲发酵过程中5种消化酶的动态分析[J].中国酿造,2012,31(10):43-45.
[19] 周晨一.中药六神曲的现代化发酵制备[D].邯郸:河北工程大学,2021.
[20] 陈彦琳,王云庭,关凯乐,等.六神曲发酵过程中微生物群落结构研究[J].中国中药杂志,2020,45(21):5219-5225.
[21] 邬吉野,李莹,王德馨,等.六神曲的发酵菌种分离及纯种发酵考察[J].中国实验方剂学杂志,2013,19(16):12-14.
[22] 程亦雄.六神曲纯种深层发酵的工艺研究[D].北京:北京中医药大学,2014.
[23] 王舒玉,阮明月,栗园林,等.Box-Behnken响应面法优化六神曲两优势菌协同发酵工艺[J].中国现代中药,2022,24(8):1543-1548.
[24] 陈瑾,吴春颖,王舒玉,等.六神曲两菌协同发酵工艺的优化[J].中华中医药杂志,2022,37(12):7446-7449.
[25] 刘冲.六神曲配方颗粒的制备工艺及质量标准的研究[D].广州:广东药科大学,2017.
[26] 马志欢,吕双双,娄永,等.六神曲麸炒工艺优化及其抗氧化活性的变化研究[J].生物化工,2024,10(6):31-34.
[27] 刘振启,刘杰.六神曲的炮制工艺与混乱品的探讨[J].首都医药,2012,19(5):50.
[28] 赵志君,杨莹莹,张璐,等.麸炒六神曲炮制工艺及质量标准研究[J].山西医科大学学报,2024,55(1):113-117.

第三章　神曲的发酵特征研究

神曲作为传统发酵中药的代表,其独特的制备工艺和确切的临床疗效体现了中医药"药食同源"的智慧精髓。发酵过程是神曲药效物质形成的关键环节,微生物群落与底物的复杂相互作用,直接决定了最终产品的质量与功效。然而,长期以来,神曲发酵过程存在工艺参数模糊、质量控制困难等问题,严重制约了其现代化发展。

现代研究表明,神曲的发酵特征受到原料配比、环境参数和工艺条件的显著影响。其中,麦麸与面粉比例(麸面比)作为核心变量,不仅决定了基质的营养构成,还通过改变孔隙结构影响微生物发酵效率。同时,季节性环境变化导致的温度、湿度波动,会显著改变发酵体系中微生物群落的组成和代谢活性。这些因素共同作用,使得神曲在菌丝生长状态、代谢产物谱系等关键质量属性上呈现显著差异。

本章从季节因素、原料配比、发酵过程几个方面全面解析神曲的发酵特征,采用多参数实时监测技术(包括菌丝生长分析、温度记录、重量变化追踪等),深入解析了神曲发酵过程中的"营养-结构-环境"协同调控机制,为传统工艺标准化提供科学依据。

第一节　不同时节的神曲发酵特征

一、神曲软材的制备

依据《中华人民共和国卫生部药品标准·中药成方制剂》第十九册所载神曲制法:分别称取苦杏仁和赤小豆粗粉各 15 g,与麦麸 750 g、面粉 375 g 充分混合均匀;另取青蒿、辣蓼、苍耳草各 75 g,加 12 倍量水煎煮 1 h,过滤后浓缩至 600 mL,将浓缩液缓慢加入上述混合药粉中,调制至"手捏成团、掷之即散"的适宜软材状态。

二、不同时节神曲样品的发酵

在 3 月至 12 月期间制备神曲软材,每次取 100 g 装入 500 mL 的发酵模具中,以带气孔的密封盖封口,置于恒温恒湿培养箱(温度 33 ℃、相对湿度 80%)中发酵 4 d。

三、不同时节对神曲发酵特征的影响

神曲发酵过程呈现明显的季节性特征,其主要影响因素为环境温度及微生物群落动态变化。春冬季节气温较低时,曲料表面菌丝多呈点状分布,生长缓慢且不均匀,伴随轻微酒

香气味;而夏秋高温条件下,菌丝生长旺盛,形成致密菌膜,并产生浓郁芳香气息。究其原因,神曲制备采用开放发酵方式,其微生物来源主要为环境空气及原辅料。相关研究证实,不同季节空气中微生物群落组成存在显著差异。低温环境会抑制多数微生物的代谢活性,导致增殖速率降低;而温度升高则可显著激活微生物活性,促进其快速增殖。因此,神曲季节性发酵特征的差异主要源于环境微生物群落结构及其代谢活性的周期性变化。

表 3-1 不同时节神曲发酵特征

发酵季节	发酵天数(d)	外观照片	气味特征	菌丝分布及形态特征
春季(3月份)	4		芳香气味,略带酒味	菌丝呈点状稀疏分布
春季(4月份)	4		芳香气味,略带酒味	菌丝呈点状分布,整体不均匀
春季(5月份)	4		芳香气味,略带酒味	菌丝呈点状分布,边缘可见白色长菌丝
夏季(6月份)	4		芳香气味,略带酒味	内部菌丝呈点状分布,表面覆盖白色短菌丝
夏季(7月份)	4		芳香气味	表面均匀分布白色长菌丝,内部菌丝呈点状分布
夏季(8月份)	4		芳香气味	表面白色长菌丝均匀分布,偶见黄色菌丝
秋季(9月份)	4		芳香气味	表面白色长菌丝均匀分布,内部菌丝呈点状分布

(续表)

发酵季节	发酵天数(d)	外观照片	气味特征	菌丝分布及形态特征
秋季(10月份)	4		芳香气味	表面白色长菌丝分布不均,内部菌丝呈点状分布
秋季(11月份)	4		芳香气味,略带酒味	表面白色菌丝较少,内部菌群呈点状分布
冬季(12月份)	4		芳香气味,略带酒味	菌丝多呈点状分布,边缘白色长菌丝分布不均匀

第二节 不同麸面比神曲的发酵特征

一、不同麸面比神曲样品的制备

采用五种不同麦麸与面粉的配比制备神曲样品,具体操作如下:

全麦麸组,称取苦杏仁粗粉15 g、赤小豆粗粉15 g,与1 125 g麦麸充分混合,后续操作同本章第一节。

麦麸:面粉=2:1组,称取苦杏仁粗粉15 g、赤小豆粗粉15 g,与750 g麦麸和375 g面粉混合均匀,后续操作同第一节。

麦麸:面粉=1:1组,称取苦杏仁粗粉15 g、赤小豆粗粉15 g,与562.5 g麦麸和562.5 g面粉混合均匀,后续操作同第一节。

麦麸:面粉=1:2组,称取苦杏仁粗粉15 g、赤小豆粗粉15 g,与375 g麦麸和750 g面粉混合均匀,后续操作同第一节。

全面粉组,称取苦杏仁粗粉15 g、赤小豆粗粉15 g,与1 125 g面粉充分混合,后续操作同第一节。

二、不同麸面比对神曲发酵特征的影响

为探究麸面比对神曲发酵过程的影响,设置了不同麦麸与面粉比例的发酵基质,发酵8 d后观察各组神曲的外观特征(图3-1)。结果表明,麸面比的改变显著影响发酵后神曲的气味、湿度、菌丝形态及色泽等关键指标。使用全麦麸发酵的神曲具有典型的芳香气味,曲料表面微湿润,菌丝分布均匀,以白色长菌丝为主,偶见球状菌丝;麦麸:面粉=2:1组芳

香气味明显,曲料表面微湿润,菌丝均匀分布,主要为白色长菌丝;麦麸:面粉=1:1组,兼具芳香气味与轻微酒味,曲料表面湿润度较高,菌丝形态多样,包括白色长菌丝和球状菌丝,色泽略深;麦麸:面粉=1:2组,芳香气味中伴随酒味,曲料表面高度湿润,白色长菌丝占主导,偶见球状菌丝,色泽较深;全面粉发酵的神曲呈现明显的腐臭气味,曲料质地黏腻,表面湿润,菌丝密集且呈黑色。综上,随着面粉比例的增加,神曲的发酵特征呈现规律性变化:气味由芳香逐渐转向腐臭,湿度及色泽加深,菌丝形态与分布亦发生显著改变。

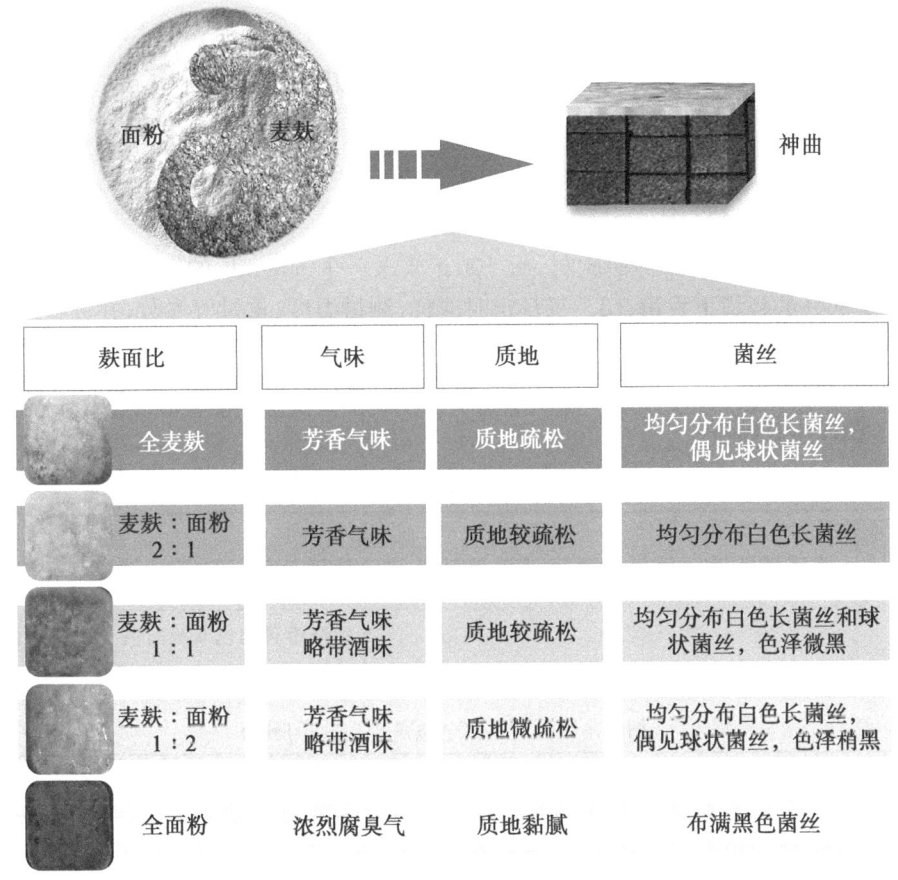

图3-1 不同麸面比神曲的发酵特征

不同麸面比发酵的神曲在理化性状上表现出显著差异,这种差异主要源于发酵基质在营养组成和物理结构两方面的特性差异。从营养学角度分析,麦麸和面粉作为主要碳源存在本质区别:麦麸富含膳食纤维(38%~50%)、蛋白质(12%~18%)以及维生素B族、酚类化合物和微量元素等[1];而面粉则以淀粉(60%~70%)和蛋白质(8%~12%)为主要成分[2]。其中,蛋白质作为关键氮源,直接参与曲霉和根霉等微生物的蛋白质合成、核酸代谢、酶系构建等生理过程;微量元素则通过激活酶活性和参与辅因子构成等方式调控微生物代谢活性[3]。

除营养成分外,发酵基质的物理特性对微生物的生长和繁殖也存在显著影响。高麦麸基质(麸面比≥2:1)具有典型的疏松多孔结构,有利于气体交换和菌丝扩展;而高面粉基质

（麸面比≤1∶2）则呈现致密黏稠特性,孔隙率有限,可能形成气体浓度梯度和扩散限制。值得注意的是,神曲发酵过程中的优势菌群(包括曲霉、扣囊复膜酵母和米根霉等)均为严格好氧或兼性厌氧微生物[4],其生长速率和代谢活性与基质的传质特性密切相关。因此,基质的孔隙结构通过调控气体传输效率和微生物空间分布,进而影响整个发酵进程的动力学特征。

综上,优化麸面比对神曲发酵具有双重调控作用:一方面通过平衡碳氮比和微量元素供给来满足微生物的营养需求;另一方面通过调控基质孔隙结构来优化微生物的生长微环境。这种"营养-结构"协同效应为神曲工业化生产中的工艺优化提供了重要理论依据。

第三节 神曲发酵过程的动态特征研究

一、神曲样品的制备

按照第一节的方法制备神曲软材,每 100 g 放入一个 500 mL 的发酵模具中,置于温度 33 ℃、湿度 80% 的环境下发酵 8 d。每日定时取样,测量温度、重量等参数,并进行影像记录。

二、发酵过程中的动态特征

(一) 菌丝生长特征

表 3-2　神曲发酵过程中菌丝生长动态变化情况

性状	菌丝生长				
	0 d	2 d	4 d	6 d	8 d
颜色	—	纯白	纯白	略带黄白色或灰白色	略带黄黑色
长度	—	1~2 mm	3~4 mm	6~7 mm	6~7 mm
分布	—	稀疏	完全覆盖	均匀分布	密集

由表 3-2 可知,在神曲发酵过程中,菌丝从稀少到覆盖神曲表面,长度逐渐增长达到 7 mm,并且在发酵过程中越来越密集,其颜色由纯白色变为黄白色或灰白色。

(二) 温度变化特征

表 3-3　神曲发酵过程中温度动态变化情况($n=3$)

不同批次	温度(℃)				
	0 d	2 d	4 d	6 d	8 d
批次一	28.0	28.6	40.6	35.7	28.4
批次二	27.5	29.5	39.7	36.7	29.7
批次三	28.8	29.9	43.1	38.8	28.9

由表 3-3 可知,神曲发酵过程中温度在发酵第 4 d 达到峰值,随后逐渐回落至环境温度。这种变化与微生物代谢活性高度相关,可作为发酵进程的指示指标。

(三) 重量变化特征

表3-4 神曲发酵过程中重量动态变化情况($n=3$)

不同批次	重量(g)				
	0 d	2 d	4 d	6 d	8 d
批次一	100	97.90	93.90	89.70	89.86
批次二	100	98.68	95.28	94.17	89.00
批次三	100	98.30	94.70	91.90	88.40

由表3-4可知,神曲发酵过程中重量呈现显著递减趋势。至发酵第8 d,平均重量降至89 g,较初始值下降11%,表明微生物代谢活动导致了明显的物质转化。

(四) 水分动态变化特征

表3-5 神曲发酵过程中水分含量变化情况($n=3$)

不同批次	水分(%)				
	0 d	2 d	4 d	6 d	8 d
批次一	38.61	42.04	42.32	44.96	47.40
批次二	40.85	42.44	46.85	47.35	45.28
批次三	37.96	40.06	43.94	43.78	46.58

由表3-5可知,神曲发酵过程中水分含量呈现先快速上升后趋于稳定的变化趋势。发酵第8 d水分含量较初始值显著增加,表明微生物代谢显著提升了水分含量。

(五) 神曲发酵过程的动态特征分析

基于多参数监测数据(图3-2),神曲发酵过程呈现动态变化规律:样品重量持续递减(平均降幅11%),水分含量呈现先显著增加后趋于稳定的变化趋势,温度则在发酵第4 d达到峰值后逐渐回落。

从微生物学角度分析,神曲发酵属于典型的固态发酵过程,该过程包含三个关键生化反应:

(1) 底物氧化分解:微生物通过三羧酸循环等代谢途径分解碳水化合物和蛋白质,产生CO_2、H_2O等代谢终产物;

(2) 能量转化:代谢过程中化学能转化为生物热;

(3) 产物合成:包括菌体生物量、酶类及

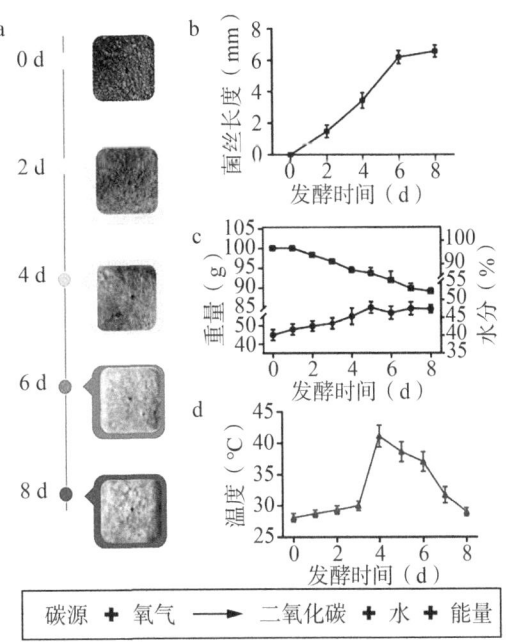

图3-2 神曲发酵过程中的性状变化情况

a:菌丝生长情况;b:菌丝长度;c:重量及水分;d:温度

各类次级代谢产物。

菌丝发育过程中典型的生长动力学特征：

迟缓期（0～2 d）：菌丝萌发，稀疏分布（覆盖率＜40%）；

对数期（2～4 d）：菌丝快速延伸，完全覆盖基质；

稳定期（4～8 d）：菌丝密度增加，因色素沉积呈现黄褐色。

水分动态变化呈现三阶段特征：发酵初期，由于微生物代谢活动产生的水分超过蒸发量，导致水分含量上升；发酵中期，原料中蛋白质的分解过程消耗部分水分，使水分增幅减缓；发酵后期，产水与失水平衡，水分含量趋于稳定。

温度变化曲线与微生物代谢活性高度相关：升温期（0～4 d），对应微生物指数生长期，代谢热累积；降温期（4～8 d），代谢活性降低并趋于稳定。

这些特征参数为建立神曲发酵过程的质量控制标准提供了关键指标，其中第 2～6 d 为工艺控制的关键窗口期。

小　结

本章系统总结了神曲的发酵特征，从季节因素、原料配比及发酵动态过程三个方面揭示了其关键调控机制。神曲发酵具有显著的季节性差异：夏秋高温环境下菌丝生长旺盛，代谢产物丰富；春冬低温条件下菌丝分布稀疏，活性较低。这一差异主要源于环境微生物群落结构及其代谢活性的周期性变化，提示工业化生产中需通过环境调控实现工艺稳定性。麦麸与面粉的比例通过"营养-结构"协同效应影响发酵进程：高麦麸基质（≥2∶1）因疏松多孔结构和均衡营养，更利于微生物生长，而高面粉基质（≤1∶2）则因致密黏稠特性致变质腐败。

未来研究可从三方面深入：其一，结合宏基因组学解析季节性微生物群落演替规律，为环境参数优化提供依据；其二，利用多组学技术（代谢组、蛋白组）明确麸面比对药效物质合成的调控途径，建立原料配比的科学标准；其三，开发基于实时传感技术的智能发酵系统，通过动态调控温湿度、通气量等参数实现精准控制。此外，需重视传统开放发酵与纯种接种工艺的融合，在保留"微生物多样性"优势的同时提升产品一致性。

参考文献

[1] Zhao HM, Guo XN, Zhu KX. Impact of solid state fermentation on nutritional, physical and flavor properties of wheat bran [J]. Food Chem, 2017, 217: 28-36.

[2] Xu M, Fu Q, Baxter A. The components and amylase activity of *Massa Medicata Fermentata* during the process of fermentation [J]. Trends Food Sci Tech, 2019, 91: 653-661.

[3] Liu Y, Xu L, Su J, et al. Microbially driven Fe-N cycle: Intrinsic mechanisms, enhancement, and perspectives [J]. Sci Total Environ, 2024, 908: 168084.

[4] 陈彦琳, 王云庭, 关凯乐, 等. 六神曲发酵过程中微生物群落结构研究[J]. 中国中药杂志, 2020, 45(21): 5219-5225.

第四章 神曲发酵过程中基质来源小分子化学成分的变化特征

神曲作为传统发酵中药,含有丰富的生物活性成分,包括维生素B复合体、消化酶类(如淀粉酶、蛋白酶、脂肪酶等)、挥发油、麦角固醇、苷类及黄酮类化合物等。近年来,学者通过多种技术手段解析其化学物质基础:运用经典植物化学方法分离出三羟基-十八烷碳烯酸类、半乳糖酰基甘油类、黄酮类等成分[1-3],结合 U/HPLC - Q - TOF - MS 与 GNPS 分子网络分析技术系统鉴定其化学成分谱[4,5],以及采用顶空固相微萃取-气质联用(HS - SPME - GC - MS)技术分析挥发性成分[6,7]等。

神曲的药效与其发酵程度及微生物代谢产生的酶类物质密切相关。在发酵过程中,微生物(如曲霉、酵母和根霉等)通过分泌淀粉酶、蛋白酶、脂肪酶、纤维素酶、糖化酶等功能酶,不仅催化底物中大分子物质(如淀粉、蛋白质和纤维素等)的降解,还能将原料中的复杂成分转化为更易被人体吸收的小分子活性物质(如寡糖、多肽及游离苷元等)[8,9]。其中,蛋白酶、酯键水解酶和糖苷水解酶等关键酶的作用尤为突出,直接影响神曲的药效物质基础。

近年来,关于神曲发酵过程中化学成分与酶活性动态变化的研究逐渐增多,但多数仍局限于单一成分或少数几类成分的分析,缺乏对整体化学物质组(特别是小分子代谢物)的系统研究。因此,深入探究神曲发酵过程中基质来源小分子化学成分的动态变化规律,对于阐明其药效物质形成机制、优化发酵工艺及提升质量控制标准具有重要意义。本章将围绕神曲发酵过程中的化学物质转化特征,结合现代分析技术,系统阐述其小分子化学成分的动态变化规律及其与酶催化作用的关联性。

第一节 基于液质联用技术的神曲中化学成分研究

一、神曲发酵前后化学成分的鉴定

(一) 神曲样品的制备

参照《中华人民共和国卫生部药品标准·中药成方制剂》第十九册中收录的神曲制法制备神曲软材,置于温度33℃、相对湿度80%环境中发酵8d,分别于第0d和第8d取样。

(二) 色谱及质谱条件

1. 色谱条件 色谱柱 ACQUITY UPLC HSS T_3 柱($2.1\ mm\times 100\ mm$, $1.8\ \mu m$);流动相甲醇(A)- 0.1%甲酸(B),梯度洗脱($0\sim 2\ min$, 1% A; $2\sim 5\ min$, 1%~7% A; $5\sim 8\ min$, 7%~16.3% A; $8\sim 10\ min$, 16.3%~21% A; $10\sim 15\ min$, 21%~36% A; $15\sim 20\ min$,

36%～53.5% A；20～25 min，53.5%～80% A；25～30 min，80%～95% A）；进样量 2 μL；柱温 30 ℃。

2. 质谱条件 采用电喷雾离子源正、负离子检测模式，雾化气为氮气；质量扫描范围 m/z 100～1500，一级质谱全扫描分辨率 7000，二级质谱分辨率 17500；碰撞能梯度为 20 eV、40 eV、60 eV；鞘气体积流量 35 L/h；辅助气体积流量 10 L/h；喷雾电压 3.5 kV；离子源温度 350 ℃；毛细管温度 350 ℃。

（三）神曲化学成分鉴定

通过查阅相关文献，收集各药味的化学成分信息，采用 Thermo Scientific Xcalibur 软件分析质谱数据，确定各化合物准分子离子峰，结合精确相对分子质量推断其分子式。根据二级质谱得到化合物的碎片离子信息，结合对照品比对以及相关文献报道，推测其可能的裂解途径，确定化合物结构，结果见图 4-1 及表 4-1。从未发酵神曲样品中共鉴定出 54 个化合物，包括 26 个有机酸、9 个氨基酸、4 个核苷、2 个嘌呤、8 个黄酮、1 个香豆素、1 个倍半萜、2 个氰苷和 1 个糖类化合物；在发酵神曲中共鉴定出 44 个化合物，包括 18 个有机酸、9 个氨基酸、4 个核苷、2 个嘌呤、8 个黄酮、1 个香豆素、1 个倍半萜和 1 个糖类化合物。

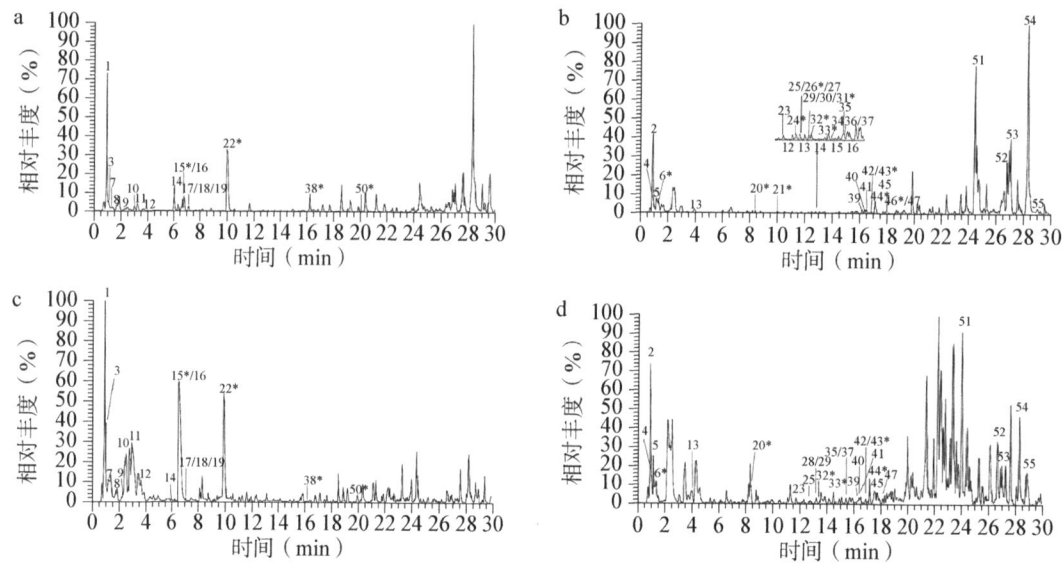

图 4-1 神曲发酵前后样品的总离子流图

a：发酵前神曲样品正离子模式；b：发酵前神曲样品负离子模式；c：发酵后神曲样品正离子模式；d：发酵后神曲样品负离子模式
注：图中化合物编号与表 4-1 一致，* 为经对照品比对成分

表 4-1 神曲化学成分鉴定结果

序号	t_R/min	名称	分子式	准分子离子/加合离子	误差（ppm）	发酵前[†]	发酵后[†]	药味归属[#]
1	0.86	精氨酸*	$C_6H_{14}N_4O_2$	175.1190	0.29	+	+	XD, MA, MF, XR, QH
2	0.88	葡萄糖酸[10]	$C_6H_{12}O_7$	195.0510	-3.23	+	+	MF, LL, XR, MA, CE, XD, QH

(续表)

序号	t_R/min	名称	分子式	准分子离子/加合离子	误差(ppm)	发酵前†	发酵后†	药味归属#
3	1.02	脯氨酸[11]	$C_5H_9NO_2$	116.0706	0.00	+	+	CE, XD, XR, LL, MA, QH
4	1.10	蔗糖[12]	$C_{12}H_{22}O_{11}$	387.1144	−1.32	+	+	QH, MA, LL, XR, MF, CE, XD
5	1.13	羟基丁二酸[13]	$C_4H_6O_5$	133.0143	−7.14	+	+	XD, CE, XR, LL, MA, MF, QH
6	1.14	奎宁酸*	$C_7H_{12}O_6$	191.0561	−3.14	+	+	CE, XD, MA, LL, QH, XR, MF
7	1.21	缬氨酸[11]	$C_5H_{11}NO_2$	118.0863	−0.51	+	+	CE, XD, XR, LL, MA, MF, QH
8	1.71	甲硫氨酸[11]	$C_5H_{11}O_2NS$	150.0583	−2.87	+	+	CE, XD, XR, MA
9	2.40	焦谷氨酸[11]	$C_5H_7NO_3$	130.0499	−2.08	+	+	CE, XR, LL, MA, MF, QH
10	2.94	亮氨酸[11]	$C_6H_{13}NO_2$	132.1019	−1.59	+	+	CE, XD, XR, MA, QH
11	3.33	异亮氨酸[11]	$C_6H_{13}NO_2$	132.1019	−1.59	+	+	CE, XD, XR, MA, QH
12	3.74	酪氨酸[11]	$C_9H_{11}NO_3$	182.0812	−0.38	+	+	LL, QH, XD, XR, MA, MF
13	4.12	尿苷[13]	$C_9H_{12}N_2O_6$	243.0623	−1.48	+	+	XD, MF, LL, QH, XR
14	5.96	腺苷[14]	$C_{10}H_{13}N_5O_4$	268.1040	−0.11	+	+	CE, XD, MF, LL, QH, XR, MA
15	6.73	苯丙氨酸*	$C_9H_{11}NO_2$	166.0863	−0.96	+	+	CE, XD, LL, QH, XR
16	6.80	鸟苷[13]	$C_{10}H_{13}N_5O_5$	284.0990	1.23	+	+	LL, QH, CE, XD, MA, MF
17	7.18	鸟嘌呤[13]	$C_5H_5N_5O$	152.0567	0.07	+	+	LL, QH, CE, XD, MA, MF
18	7.21	2′-脱氧鸟苷[13]	$C_{10}H_{13}N_5O_4$	268.1040	−0.11	+	+	MA, MF
19	7.21	次黄嘌呤[14]	$C_5H_4N_4O$	137.0458	−2.12	+	+	LL, QH, CE, XD, MA, MF
20	8.36	原儿茶酸*	$C_7H_6O_4$	153.0186	−0.65	+	+	CE, LL, QH

(续表)

序号	t_R/min	名称	分子式	准分子离子/加合离子	误差（ppm）	发酵前[†]	发酵后[†]	药味归属[#]
21	10.05	新绿原酸*	$C_{16}H_{18}O_9$	353.0878	−0.03	+	−	CE,LL,QH
22	10.14	色氨酸*	$C_{11}H_{12}N_2O_2$	205.0972	−1.71	+	+	MF,XR,XD,MA,LL,QH
23	11.75	羟甲基戊二酸[15]	$C_7H_{12}O_5$	175.0612	−3.43	+	+	CE
24	12.47	苦杏仁苷*	$C_{20}H_{27}NO_{11}$	502.1561	4.86	+	−	XR
25	12.72	2,5-二羟基苯甲酸或同分异构体[15]	$C_7H_6O_4$	153.0186	−3.92	+	+	CE,LL,QH
26	12.77	绿原酸*	$C_{16}H_{18}O_9$	353.0878	0.25	+	+	CE,LL,QH
27	12.84	绿原酸甲酯或同分异构体[16]	$C_{17}H_{20}O_9$	367.1035	0.11	+	+	CE,LL,QH
28	13.15	3,4,5-三甲氧基苯甲酸[17]	$C_{10}H_{12}O_5$	211.0612	−3.32	−	+	—
29	13.26	咖啡酸同分异构体[18]	$C_9H_8O_4$	179.0350	−5.47	+	+	CE,QH
30	13.26	野黑樱苷[19]	$C_{14}H_{17}NO_6$	340.1038	−1.15	+	−	XR
31	13.33	隐绿原酸*	$C_{16}H_{18}O_9$	353.0878	−0.03	+	−	CE,LL,QH
32	13.48	咖啡酸*	$C_9H_8O_4$	179.0350	−5.47	+	+	CE,LL,QH
33	14.46	洋蓟素*	$C_{25}H_{24}O_{12}$	515.1177	3.49	+	+	CE,QH
34	14.68	5-阿魏酰奎宁酸或同分异构体[12]	$C_{17}H_{20}O_9$	367.1035	2.02	+	−	QH
35	15.39	对羟基苯丙酸[18]	$C_9H_{10}O_3$	165.0557	−4.97	+	+	CE,QH
36	15.46	4-阿魏酰奎宁酸或同分异构体[12]	$C_{17}H_{20}O_9$	367.1035	−1.53	+	−	CE,QH
37	15.50	刺苞菊苷[20]	$C_{26}H_{28}O_{15}$	579.1355	−0.76	+	+	MA
38	16.11	东莨菪内酯*	$C_{10}H_8O_4$	193.0495	−0.21	+	+	QH,CE
39	16.34	刺苞菊苷异构体[20]	$C_{26}H_{28}O_{15}$	579.1355	−0.41	+	+	MA
40	16.35	芹菜素-6-C-戊糖-8-C-葡萄糖苷或同分异构体[16]	$C_{26}H_{28}O_{14}$	563.1406	−0.76	+	+	MA,QH,MF

(续表)

序号	t_R/min	名称	分子式	准分子离子/加合离子	误差(ppm)	发酵前†	发酵后†	药味归属#
41	16.56	芹菜素-6-C-葡萄糖-8-C-戊糖苷或同分异构体[16]	$C_{26}H_{28}O_{14}$	563.1406	-0.59	+	+	MA,QH,MF
42	16.79	异夏佛塔苷[16]	$C_{26}H_{28}O_{14}$	563.1406	-0.59	+	+	MA,QH,MF
43	16.82	阿魏酸*	$C_{10}H_{10}O_4$	193.0506	-4.30	+	+	QH,CE
44	17.20	夏佛塔苷*	$C_{26}H_{28}O_{14}$	563.1406	-0.59	+	+	MA,QH,MF
45	17.66	芹菜-6-C-戊糖苷-8-C-己糖苷或同分异构体	$C_{26}H_{28}O_{14}$	563.1406	-0.59	+	+	MA,QH,MF
46	18.00	异绿原酸B*	$C_{25}H_{24}O_{12}$	515.1195	0.78	+	-	CE,LL,QH
47	18.07	芹菜素-6-C-己糖-8-C-戊糖苷或同分异构体[16]	$C_{26}H_{28}O_{14}$	563.1406	-0.41	+	+	MA,QH,MF
48	18.22	异绿原酸A*	$C_{25}H_{24}O_{12}$	515.1195	2.91	+	-	CE,LL,QH
49	18.69	异绿原酸C*	$C_{25}H_{24}O_{12}$	515.1195	-0.19	+	+	CE,LL,QH
50	19.91	青蒿素*	$C_{15}H_{22}O_5$	283.1540	-1.77	+	+	QH
51	24.19	9,12,13-三羟基-10-十八碳烯酸[21]	$C_{18}H_{34}O_5$	329.2334	-0.46	+	+	CE, LL, XD, MA,MF
52	26.64	9-羟基-13-氧代-10-十八碳烯酸[21]	$C_{18}H_{32}O_4$	311.2228	0.06	+	+	CE, XD, MA, LL,MF,QH
53	27.00	2,13-二羟基-9-十八碳烯酸[19]	$C_{18}H_{34}O_4$	313.2384	0.22	+	+	CE, XD, MA, LL,MF,QH
54	28.40	环氧-十八碳-9-烯酸或同分异构体[21]	$C_{18}H_{32}O_3$	295.2279	-0.91	+	+	CE, MA, LL, MF,QH
55	28.89	反式-9,10-环氧十八烷酸[22]	$C_{18}H_{34}O_3$	297.2435	-0.74	+	+	LL,MA,MF

注:*:对照品比对确认成分;†:+表示检测到该成分,-表示未检测到该成分;#:QH-青蒿,LL-辣蓼,CE-苍耳草,XR-苦杏仁,XD-赤小豆,MF-面粉,MA-麦麸

二、神曲发酵前后化学成分差异分析

采用 Thermo Scientific Xcalibur 软件分别对神曲样品发酵前后各化合物的峰面积进行积分,参照公式 4-1 分别将各成分发酵前后的峰面积进行归一化处理。

$$RA_n^m = A_n^m / A^m max \quad (4-1)$$

其中,RA_n^m 代表相对峰面积,n 代表不同批次样品,m 代表不同化合物,A_n^m 代表神曲样品中待测化合物的峰面积,$A^m max$ 代表神曲样品中待测化合物的峰面积最大值。

通过对各化学成分发酵前后峰面积进行归一化处理并进行统计学分析,发现神曲发酵后化学成分组成发生显著变化,结果见图 4-2。脯氨酸、酪氨酸、亮氨酸等氨基酸成分峰面积在发酵后增加($P<0.001$),推测是神曲中的蛋白质、多肽类物质在蛋白酶的作用下酶解产生游离氨基酸;洋蓟素、新绿原酸、隐绿原酸等成分在发酵后峰面积下降($P<0.05$),特别是隐绿原酸、异绿原酸 A、异绿原酸 C 等成分在发酵后并未检测到,推测该类成分在微生物和酶的作用下发生酯水解、氧化、还原反应等;苦杏仁苷、野黑樱苷发酵后未检测出,可能由于糖苷酶的作用导致糖苷键断裂从而发生降解;异夏佛塔苷、芹菜素-6-C-戊糖-8-C-葡萄糖苷等黄酮苷类成分在发酵后峰面积增加($P<0.05$),而这些成分的同分异构体在发酵后峰面积下降,推测可能发生了同分异构体间的转化反应。

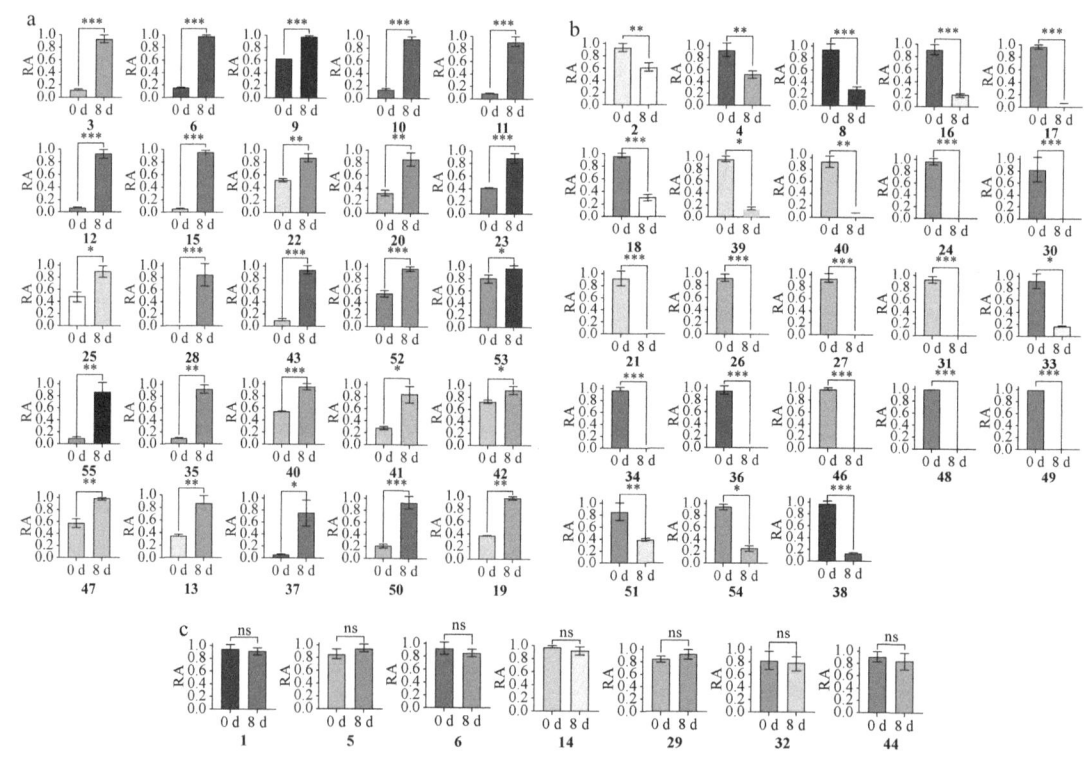

图 4-2 神曲发酵前后各化学成分的差异分析柱状图($n=3$)

a:发酵后相对含量增加成分;b:发酵后相对含量降低成分;c:发酵后相对含量无显著变化成分

注:与发酵前相比较,$^*P<0.05$,$^{**}P<0.01$,$^{***}P<0.001$

第二节 发酵过程中酚酸、黄酮类等成分的变化规律

一、神曲中酚酸、黄酮类等成分定量分析方法的构建

(一) 色谱条件

采用 Agilent ZORBAX SB-C18 色谱柱(4.6 mm×100 mm,1.8 μm);流动相 0.1%甲酸水(A)-甲醇(B),梯度洗脱(0~5 min,97%~96% A;5~10 min,96%~83% A;10~16 min,83%~76% A;16~35 min,76%~62% A;35~38 min,62%~59% A);进样量 2 μL;流速 0.5 mL/min;柱温 40 ℃;PDA 扫描范围:全波长扫描(210~400 nm),苦杏仁苷于 210 nm 下测定,其余化合物采用波长切换,具体方法见表 4-2。

表 4-2 检测波长定时切换表

时间(min)	检测波长(nm)	化合物
0.00~10.00	290	—
10.00~12.45	254	原儿茶酸、色氨酸
12.45~31.62	327	新绿原酸、隐绿原酸、绿原酸、咖啡酸、洋蓟素、阿魏酸、异绿原酸 B、异绿原酸 A
31.62~35.00	254	金丝桃苷、芦丁
35.00~38.00	327	异绿原酸 C

(二) 神曲供试品溶液制备方法的优化

为了直观展示供试品溶液制备方法的优化过程,应用"蛛网"模式综合分析不同方法对供试品溶液提取效率的影响[23]。将不同提取溶剂、不同提取溶剂料液比和不同超声时间提取的神曲中原儿茶酸(PCA)、色氨酸(TRP)、新绿原酸(NCA)、绿原酸(CGA)、咖啡酸(CA)、洋蓟素(CYN)、阿魏酸(FA)、异绿原酸 B(iCAB)、金丝桃苷(HYP)、芦丁(RUT)含量分别标记为 $Cm-k$;m 代表不同提取条件,k 代表不同化合物。鉴于各指标变量的量纲和取值范围存在差异,为消除其对统计分析结果的影响,采用归一化方法对所有变量数据进行标准化处理。将神曲中各指标成分在不同提取条件下含量的最大值标记为 $C'm-k(max)$。将不同提取条件下的各指标化合物的含量分别除以该指标的最大值,得到不同提取条件下神曲中各指标成分含量的归一化结果分别为 $Em-k$。计算公式见 4-2:

$$Em-k = Cm-k/C'm-k(max) \quad (4-2)$$

通过计算蛛网模式图的回归面积,综合评价不同提取方法对神曲中指标成分的提取效率。以不同提取溶剂的优选为例,不同提取溶剂(Pi)中十个维度分别标记为 E_{PCA}、E_{TRP}、E_{NCA}、E_{CGA}、E_{CA}、E_{CYN}、E_{FA}、E_{iCAB}、E_{HYP}、E_{RUT}。蛛网图阴影部分的面积标记为 S,α 为提取成分中相邻两个维度的夹角,计算公式见 4-3,计算得到用 25%甲醇、30%甲醇、35%甲醇、

40%甲醇、45%甲醇、50%甲醇、75%甲醇、100%甲醇超声提取的蛛网图阴影部分的面积分别为1.70、1.77、1.87、2.03、2.74、2.33、1.61、0.67。不同提取条件下指标成分的蛛网面积见图4-3。

$$S = \frac{1}{2}\sin\alpha \left(\sum_{i=1}^{n-1} P_i \times P_{i+1} + P_n \times P_1\right) \tag{4-3}$$

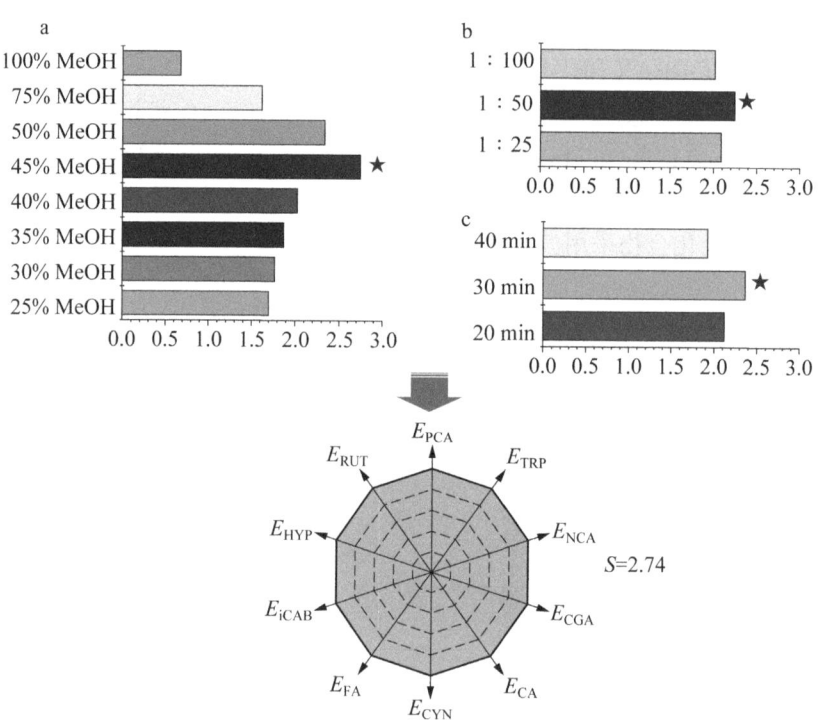

图4-3 神曲在不同提取条件下指标成分提取效率的蛛网面积柱状图
a:不同溶剂;b:不同料液比;c:不同超声时间

通过比较蛛网模式图的阴影面积,面积越大说明提取效率越高,因此选择提取溶剂为45%甲醇、提取溶剂料液比为1:50、超声时间为30 min进行提取。

综上所述,神曲的最优提取条件为:神曲粉末0.5g,精密称定,置于50 mL具塞锥形瓶,加45%甲醇水溶液25 mL,称重;超声处理(功率480W,频率35 kHz)30 min,放至室温,再次称重,用45%甲醇水溶液补足减失的重量,摇匀,12 700 rpm离心10 min,滤过;取续滤液3 mL置于真空浓缩仪中浓缩至残渣,加入45%甲醇300 μL复溶,混匀,滤过,即得。

(三) 神曲多成分含量测定的方法学研究

方法学考察结果见表4-3,14个指标成分在各自的浓度范围内线性关系良好,相关系数$r^2 > 0.9991$,检测限的浓度范围为0.03175~2.064 μg/mL,定量限的浓度范围为0.06350~4.128 μg/mL,日内精密度RSD值均小于2.0%,日间精密度RSD值均小于3.0%,稳定性RSD值均小于3.0%,重复性RSD值均小于3.0%,加样回收率在92.36%~105.2%,RSD值均小于3.0%。因此,建立的神曲中酚酸、黄酮类多成分定量分析方法合理可行。

表 4-3 神曲中 14 个指标成分含量测定的方法学研究结果

成分	回归方程	r^2	线性范围 (μg/mL)	检测限 (μg/mL)	定量限 (μg/mL)	精密度(RSD,%) 日内 ($n=6$)	精密度(RSD,%) 日间 ($n=3$)	稳定性 (RSD, $n=7$,%)	重复性 (RSD, $n=6$,%)	加样回收率试验 加样回收率 ($n=6$,%)	加样回收率试验 RSD (%)
原儿茶酸	$y=14764x+166.13$	1.000	0.6552~21.00	0.1641	0.3281	0.8	2.5	2.6	2.5	101.3	2.2
色氨酸	$y=3709x-1434.4$	1.000	19.40~620.9	1.076	3.229	1.1	2.2	2.6	2.4	97.02	1.6
新绿原酸	$y=13260x+305.79$	0.9999	0.07073~2.264	0.03537	0.07073	1.4	1.2	1.0	3.0	100.5	2.3
绿原酸	$y=13051x+312.29$	0.9999	0.1230~4.032	0.06300	0.1260	1.3	1.1	2.1	2.3	95.26	2.6
隐绿原酸	$y=8306x-51.582$	0.9999	0.4725~15.12	0.2363	0.4725	—	—	—	—	98.29	2.6
咖啡酸	$y=24012x-164.2$	1.000	0.3131~10.02	0.1566	0.3131	1.6	1.8	2.2	2.3	97.55	1.6
洋蓟素	$y=14025x+85.114$	1.000	0.1746~5.558	0.08732	0.1746	1.2	1.5	1.7	2.8	98.47	1.3
阿魏酸	$y=23676x-7070.3$	1.000	5.354~170.7	0.2963	0.8890	0.2	2.9	3.0	2.0	95.76	1.4
异绿原酸 B	$y=12988x-1356.1$	1.000	0.6213~19.88	0.3106	0.6213	0.9	1.1	2.8	2.0	96.71	2.4
异绿原酸 A	$y=15337x+228.95$	0.9997	0.09413~3.012	0.04707	0.09413	—	—	—	—	95.60	2.5
金丝桃苷	$y=10209x+7.0224$	0.9991	0.06350~2.032	0.03175	0.06350	1.0	1.8	1.6	2.6	97.26	2.1
芦丁	$y=9877.7x-428.96$	0.9991	0.06375~2.040	0.03188	0.06375	0.8	1.5	1.6	2.6	98.34	2.7
异绿原酸 C	$y=13374x-1823.5$	0.9995	0.3119~9.980	0.1559	0.3119	—	—	—	—	94.11	2.0
苦杏仁苷	$y=3306.2x+1463.8$	0.9999	4.128~132.1	2.064	4.128	—	—	—	—	100.6	3.0

二、多批次市售神曲多成分含量测定

(一) 多批次神曲物理性状研究

15 批次市售神曲的物理性状(包括重量、大小、颜色和硬度)具体信息见表 4-4,样品见图 4-4。

表 4-4　15 批神曲物理性状具体信息

编号	产地	重量(g)	大小(mm)	颜色	硬度
HB-1	河北	2.18	14×12×12	灰色	坚实
HB-2	河北	2.35	18×11×9	灰色带有赤小豆块	坚实
HB-3	河北	2.39	21×12×12	浅棕色	较硬
HB-4	河北	2.31	14×14×13	土黄色	较硬
HB-5	河北	2.07	15×14×9	浅棕色	坚实
HB-6	河北	2.31	19×11×8.9	浅棕色	坚实
SC-1	四川	9.50	46×35×26	棕色	松脆
SC-2	四川	9.18	47×36×28	棕色	松脆
SC-3	四川	2.05	13×10×10	浅棕色	较硬
SC-4	四川	8.52	44×13×10	深棕色	松脆
CQ-1	重庆	2.17	46×35×26	深棕色	较硬
CQ-2	重庆	2.28	16×13×9	深棕色	较硬
AH	安徽	1.72	14×14×10	土黄色	较硬
JX	江西	1.47	12×12×9	浅黄色	较硬
Hb	湖北	9.04	45×31×34	深棕色	松脆

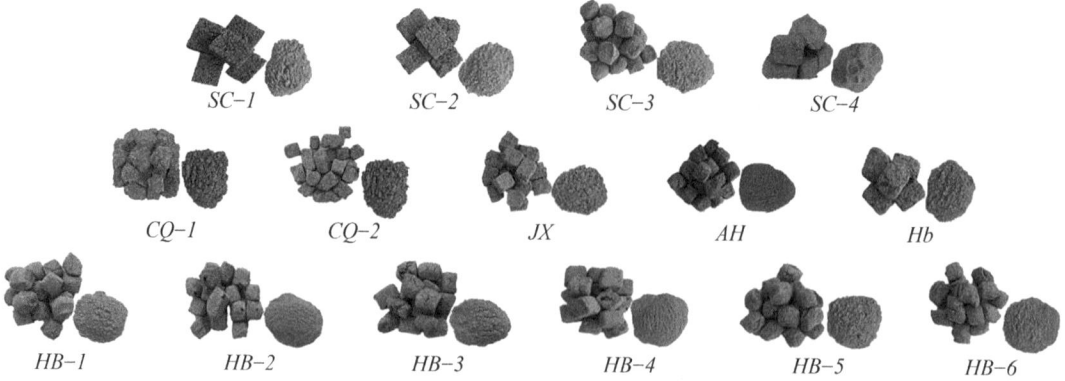

图 4-4　多批次市售神曲样品外观图

由表 4-4 和图 4-4 可知,不同产地神曲的性状、大小、重量、颜色和硬度差异性较大,每块重量在 1.72～9.50 g,颜色以棕色居多,其中一批次可见赤小豆块,可能为赤小豆未粉碎过筛直接进行混合发酵。河北产地神曲样品大多坚实,而四川则以松脆为主。

(二) 多批次神曲样品中酚酸、黄酮等成分的含量测定

以 15 批不同批次的神曲样品为研究对象,分析神曲不同批次样品的差异性并阐释其原因。神曲多成分含量测定的代表性超高效液相色谱图见图 4-5,不同批次样品中各化合物含量测定结果见表 4-5。

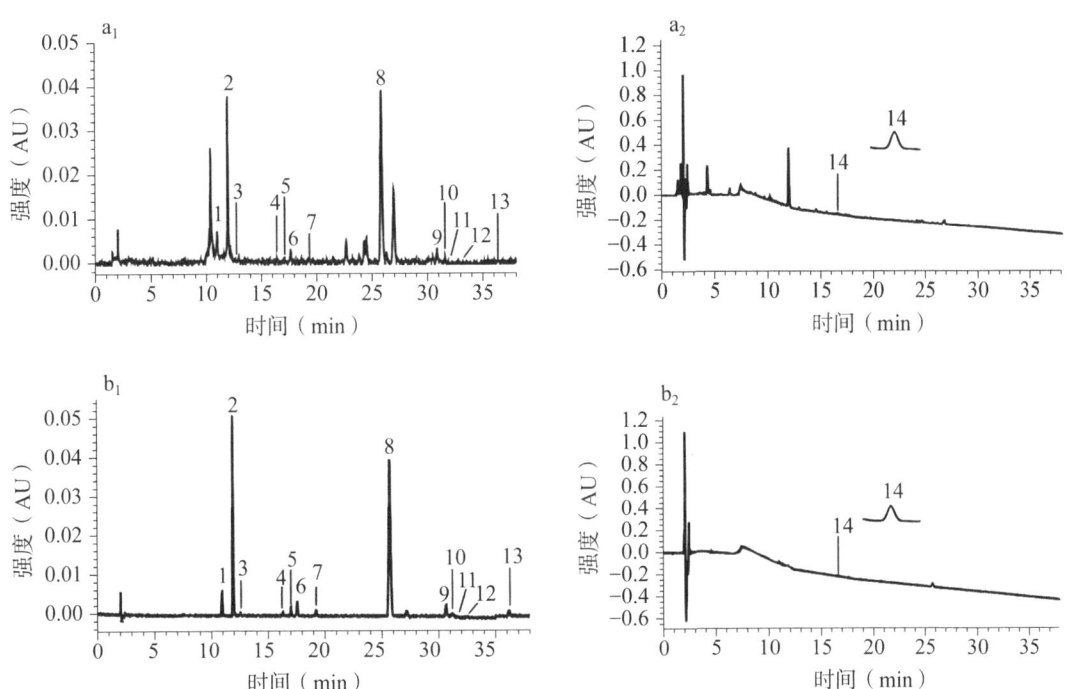

图 4-5 神曲样品供试品溶液(a)及混合对照品溶液(b)超高效液相色谱图

注:1:原儿茶酸;2:色氨酸;3:新绿原酸;4:绿原酸;5:隐绿原酸;6:咖啡酸;7:洋蓟素;8:阿魏酸;9:异绿原酸 B;10:异绿原酸 A;11:金丝桃苷;12:芦丁;13:异绿原酸 C;14:苦杏仁苷。

采用多成分定量分析方法,检测 15 批次市售神曲中 14 个化学成分的含量,由表 4-5 可知,原儿茶酸含量为 0.7414～59.43 $\mu g/g$、色氨酸含量为 0～362.7 $\mu g/g$、新绿原酸含量为 0.340 5～7.229 $\mu g/g$、绿原酸含量为 0.324 0～28.68 $\mu g/g$、隐绿原酸含量为 0～21.57 $\mu g/g$、咖啡酸含量为 0～72.22 $\mu g/g$、洋蓟素含量为 0～4.980 $\mu g/g$、阿魏酸含量为 2.142～96.63 $\mu g/g$、异绿原酸 B 含量为 0～31.72 $\mu g/g$、异绿原酸 A 含量为 0～55.02 $\mu g/g$、金丝桃苷含量为 0～3.225 $\mu g/g$、芦丁含量为 0.194 0～17.55 $\mu g/g$、异绿原酸 C 含量为 0.390 9～47.03 $\mu g/g$、苦杏仁苷含量为 0～72.08 $\mu g/g$。

不同批次样品中各指标成分含量存在显著差异,推测其化学成分差异主要与发酵程度和原料配比等因素相关。分析发现,色氨酸和阿魏酸在神曲中含量相对较高,这两种成分主要来源于组方中的麦麸和面粉。而湖北样品仅检出少量阿魏酸且未检出色氨酸,这表明该批次可能在发酵制备过程中未添加麦麸或仅添加少量麦麸。苦杏仁苷作为苦杏仁的特征性

表4-5 15批次市售神曲中14个指标成分的含量测定结果（μg/g，n=2）

化合物\编号	HB-1	HB-2	HB-3	HB-4	HB-5	HB-6	Hb	SC-1	SC-2	SC-3	SC-4	AH	JX	CQ-1	CQ-2
原儿茶酸	1.237	0.7414	1.921	0.7514	2.125	2.296	2.083	1.884	2.498	0.7988	59.43	2.875	5.114	25.18	52.77
色氨酸	268.1	166.4	166.3	86.51	173.5	191.3	—	343.9	362.7	157.8	11.45	133.4	93.10	—	97.08
新绿原酸	0.5075	1.172	0.7547	1.405	0.8088	0.6515	0.3405	0.3517	0.6191	0.3471	7.229	1.334	1.708	8.383	4.729
绿原酸	0.9362	0.6187	1.352	0.3240	1.673	2.087	0.6388	0.6317	0.8927	0.4195	34.97	2.141	0.8810	28.68	5.288
隐绿原酸	—	—	—	—	—	—	0.3133	—	—	—	15.76	—	—	21.57	1.497
咖啡酸	0.9009	0.7169	0.6102	0.8783	1.074	1.064	1.716	0.4195	0.7872	0.1712	—	3.469	1.694	72.22	7.251
洋蓟素	0.6411	0.5109	1.132	0.2660	1.332	1.295	0.1432	0.7180	0.6951	0.5442	0.5959	0.6393	—	4.980	—
阿魏酸	21.22	15.47	8.406	5.037	12.10	12.45	0.049	51.69	82.65	2.142	62.65	48.83	13.62	96.63	25.21
异绿原酸B	5.741	6.474	31.72	2.498	37.46	39.45	0.2366	8.610	12.87	3.746	7.925	4.397	0.7419	7.449	—
异绿原酸A	—	—	—	—	—	—	—	—	—	—	3.225	—	—	55.02	2.038
金丝桃苷	—	—	—	—	—	—	—	—	—	—	—	—	—	—	—
芦丁	0.9110	2.124	0.4280	0.5668	0.1940	0.6861	0.4003	0.8254	0.5492	0.6017	17.55	1.698	0.5391	7.394	2.241
异绿原酸C	—	—	—	—	—	—	0.3909	—	—	—	31.58	1.971	—	47.03	1.697
苦杏仁苷	34.45	12.72	—	—	13.85	6.967	1.190	38.05	28.92	5.595	7.686	8.598	72.08	13.36	—

注：—，含量低于定量限

成分,已有文献证实其在发酵过程中会发生脱糖基化而降解[24]。江西样品中苦杏仁苷含量偏高(72.08 μg/g),提示该批次可能存在发酵不充分或加入量过大的情况。而HB-3、HB-4和CQ-2三个样品中未检出苦杏仁苷,可能原因包括发酵原料中未添加苦杏仁,或发酵时间过长导致苦杏仁苷完全降解至定量限以下。

三、神曲发酵过程中基质来源小分子化学成分的变化规律

(一)神曲样品的制备

参照《中华人民共和国卫生部药品标准·中药成方制剂》第十九册中收录的神曲制法制备神曲软材,置于温度33 ℃、相对湿度80%环境中发酵8 d,隔日取样。

(二)神曲发酵过程中指标成分的含量变化

以不同发酵天数的神曲样品为研究对象,测定各成分含量,结果见表4-6和图4-6。

表4-6 神曲发酵过程中指标成分的含量测定结果($n=6$)

化合物	含量(μg/g)				
	0 d	2 d	4 d	6 d	8 d
原儿茶酸	6.645	8.038	11.19	21.49	22.03
色氨酸	503.9	455.8	391.5	420.6	524.3
新绿原酸	6.406	1.098	1.346	1.207	1.155
绿原酸	8.659	2.743	3.006	2.713	2.934
隐绿原酸	10.18	0.4319	0.2894	—	—
咖啡酸	4.632	4.767	5.569	4.939	6.705
洋蓟素	20.62	6.688	5.259	3.532	2.747
阿魏酸	45.53	158.9	123.7	102.1	141.9
异绿原酸B	27.67	11.67	12.47	12.57	11.26
异绿原酸A	1.614	0.3914	0.4784	—	—
金丝桃苷	0.7400	0.4297	0.2924	0.2770	0.1816
芦丁	5.925	2.293	0.3261	0.2736	0.2296
异绿原酸C	6.933	0.4848	0.2108	—	—
苦杏仁苷	95.80	42.84	21.48	7.768	3.297

注:—,含量低于定量限

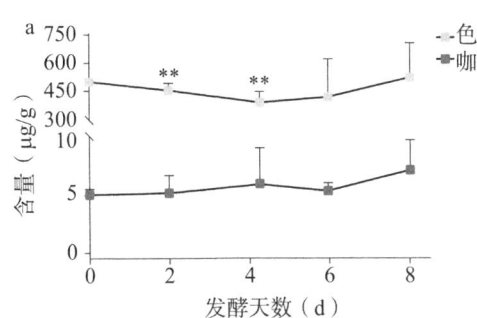
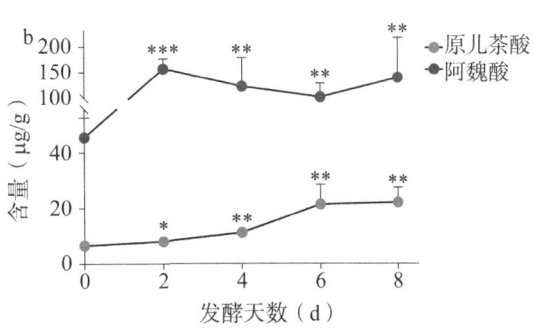

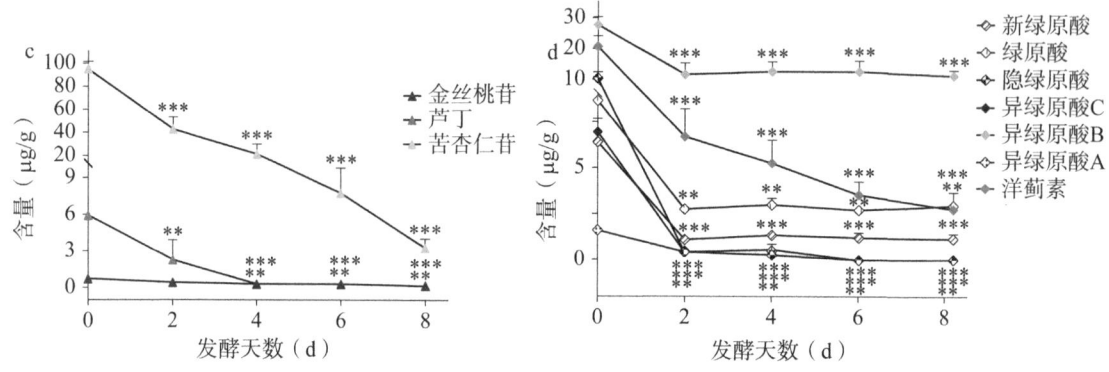

图 4-6 神曲发酵过程中指标成分变化折线图

a:含量稳定的化合物;b:含量升高的化合物;c:含量降低的糖苷类化合物;d:含量降低的酚酸类化合物
注:第 2、4、6、8 日含量分别与第 0 日相比,* $P<0.05$,** $P<0.01$,*** $P<0.001$

神曲在发酵过程中呈现出显著的化学成分动态变化特征,这一变化主要归因于发酵体系内微生物群落结构与丰度的动态演变。微生物通过其高度多样化的酶系统和高效的代谢调控网络,能够充分分解利用基质中的营养物质,并合成维持其生长繁殖所需的各种代谢中间产物[25]。在此过程中,微生物的生物转化作用对中药底物进行持续的代谢修饰,从而导致其化学成分组成及含量发生显著改变。

神曲发酵以面粉和麦麸作为主要培养基质,为微生物生长繁殖提供了必需的水分、碳源、氮源等营养物质。由于色氨酸和阿魏酸是麦麸和面粉的特征性成分,因此在发酵初期这两种化合物的含量相对较高。阿魏酸含量从初始的 45.53 μg/g 先升至 158.9 μg/g,后降至 102.1 μg/g,最终在发酵第 8 d 达到 141.9 μg/g,整体呈现上升趋势。已有研究证实,微生物分泌的阿魏酸酯酶能够水解麦麸中酯化的阿魏酸,从而促进其释放,这可能是阿魏酸含量整体升高的主要原因[26,27]。色氨酸含量从 503.9 μg/g 降至 391.5 μg/g,后又回升至 524.3 μg/g,在神曲发酵前后含量变化较小。咖啡酸含量从 4.632 μg/g 升至 6.705 μg/g,但变化趋势无统计学差异。

糖苷类成分(如苦杏仁苷、金丝桃苷)在发酵过程中持续降低,这与其糖苷键在微生物作用下发生脱糖基化反应直接相关[24]。同时,酚酸类成分(包括绿原酸、异绿原酸 B、洋蓟素等)在微生物及其分泌酶的作用下发生显著的水解转化。值得注意的是,隐绿原酸、异绿原酸 A 和异绿原酸 C 的降解尤为明显,其含量在发酵第 4 d 后已降至定量限以下而无法检出。

第三节 神曲发酵过程中酯键水解酶的活力变化及酶解规律

一、酯键水解酶活力定义

采用隐绿原酸或阿魏酸乙酯作为特异性底物,通过超高效液相色谱分别测定空白溶液和供试品溶液中底物的峰面积,采用外标定量法计算底物的浓度,求得酶解反应后底物的减少量,从而计算单位时间内酶催化水解底物酯键的物质的量以表征酯键水解酶活力。以隐绿原酸或阿魏酸乙酯标准溶液的浓度（μg/mL）为横坐标（x），峰面积（A）为纵坐标（y），建立标准曲线，得到回归方程：$y=ax+b$。将 40 ℃条件下每分钟水解 1 μmol 底物所需的酶量定义为 1 个酶活单位（U）。酯键水解酶活力表示 1 g 神曲粉末在 40 ℃条件下，每分钟催化水解底物的物质的量，单位为 U/g，见计算公式 4-4：

$$酯键水解酶活力 = (n_0 - n_{30})/(m \times t) \quad (4-4)$$

式中，n_0 代表酶灭活对照溶液中隐绿原酸或阿魏酸乙酯的物质的量（μmol），n_{30} 代表加入神曲酶液反应 30 min 后供试品溶液中隐绿原酸或阿魏酸乙酯的物质的量（μmol），m 代表神曲质量（g），t 代表反应时间（min）。

二、以隐绿原酸为底物的酯键水解酶的活力变化及酶解规律

（一）测定方法

1. 神曲样品及酶液的制备 参照《中华人民共和国卫生部药品标准·中药成方制剂》第十九册中收录的神曲制法制备软材，取适量软材置于发酵模具中，于温度 33 ℃、湿度 80%的环境下发酵 8 d，分别于第 0、2、4、6、8 d 取样，于 40 ℃干燥 12 h，平行制备三批神曲样品，分别命名为 202205211、202205212、202205213。取神曲样品粉末于离心管中，加纯水混匀，水浴锅中保温 3 h，间断搅拌。水浴保温后的混合液离心，取上清液，即为酶液。

2. 对照品溶液制备、供试品溶液和酶灭活对照溶液的制备

（1）对照品溶液的制备：分别取隐绿原酸、咖啡酸适量置于量瓶中，精密称定，加入甲醇溶解并定容至刻度，配制对照品储备液。取各对照品储备液适量于量瓶中配制混合对照品溶液，并用甲醇逐级稀释，得到一系列不同浓度的混合对照品溶液，备用。

（2）酶活力供试品溶液的制备：将酶液与 pH 5.0 磷酸氢二钠-柠檬酸缓冲液混匀得酶液稀释液，置于水浴锅中预热，加入适量预热的隐绿原酸对照品溶液，混匀，于 40 ℃水浴锅精确保温 30 min，取适量反应液，加入甲醇终止反应，离心，取上清液，即得。

（3）酶灭活对照溶液的制备：将酶液与 pH 5.0 磷酸氢二钠-柠檬酸缓冲液混匀得酶液稀释液，向酶液稀释液中加入适量甲醇使酶失活，再加入隐绿原酸对照品溶液，混匀，于 40 ℃水浴锅精确保温 30 min，离心，取上清液，即得。

（4）酶解规律供试品溶液的制备：取酶液置于离心管中，加入 pH 5.0 磷酸氢二钠-柠檬酸缓冲液稀释 2 倍，混匀，即为酶液稀释液。取适量已预热的酶液稀释液置于离心管中，加入适量已预热的隐绿原酸对照品溶液，混匀，置于 40 ℃水浴锅保温，分别于反应 0、1、2、3、4、5、6、7、8、10、12 h 取出适量反应液，立即向其中加入甲醇终止反应，离心，取上清液，即得。

3. 超高效液相色谱-质谱联用分析条件

（1）超高效液相色谱条件：色谱柱 Agilent ZORBAX SB-C18（4.6 mm×100 mm，1.8 μm）；流动相：0.1%甲酸水（A）-甲醇（B），梯度洗脱（0～3 min，97%～74% A；3～8 min，74%～70% A；8～14 min，70%～43% A）；进样量 5 μL；流速 0.4 mL/min；柱温 40 ℃；检测波长 327 nm。

（2）质谱条件：超高效液相色谱-四极杆静电场轨道阱（UHPLC-Orbitrap Exploris™ 120-MS）系统，配备 ESI 离子源，一级精确质量数和二级碎片图谱分别采用检测模式为正、负离子模式下全扫描方式（Full MS）和二级质谱扫描方式（dd-MS^2），分辨率 60 000 FWHM，质

量扫描范围为 $m/z\ 75\sim1\,000$,雾化气为 N_2,碰撞能量为 20、40、60,鞘气(N_2)流速为 50 Arb,辅助气(N_2)流速为 10 Arb,离子源温度为 350 ℃,喷雾电压为 3.5 kV/−2.5 kV。

(3) 数据采集及分析: 采用 UHPLC-Orbitrap Exploris™ 120 - MS 分析反应溶液中的酶解产物,通过 Thermo Scientific™ Xcalibur™ 系统进行数据采集,并采用 Xcalibur 4.2 软件进行数据处理。

(二) 酶活力变化及酶解规律研究

1. 隐绿原酸、咖啡酸含量测定的线性关系 取逐级稀释的系列混合对照品溶液,采用超高效液相色谱条件测定各化合物的峰面积,以化合物对照品浓度为横坐标 $x(\mu mol/mL)$,以峰面积为纵坐标 y,绘制隐绿原酸的标准曲线为 $y=8\,992\,696.007\,5x-34\,453.427\,96$ ($r^2=0.999\,4$),咖啡酸的标准曲线为 $y=10\,816\,300x-15\,358.847\,72$ ($r^2=0.999\,6$),如图 4-7 所示。

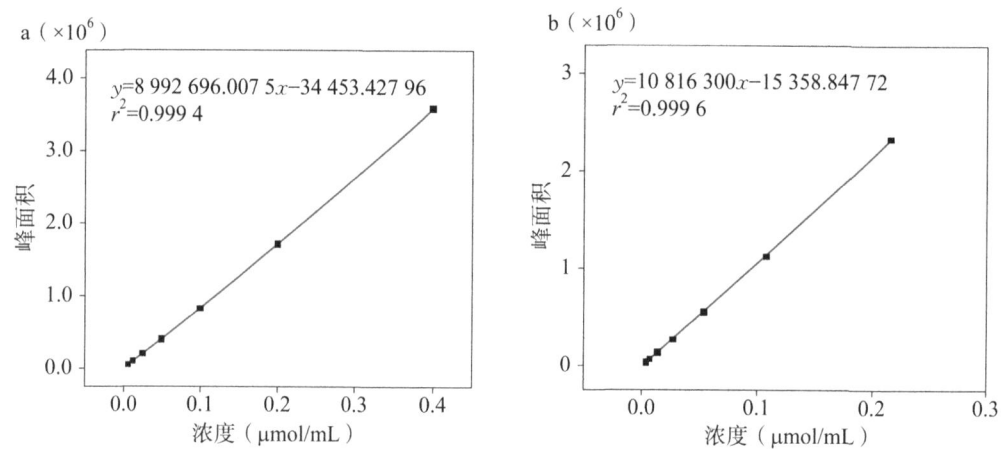

图 4-7 对照品标准曲线图

a: 隐绿原酸对照品标准曲线; b: 咖啡酸对照品标准曲线

2. 神曲发酵过程中酯键水解酶活力测定 取不同批次发酵 0、2、4、6、8 d 的神曲样品粉末,分别制备神曲酶液、供试品溶液和酶灭活对照溶液,采用超高效液相色谱进行检测,计算酯键水解酶活力,结果见表 4-7。

表 4-7 神曲发酵过程中酯键水解酶(以隐绿原酸为底物)活力测定结果($\bar{x}\pm s$, U/g, $n=3$)

发酵时间 \ 批次	202205211	202205212	202205213
0 d	0.000 537 8±0.000 69	0.000 775 8±0.001 9	0.000 119 2±0.000 71
2 d	0.006 937±0.000 40	0.003 488±0.000 26	0.006 842±0.000 55
4 d	0.007 330±0.000 48	0.011 33±0.000 60	0.008 527±0.002 4
6 d	0.010 89±0.000 58	0.016 34±0.000 88	0.010 13±0.001 9
8 d	0.033 90±0.000 48	0.032 23±0.000 26	0.032 08±0.000 65

酯键水解酶是一类特异性作用于酯键的酶,能够高效催化酯键的水解、合成及酯交换反应[28]。该酶具有反应条件温和、稳定性良好、化学选择性高等优势[28],因此在生物催化领域具有广泛应用价值。隐绿原酸作为神曲基质中的特征性咖啡酸衍生物,其分子结构由奎宁酸与咖啡酸通过酯键连接而成,每分子含有一个可被水解的酯键。隐绿原酸、绿原酸等酚酸类成分在发酵过程中含量显著降低,其中隐绿原酸在发酵后期甚至无法检出。基于此,本研究选择隐绿原酸作为特异性底物,通过高效液相色谱法分别测定空白溶液和供试品溶液中隐绿原酸的峰面积,采用外标定量法计算隐绿原酸的浓度变化。通过测定酶解反应前后隐绿原酸的减少量,可准确计算单位时间内酶水解酯键的物质的量,从而实现对酯键水解酶活力的定量表征。

发酵过程中酯键水解酶(以隐绿原酸为底物)活力的动态变化如图4-8所示,结果显示酶活力随发酵时间延长呈现显著增强趋势。具体而言,酶活力在发酵前期和中期增长较为缓慢,而在后期呈现快速上升特征。定量数据显示,初始酶活力(0 d)为 0.0004776 ± 0.00033 U/g,在发酵第2 d升至 0.005756 ± 0.0020 U/g,第4 d达到 0.009063 ± 0.0021 U/g,第6 d继续上升至 0.01245 ± 0.0034 U/g,至第8 d则显著提升至 0.03274 ± 0.0010 U/g。

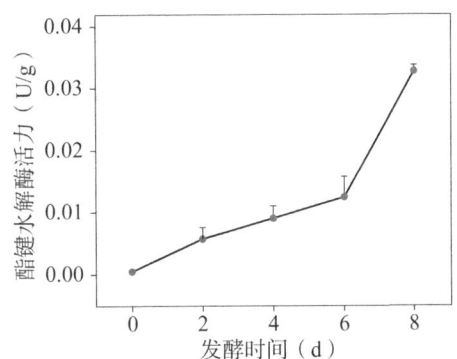

图4-8 神曲发酵过程中酯键水解酶(以隐绿原酸为底物)活力折线图($n=3$)

3. 酯键水解酶驱动的隐绿原酸量变规律研究 基于酯键水解酶活力测定结果,选取酶活力最高的发酵8 d神曲样品,系统研究酯键水解酶介导的神曲中咖啡酸衍生物的转化规律。取不同批次发酵8 d的神曲样品粉末制备酶液,在不同孵育时间点(每个时间点设3个平行)取样制备酶解反应供试品溶液,采用已建立的超高效液相色谱分析方法进行检测,UPLC色谱图见图4-9。实验结果显示,在无酶对照体系中40 ℃下孵育12 h后,隐绿原酸含量保持相对稳定(图4-10)。然而,当隐绿原酸置于神曲酶体系中进行孵育时,其色谱峰面积显著减小,含量明显降低。特别是前5 h反应期间,隐绿原酸的降解尤为显著,直至孵育10 h后其含量逐渐趋于稳定。进一步分析发现,在反应2 h的UPLC色谱图中(图4-9b),保留时间11.8 min处出现了一个新的色谱峰,推测为隐绿原酸的酶解产物。该产物峰面积随反应时间延长呈现先增后减的趋势:在反应初期逐渐增加,至8 h达到峰值,随后逐渐下降。

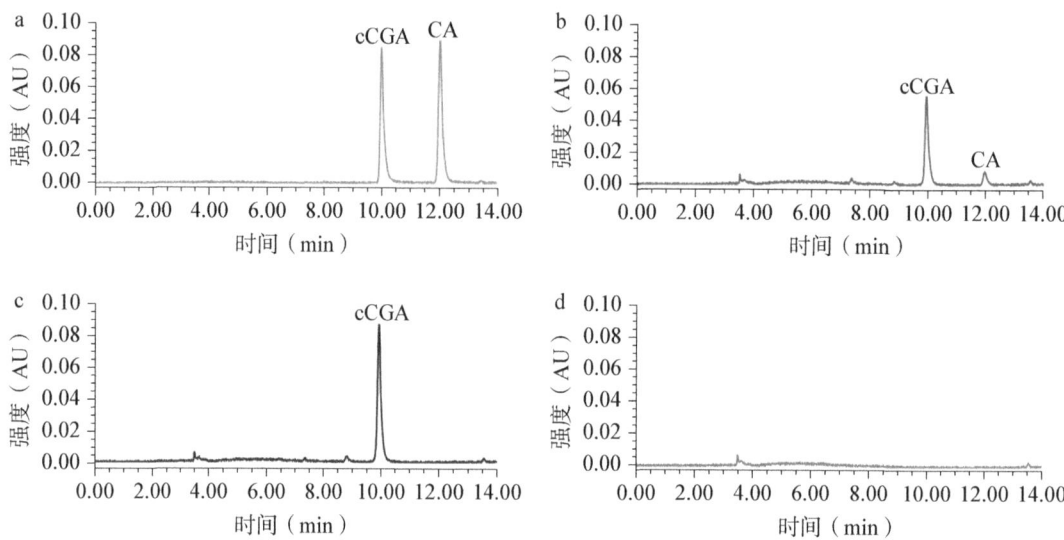

图4-9 不同溶液的代表性超高效液相色谱图

a:对照品溶液;b:隐绿原酸与神曲酶液反应2h的供试品溶液;c:隐绿原酸与神曲酶液反应0h的供试品溶液;d:神曲酶液

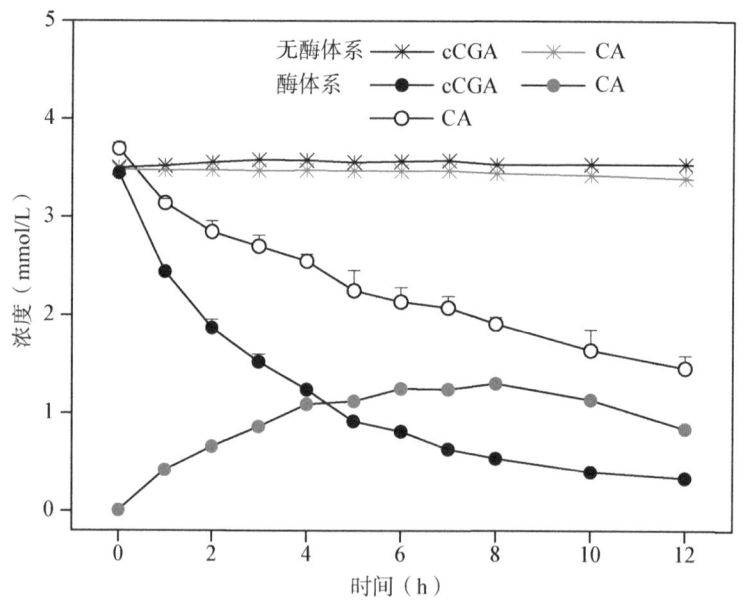

图4-10 不同反应体系中隐绿原酸及其酶解产物变化曲线图($n=3$)

注:cGCA代表隐绿原酸,CA代表咖啡酸

4. 酯键水解酶驱动的隐绿原酸酶解途径及其催化产物量变规律研究 为阐明酯键水解酶介导的隐绿原酸酶解途径及其产物量变规律,取不同批次发酵8d的神曲样品制备酶液及酶解规律供试品溶液,采用超高效液相色谱-质谱联用技术对酶解产物进行鉴定分析,使

用 Thermo Scientific™ Xcalibur™ 系统进行质谱方法编辑及数据采集处理,并采用超高效液相色谱对酶解产物进行动态变化规律研究。隐绿原酸酶解反应溶液的总离子流图如图 4-11 所示。保留时间在 12 min 的酶解产物在负离子模式下响应更高,在 m/z 179.034 9 $[M-H]^-$ 处检测到准分子离子峰,随后失去一分子 CO_2 得到碎片离子 m/z 135.045 1 $[M-H-CO_2]^-$,之后在高能撞击下失去一分子 H_2O 得到 m/z 117.034 8 $[M-H-CO_2-H_2O]^-$ 的特征碎片离子,其一级、二级质谱图见图 4-12。该化合物与对照品咖啡酸的碎片信息及保留时间相同,因此确定其为咖啡酸。

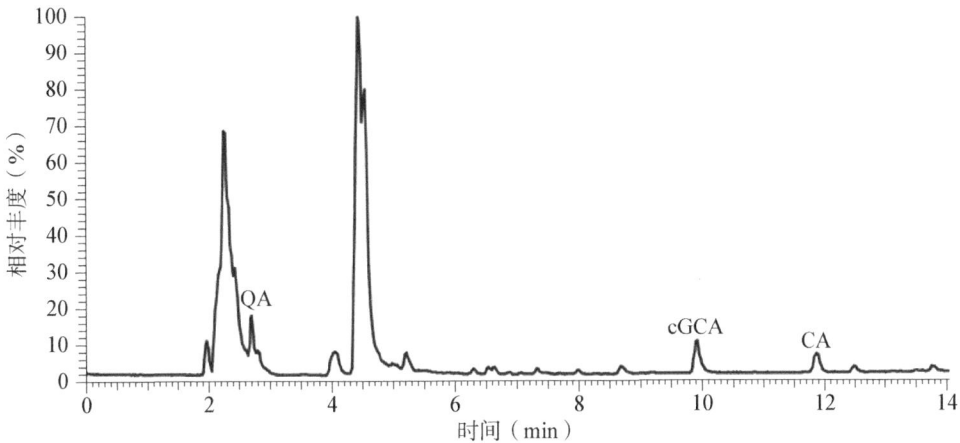

图 4-11 隐绿原酸酶解溶液在负离子模式下的代表性总离子流图

注:QA 代表奎宁酸,cGCA 代表隐绿原酸,CA 代表咖啡酸

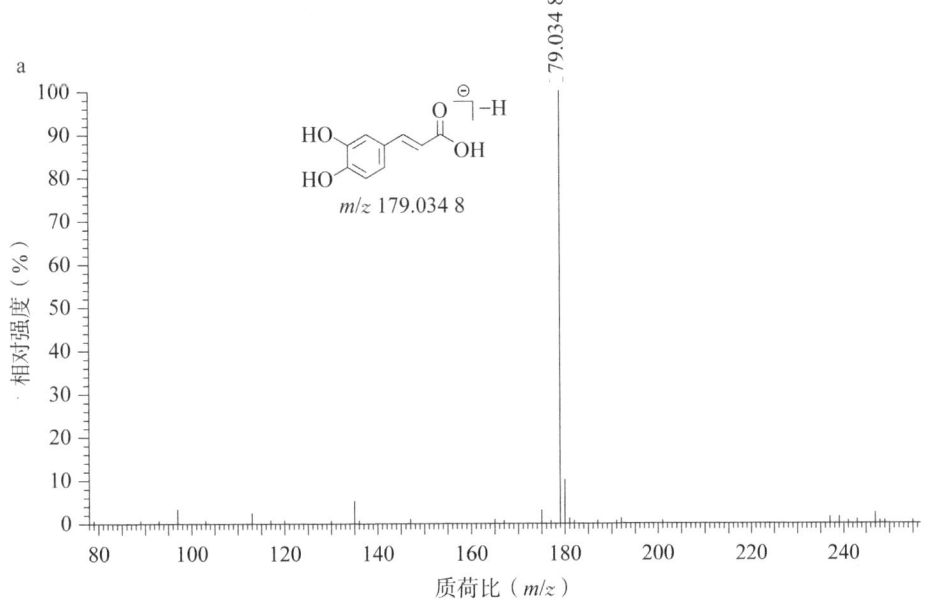

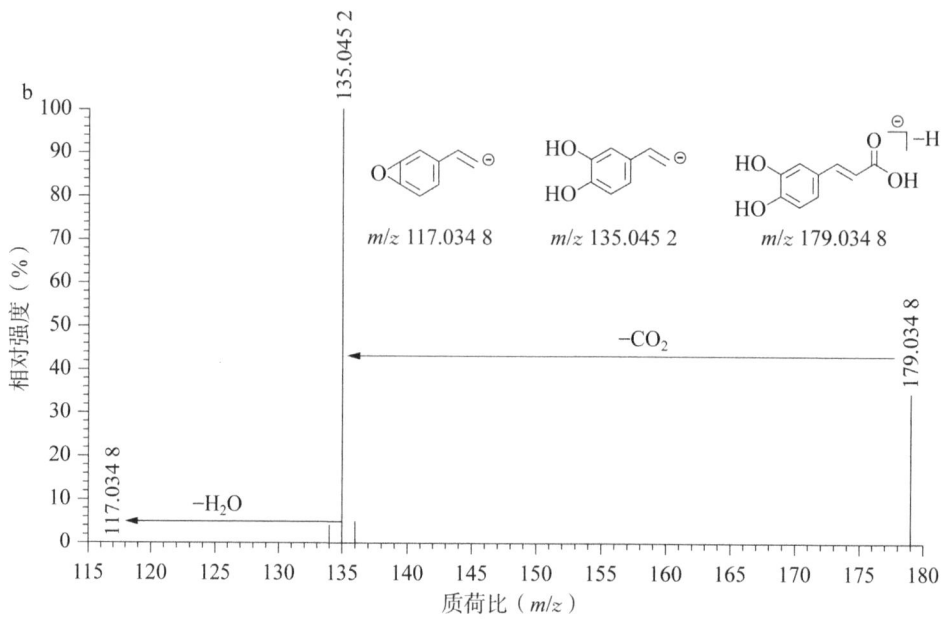

图 4-12 负离子模式下咖啡酸的裂解质谱图
a:一级裂解质谱图;b:二级裂解质谱图

在总离子流图中,于保留时间 2.7 min 处观察到一未知色谱峰,经质谱分析推测该峰可能为隐绿原酸的另一种降解产物。如图 4-13 所示,该化合物的一级质谱显示 m/z 191.056 0 $[M-H]^-$ 的准分子离子峰,在高能撞击下脱去一分子 H_2O 得到二级碎片离子 m/z 173.045 8 $[M-H-H_2O]^-$,随后脱去一分子 CH_2O 形成 m/z 127.039 9 $[M-H-H_2O-CH_2O]^-$,最后失去一分子 C_2H_2O 产生 m/z 85.029 6 $[M-H-H_2O-CH_2O-C_2H_2O]^-$。通过碎片离子信息以及相对分子质量,并与文献报道数据比对,确定该化合物

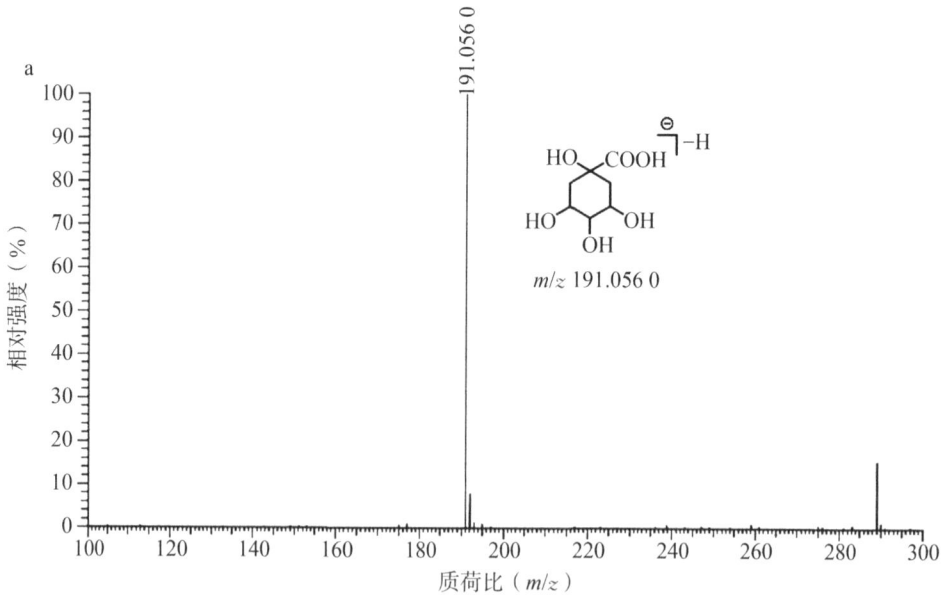

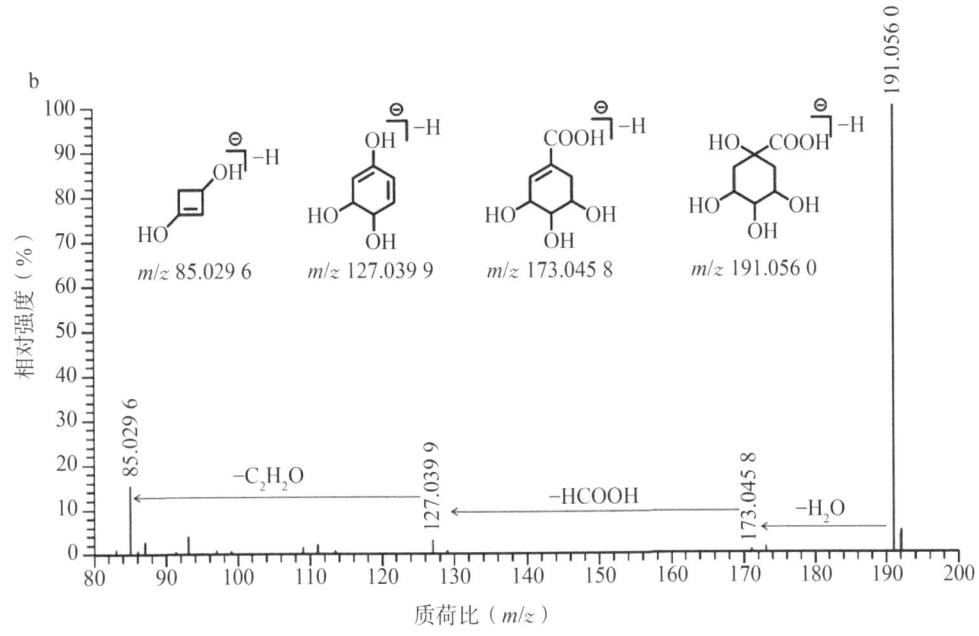

图 4-13 负离子模式下奎宁酸的裂解质谱图
a：一级裂解质谱图；b：二级裂解质谱图

为奎宁酸[29]。值得注意的是，由于奎宁酸缺乏共轭结构，在 UPLC 检测中未能观察到其色谱峰。基于质谱分析结果，本研究证实隐绿原酸在酯键水解酶催化作用下主要降解为咖啡酸和奎宁酸两种产物，具体降解途径详见图 4-14。

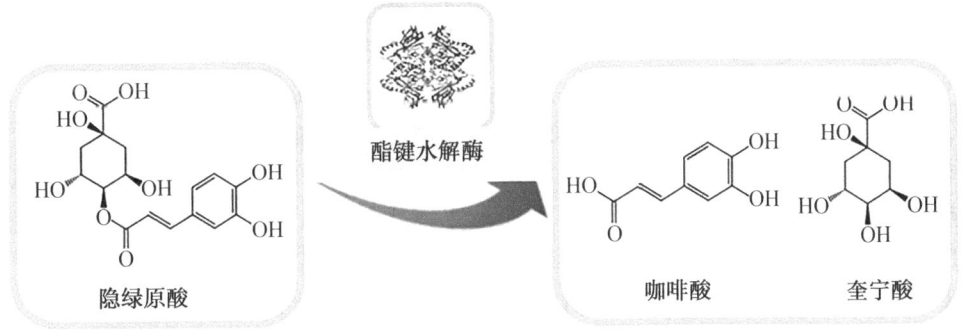

图 4-14 神曲发酵过程中由酯键水解酶驱动的隐绿原酸降解途径

为考察咖啡酸在神曲酶体系中的稳定性，本研究选取不同批次发酵 8 d 的神曲样品，制备了不同时间点的咖啡酸稳定性供试品溶液（以等摩尔量的咖啡酸替代隐绿原酸），采用超高效液相色谱进行分析。如图 4-10 所示，咖啡酸含量随反应时间延长而增加，在 8 h 达到峰值后开始下降。理论上，酶解反应中隐绿原酸的降解量与咖啡酸的生成量应当相等，但实验发现咖啡酸含量在 8 h 后出现下降，这表明咖啡酸在神曲酶体系中可能不稳定。进一步的对照实验显示，咖啡酸在非酶体系中保持稳定，而在神曲酶液体系中其含量随反应时间延长持续降低。这一结果说明神曲酶体系中可能存在其他能够催化咖啡酸降解的酶类，这也可以解释为何隐绿原酸降解产物的实测含量与理论值存在差异。

前期研究表明,神曲发酵过程中多种绿原酸衍生物含量显著降低,甚至在发酵后期无法检出[30]。结合本研究结果可以推断,在发酵过程中,神曲原料中的绿原酸衍生物被微生物分泌的酯键水解酶降解,是导致其在发酵后期含量急剧下降的主要原因。

三、以阿魏酸乙酯为底物的酯键水解酶的活力变化及酶解规律

(一) 测定方法

1. 神曲样品及酶液的制备 参照《中华人民共和国卫生部药品标准·中药成方制剂》第十九册中收录的神曲制法制备软材,取适量软材置于发酵模具中,于温度33℃、湿度80%的环境下发酵8d,分别于第0、2、4、6、8d取样,于40℃干燥12h,平行制备三批神曲样品,分别命名为202204211、202204212、202204213。取神曲样品粉末于离心管中,加纯水混匀,水浴锅中保温3h,间断搅拌。水浴保温后的混合液离心,取上清液,即为酶液。

2. 对照品溶液、供试品溶液和酶灭活对照溶液的制备

(1) 对照品溶液的制备:分别取阿魏酸、阿魏酸乙酯适量置于量瓶中,精密称定,加入甲醇溶解并定容至刻度,配制对照品储备液。取各对照品储备液适量于量瓶中配制混合对照品溶液,并用甲醇逐级稀释,得到一系列不同浓度的混合对照品溶液,备用。

(2) 酯键水解酶功能验证供试品溶液的制备:取神曲酶液与麦麸混合,置于40℃水浴锅保温,分别于0、1、2、3、4、5、6、7、8、9、10h取出适量反应液,立即向其中加入甲醇终止反应,离心,取上清液,即得。

(3) 酶活力供试品溶液的制备:将酶液与pH 6.0磷酸氢二钠-柠檬酸缓冲液混匀得酶液稀释液,置于水浴锅中预热,加入适量预热的阿魏酸乙酯对照品溶液,混匀,于40℃水浴锅精确保温30 min,取适量反应液,加入甲醇终止反应,离心,取上清液,即得。

(4) 酶灭活对照溶液的制备:将酶液与pH 6.0磷酸氢二钠-柠檬酸缓冲液混匀得稀释粗酶液,置于水浴锅中预热,取出适量稀释粗酶液加入适量甲醇使酶失活,再加入适量阿魏酸乙酯对照品溶液,混匀,于40℃水浴锅精确保温30 min,离心,取上清液,即得。

(5) 酶解规律供试品溶液的制备:取酶液置于离心管中,加入适量pH 6.0磷酸氢二钠-柠檬酸缓冲液,混匀,即为酶液稀释液。取适量已预热酶液稀释液置于离心管中,加入适量已预热的阿魏酸乙酯对照品溶液,混匀,置于40℃水浴锅保温,分别于反应0、1、2、3、4、5、6、7、8、10、12h取出适量反应液,立即向其中加入甲醇终止反应,离心,取上清液,即得。

3. 超高效液相色谱-质谱联用分析条件

(1) 超高效液相色谱条件:色谱柱 Agilent ZORBAX SB-C18(4.6×100 mm,1.8 μm);流动相为:0.1%甲酸水(A)-甲醇(B),梯度洗脱(0~2 min,80%~60% A;2~7 min,60%~22% A;7~10 min,22%~5% A);进样量5 μL;流速0.4 mL/min;柱温40℃;检测波长327 nm。

(2) 质谱条件:四极杆静电场轨道阱质谱,配备 ESI 离子源,一级精确质量数和二级碎片图谱分别采用检测模式为正、负离子模式下 Full MS 和 dd-MS^2 全扫描方式,分辨率60 000 FWHM,质量扫描范围为 m/z 75~1 000,雾化气为 N_2,碰撞能量为20、40、60,鞘气(N_2)流速为50 Arb,辅助气(N_2)流速为10 Arb,离子源温度为350℃,喷雾电压为3.5 kV/−2.5 kV[31]。

(二) 酶活力变化及酶解规律研究

1. 阿魏酸和阿魏酸乙酯含量测定的线性关系 取逐级稀释的系列混合对照品溶液,采用超高效液相色谱条件测定各化合物的峰面积,以化合物对照品浓度为横坐标 $x(\mu g/mL)$,以峰面积为纵坐标 y,绘制阿魏酸标准曲线为 $y=27855x+6730.1(r^2=0.9999)$,线性范围 $0.8281\sim53.0\ \mu g/mL$;阿魏酸乙酯标准曲线为 $y=21478\ x+1627.7(r^2=0.9999)$,线性范围 $0.9375\sim60.0\ \mu g/mL$,表明方法线性关系良好。

2. 神曲中酯键水解酶的功能验证 将神曲酶液与麦麸共孵育,对神曲中的酯键水解酶进行功能验证。如图 4-15 所示,阿魏酸含量随反应时间延长而持续增加。根据文献报道,麦麸中阿魏酸主要以酯化形式与阿拉伯木聚糖结合存在,游离态含量极低[32]。酯键水解酶能够有效作用于麦麸中阿魏酸与阿拉伯木聚糖之间的酯键,从而释放游离态阿魏酸。实验结果表明,在酶解反应过程中,神曲酶液中的酯键水解酶成功水解了麦麸中结合型阿魏酸的酯键,导致游离阿魏酸含量随反应时间呈持续上升趋势。

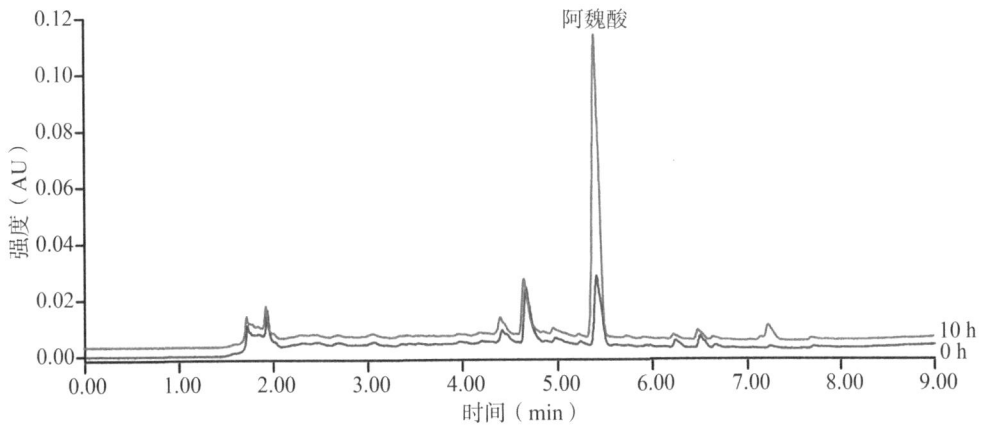

图 4-15 神曲中酯键水解酶的功能验证超高效液相色谱图

3. 神曲发酵过程中酯键水解酶活力测定 取不同批次发酵 0、2、4、6、8 d 的神曲样品粉末,分别制备神曲酶液、供试品溶液和酶灭活对照溶液,采用超高效液相色谱进行检测,计算酯键水解酶活力,结果见表 4-8 和图 4-16。

表 4-8 神曲发酵过程中酯键水解酶(以阿魏酸乙酯为底物)活力测定结果($\bar{x}\pm s$, U/g, $n=3$)

发酵时间	批次 202204211	202204212	202204213
0 d	0.00189±0.00166	0.00510±0.00870	0.01281±0.00395
2 d	0.02265±0.00173	0.00420±0.00271	0.00113±0.00166
4 d	0.25620±0.00197	0.21314±0.01534	0.24212±0.00550
6 d	0.34572±0.00341	0.27928±0.00201	0.31388±0.00821
8 d	0.39873±0.00750	0.25494±0.01586	0.37506±0.00795

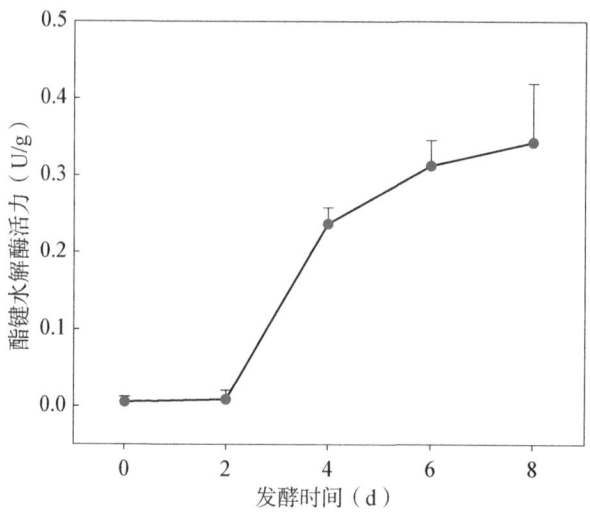

图 4-16　神曲发酵过程中酯键水解酶(以阿魏酸乙酯为底物)活力折线图($n=3$)

神曲发酵过程中酯键水解酶(以阿魏酸乙酯为底物)活力呈现逐渐升高的趋势。现有研究表明,中药中存在的酯键水解酶主要包含绿原酸水解酶和阿魏酸酯酶等。发酵过程中复杂的微生物群落结构直接影响微生物间的相互作用及其分泌酶的多样性。陈彦琳和Wang等通过扩增子测序和高通量DNA测序技术证实,曲霉属在不同发酵阶段的神曲中均有检出[33,34]。值得注意的是,已有研究从黑曲霉中成功分离纯化出多种高活性的绿原酸水解酶,该酶不仅可作为生物催化剂从富含绿原酸的天然植物原料中催化释放奎宁酸和咖啡酸[35],还在葵花籽蛋白加工过程中展现出良好的绿原酸水解效果[36]。此外,文献报道显示,能够产生阿魏酸酯酶的微生物中,曲霉属丝状真菌占比高达三分之一,主要包括黑曲霉和米曲霉等[37]。Wang等的研究进一步发现,曲霉属在神曲发酵后期成为优势菌群,这一发现与本研究中酯键水解酶活力变化趋势高度吻合[34]。基于以上证据,推测神曲发酵过程中酯键水解酶活力的变化与优势微生物群落的演替密切相关。

4. 酯键水解酶驱动的阿魏酸乙酯量变规律研究　基于酯键水解酶活力测定结果,选取酶活力最高的发酵8d神曲样品,系统考察酯键水解酶催化神曲中结合型阿魏酸的转化规律。取不同批次发酵8d的神曲样品粉末制备酶液,在不同孵育时间点(每个时间点设3个平行)取样制备酶解反应供试品溶液,采用已建立的超高效液相色谱分析方法进行检测,UPLC色谱图见图4-17。实验结果显示,在无酶对照体系中40℃下孵育12h后,阿魏酸乙酯含量保持相对稳定(图4-18)。当阿魏酸乙酯在神曲酶体系中孵育时,其色谱峰面积显著减小,含量明显下降。特别是前4h反应期间,阿魏酸乙酯的降解速率最快,随后逐渐减缓,并在孵育8h后趋于稳定。与此同时,阿魏酸的浓度随反应时间延长而持续增加,且阿魏酸乙酯与阿魏酸的转化比例接近1∶1,表明酯键水解酶能够高效催化阿魏酸乙酯完全水解为阿魏酸。

5. 酯键水解酶驱动的阿魏酸乙酯酶解途径　采用液质联用技术分析酶解2h的供试品溶液,对酶解产物进行鉴定。阿魏酸乙酯及其酶解产物在负离子模式下的总离子流图见图4-19,负离子模式下阿魏酸一级和二级裂解质谱图见图4-20。

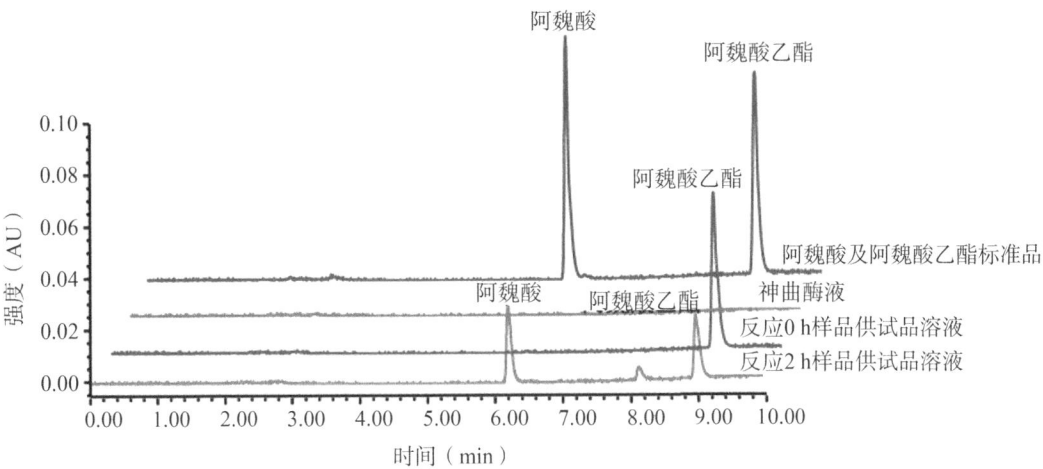

图4-17 对照品溶液、神曲酶液以及供试品溶液的代表性超高效液相色谱图

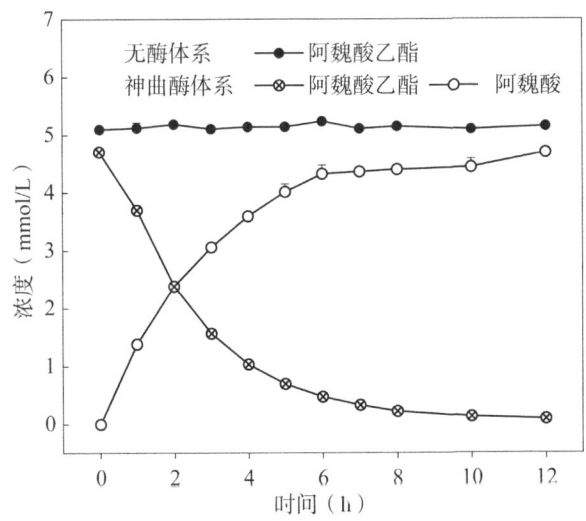

图4-18 不同反应体系中阿魏酸乙酯及其酶解产物变化曲线图($n=3$)

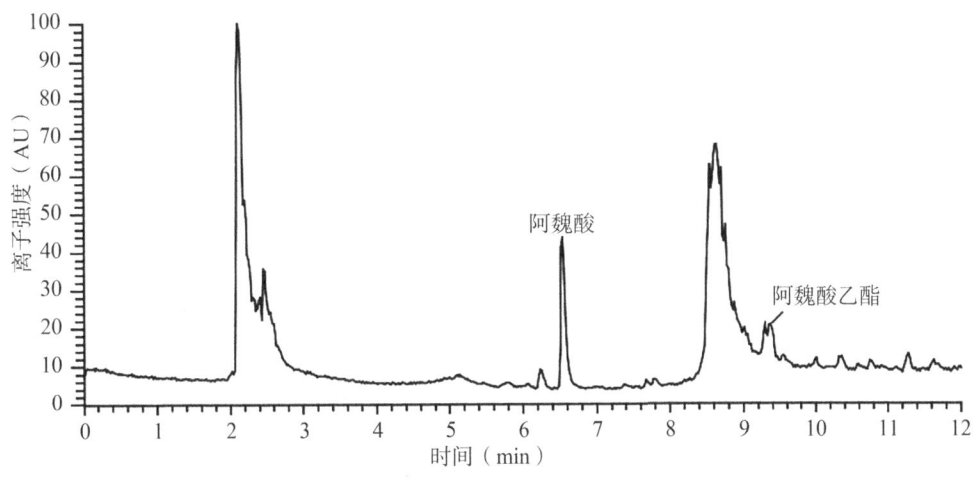

图4-19 阿魏酸乙酯酶解溶液在负离子模式下的代表性总离子流图

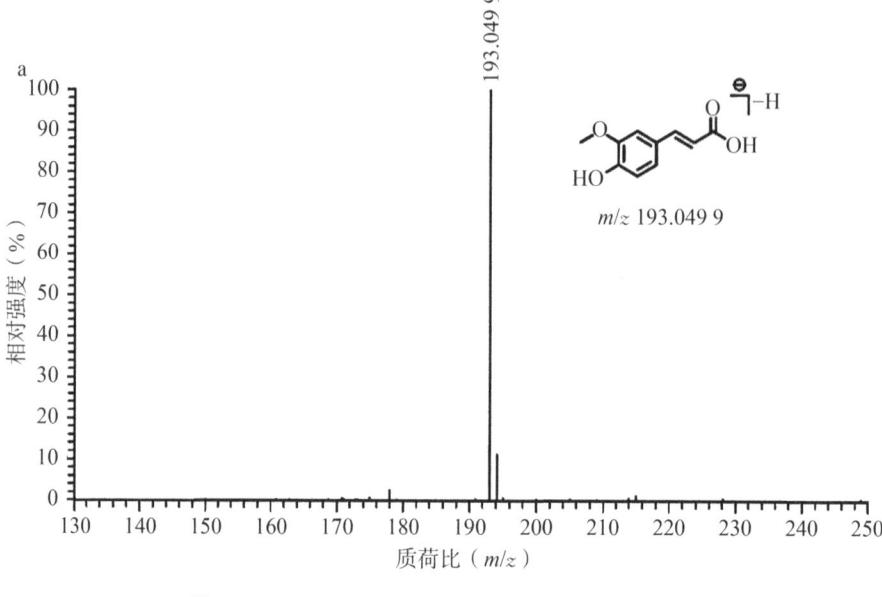

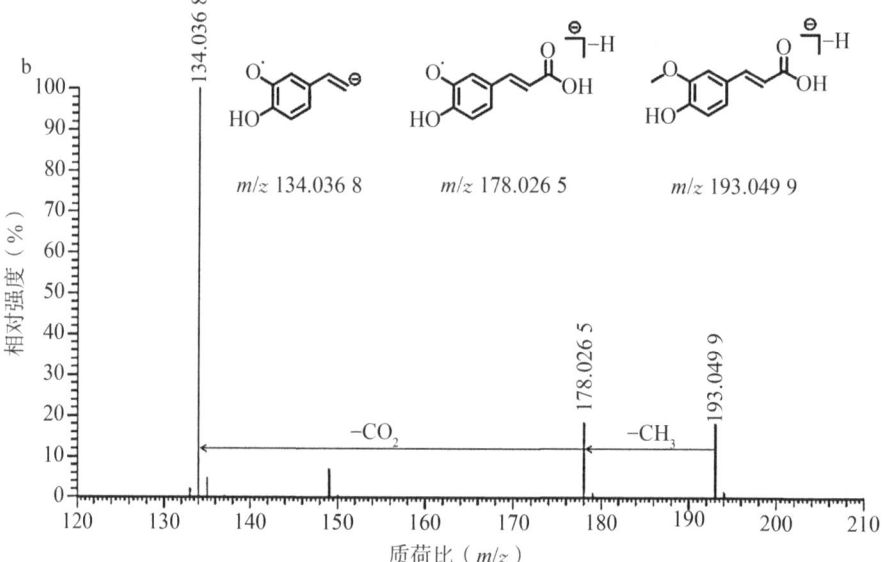

图 4-20 负离子模式下阿魏酸的裂解质谱图

a：一级裂解质谱图；b：二级裂解质谱图

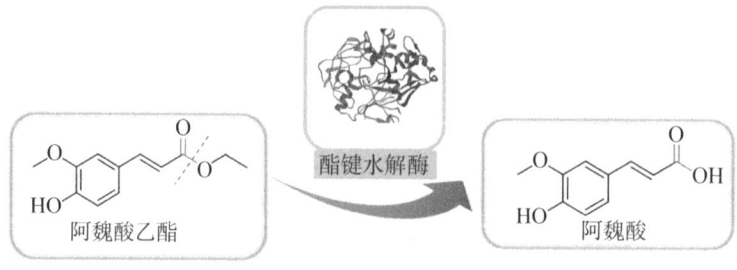

图 4-21 酯键水解酶驱动的阿魏酸乙酯酶解途径

质谱分析结果显示,酶解产物在 6.6 min 处出峰,且在负离子模式下具有更强的响应信号。如图 4-20 所示,在 m/z 193.0499 处检测到 $[M-H]^-$ 准分子离子峰。在二级质谱分析中,该离子依次失去甲基生成 m/z 178.0265 $[M-H-CH_3]^-$,进一步失去羧基形成 m/z 134.0368 $[M-H-CH_3-COOH]^-$ 的特征碎片离子。通过与阿魏酸对照品的保留时间、分子量及特征碎片离子进行比对,并根据参考文献数据[38],最终确证该酶解产物为阿魏酸。

第四节 神曲发酵过程中糖苷水解酶的活力变化及酶解规律

一、糖苷水解酶活力定义

糖苷水解酶(β-葡萄糖苷酶)的酶活力单位定义如下:在 37 ℃反应条件下,每分钟催化水解对硝基 β-D-吡喃葡萄糖苷并释放 1 μmol 对硝基苯酚所需要的酶量,定义为 1 个酶活力单位(U)。本研究中,糖苷水解酶活力特指每克神曲粉末在 37 ℃条件下,每分钟催化对硝基 β-D-吡喃葡萄糖苷水解所生成的对硝基苯酚的物质的量,其计量单位为 U/g,见计算公式 4-5:

$$糖苷水解酶活力 = (n_{30} - n_0)/(m \times t) \quad (4-5)$$

式中,n_0 代表酶灭活对照溶液中对硝基苯酚的物质的量(μmol),n_{30} 代表加入神曲酶液反应 30 min 后供试品溶液中对硝基苯酚的物质的量(μmol),m 代表神曲质量(g),t 代表反应时间(min)。

二、糖苷水解酶的活力变化及酶解规律

(一)测定方法

1. 神曲样品及酶溶液的制备 参照《中华人民共和国卫生部药品标准·中药成方制剂》第十九册中收录的神曲制法制备软材,取适量软材置于发酵模具中,于温度 33 ℃、湿度 80% 的环境下发酵 8 d,分别于第 0、2、4、6、8 d 取样,于 40 ℃干燥 12 h,平行制备三批神曲样品,分别命名为 202205211、202205212、202205213。取神曲样品粉末于离心管中,加纯水混匀,水浴锅中保温 3 h,间断搅拌。水浴保温后的混合液离心,取上清液,即为酶液。

2. 对照品溶液、供试品溶液和酶灭活对照溶液的制备

(1) 对照品溶液的制备:分别取苦杏仁苷、野黑樱苷、苯甲醛适量置于量瓶中,精密称定,加入甲醇溶解并定容至刻度,配制对照品储备液。取各对照品储备液适量于量瓶中配制成混合对照品溶液,备用。将 5 μmol/mL 对硝基苯酚溶液逐级稀释,得到一系列不同浓度的对照品溶液,备用。

(2) 酶活力供试品溶液的制备:将酶液与对硝基苯基-β-D-吡喃葡萄糖苷(pNPG)溶液和 pH 6.0 磷酸二氢钠-柠檬酸缓冲液迅速充分混合,于 37 ℃水浴锅精确保温 30 min。随后,将混合物立即置于 100 ℃烘机中煮沸 5 min 以终止反应,冷却至室温,4 ℃条件下离心,取上清液与适量碳酸钠溶液混合,室温下静置 2 min,即得。

(3) 酶灭活对照溶液的制备:将酶液与 pH 6.0 磷酸二氢钠-柠檬酸缓冲液充分混合,于 37 ℃水浴锅精确保温 30 min。随后,将混合物立即置于 100 ℃烘机中煮沸 5 min 使酶变性失

活,冷却至室温,加入 pNPG 溶液,4℃条件下离心,取上清液与适量碳酸钠液混合,室温静置 2 min。每个测定管对应一个空白管,空白管用于紫外可见分光光度计的零校准。

(4) 酶解规律供试品溶液的制备:取酶液置于离心管中,加入 pH6.0 磷酸二氢钠-柠檬酸缓冲液稀释 500 倍,混匀,即为酶液稀释液。取适量已预热的酶液稀释液置于离心管中,加入已预热的苦杏仁苷对照品溶液,混匀,置于 37℃水浴锅保温,分别于反应 0、1、2、3、4、5、6、7、8、10、12 h 取出反应液,立即向其中加入甲醇,终止反应,离心,取上清液,即得。

3. 分析方法

(1) 紫外-可见分光光度法条件:扫描范围:200～800 nm;光度模式:Abs;光谱带宽:2 nm;扫描间隔:1 nm;扫描速度:高速;在波长 400 nm 下测定样品吸光度。

(2) 超高效液相色谱条件:Thermo Fisher Scientific Vanquish 超高效液相色谱仪;色谱柱 Agilent ZORBAX SB-C18(4.6 mm×100 mm,1.8 μm);流动相:0.1%甲酸水(A)-甲醇(B),梯度洗脱(0～3 min,97%～74% A;3～8 min,74%～70% A;8～19 min,70%～21% A;19～20 min,21%～18% A);进样量 5 μL;流速 0.4 mL/min;柱温 40℃;检测波长 210 nm。

(3) 质谱条件:超高效液相色谱-四极杆静电场轨道阱质谱,配备 ESI 离子源,一级精确质量数和二级碎片图谱分别采用检测模式为正、负离子模式下全扫描方式(Full MS)和二级质谱扫描方式(dd-MS^2),分辨率 60 000 FWHM,质量扫描范围为 m/z 75～1 000,雾化气为 N$_2$,碰撞能量为 20、40、60,鞘气(N$_2$)流速为 50 Arb,辅助气(N$_2$)流速为 10 Arb,离子源温度为 350℃,喷雾电压为 3.5 kV/-2.5 kV。

(二) 酶活力变化及酶解规律研究

1. 对硝基苯酚含量测定的线性关系 取逐级稀释的对硝基苯酚对照品溶液,采用紫外-可见分光光度法在波长 400 nm 处测定样品的吸光度。以对硝基苯酚对照品浓度为横坐标 x(μmol/mL),相应浓度的对照品吸光度为纵坐标 y,绘制对硝基苯酚的标准曲线为 $y=0.000\,006\,246\,17x+0.000\,820\,833$ ($r^2=0.999\,9$),如图 4-22 所示。

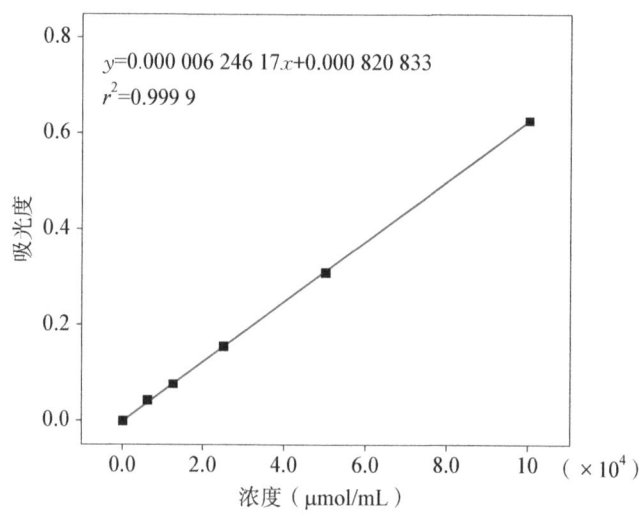

图 4-22 对硝基苯酚对照品标准曲线图

2. 神曲发酵过程中糖苷水解酶活力测定 取不同批次发酵 0、2、4、6、8 d 的神曲样品粉末,分别制备神曲酶液、供试品溶液和酶灭活对照溶液,测定波长 400 nm 处样品中对硝基苯酚的吸光度,计算糖苷水解酶活力,结果见表 4-9 和图 4-23。

表 4-9 神曲发酵过程中糖苷水解酶活力测定结果($\bar{x} \pm s$,U/g,$n=3$)

发酵时间 \ 批次	202205211	202205212	202205213
0 d	1.024 2±0.044	1.024 2±0.058	1.024 2±0.038
2 d	1.299 2±0.042	1.415 8±0.050	1.424 2±0.067
4 d	1.449 2±0.033	2.240 8±0.042	2.207 5±0.050
6 d	5.865 8±0.050	5.857 5±0.050	5.857 5±0.017
8 d	9.157 5±0.042	9.140 8±0.025	9.149 2±0.042

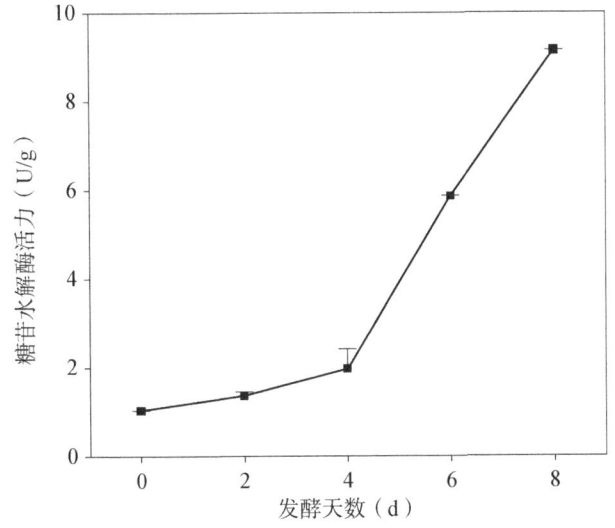

图 4-23 神曲发酵过程中糖苷水解酶活力折线图($n=3$)

神曲中糖苷水解酶活力呈现明显的发酵时间依赖性趋势,在 8 d 发酵过程中表现为先慢后快的增长趋势。在发酵的前 4 d 糖苷水解酶活力增长较为缓慢,未发酵神曲的初始酶活力为 1.024±0.000 U/g,发酵第 2 d 升至 1.380±0.070 U/g,第 4 d 达到 1.966±0.45 U/g。然而从第 4 d 开始,酶活力呈现快速增长态势,第 6 d 显著增至 5.860±0.004 8 U/g,至第 8 d 达到 9.149±0.008 3 U/g。

现有研究表明,神曲中的米曲霉、黑曲霉和扣囊复膜酵母等微生物均具有产糖苷水解酶的能力[39-41]。陈彦林等通过高通量测序技术已证实神曲中这些产酶微生物的存在[33]。值得注意的是,文献指出黑曲霉在发酵过程中可通过调控通气条件和培养基 pH 促进 β-葡萄糖苷酶的高效分泌[42]。此外,研究表明黑曲霉与米曲霉的固态发酵共培养可产生显著的产酶协同效应[43]。这些发现与本研究观察到的发酵后期酶活力急剧升高的现象相吻合,结合已有研究证实曲霉菌属在神曲微生物群落中的优势地位[34],可以合理推断神曲发酵过程中糖苷水解酶活力的动态变化主要受产酶真菌的生长代谢活动调控。

3. 糖苷水解酶驱动的苦杏仁苷量变规律研究 基于糖苷水解酶活力测定结果,选取酶活力达到峰值的发酵 8 d 神曲作为研究对象,系统考察糖苷水解酶介导的神曲中糖苷类化合物的转化规律。取不同批次发酵 8 d 的神曲制备酶液,设置不同孵育时间点(每个时间点设 3 个平行)取样制备酶解反应供试品溶液,并采用已建立的超高效液相色谱分析方法进行检测,UPLC 色谱图见图 4-24。

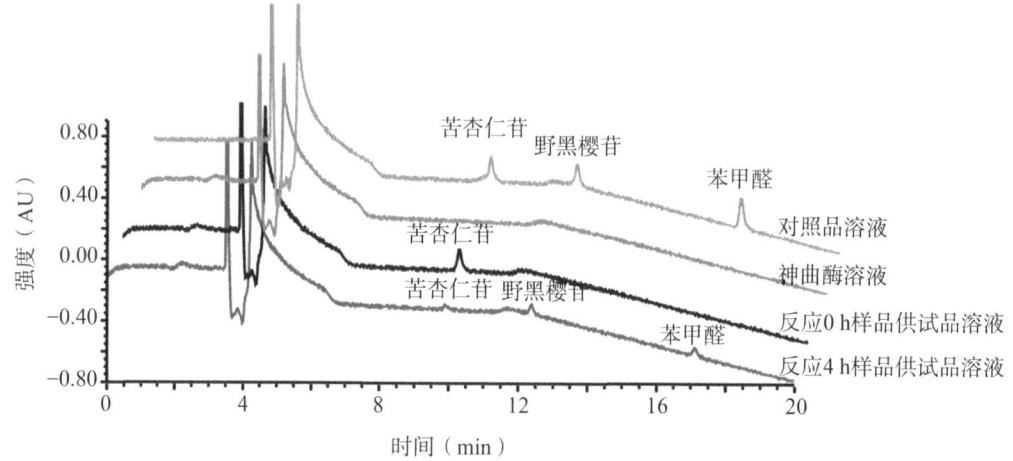

图 4-24 对照品溶液、神曲酶液以及供试品溶液的代表性超高效液相色谱图

前期研究表明,神曲经发酵后,其糖苷类化合物(以苦杏仁苷为代表)含量显著降低[30]。苦杏仁作为神曲主要原料之一,富含苦杏仁苷。文献报道该成分具有镇咳平喘、抗肿瘤及免疫调节等多种药理活性[44],但需注意的是,过量摄入可能引发氰化物中毒,临床表现为低血压、意识障碍等严重症状,甚至导致死亡[45]。因此,本研究选择苦杏仁苷作为模式化合物,深入探究糖苷水解酶介导的糖苷类化合物转化机制。

实验结果显示,在 37 ℃ 非酶体系中孵育 12 h 后,苦杏仁苷含量保持稳定(图 4-25)。然

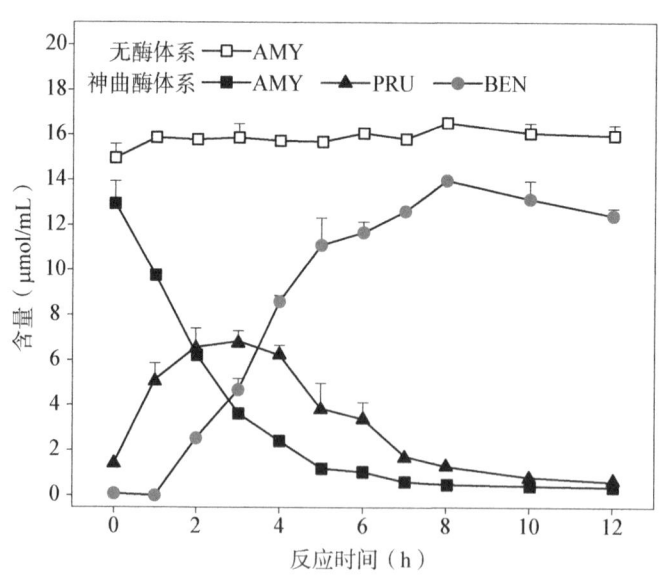

图 4-25 不同反应体系中苦杏仁苷及其酶解产物变化曲线图($n=3$)

注:AMY:苦杏仁苷;PRU:野黑樱苷;BEN:苯甲醛

而,在神曲酶体系中孵育后,苦杏仁苷色谱峰面积显著减小,含量明显降低,尤其在反应前5 h内降解最为显著,7 h后趋于稳定。在孵育4 h的酶解溶液UPLC色谱图中(图4-24)观察到两个新生成的色谱峰,推测为苦杏仁苷的酶解产物。其中保留时间12 min的产物峰面积在3 h达到峰值后开始下降,而保留时间17 min的产物峰面积则持续增加至8 h后方出现轻微下降趋势。

4. 糖苷水解酶驱动的苦杏仁苷酶解途径及其催化产物量变规律研究　为阐明糖苷水解酶介导的神曲中糖苷类成分(以苦杏仁苷为代表)的酶解途径及其产物动态变化规律,取不同批次发酵8 d的神曲制备酶液及酶解规律供试品溶液,采用超高效液相色谱-质谱联用技术对酶解产物进行鉴定分析,并采用超高效液相色谱对酶解产物进行量变规律研究,结果见图4-26和图4-27。

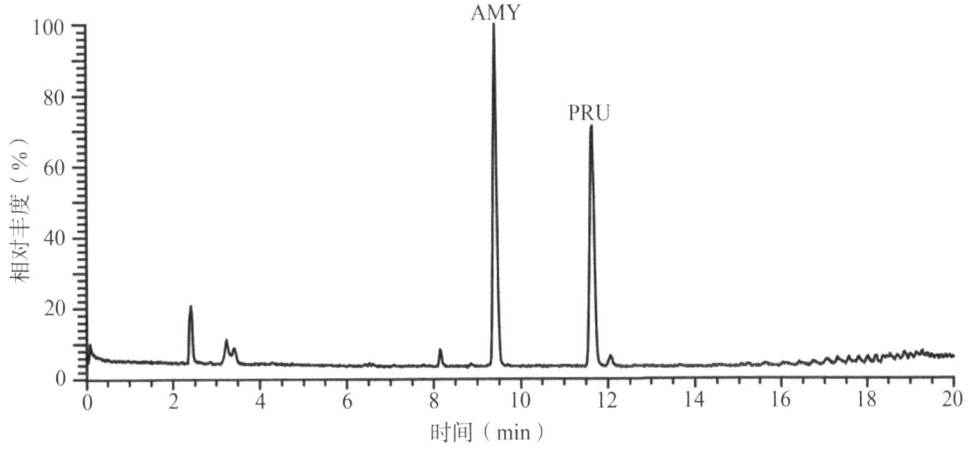

图4-26　苦杏仁苷酶解溶液在正离子模式下的代表性总离子流图

注:AMY代表苦杏仁苷,PRU代表野黑樱苷

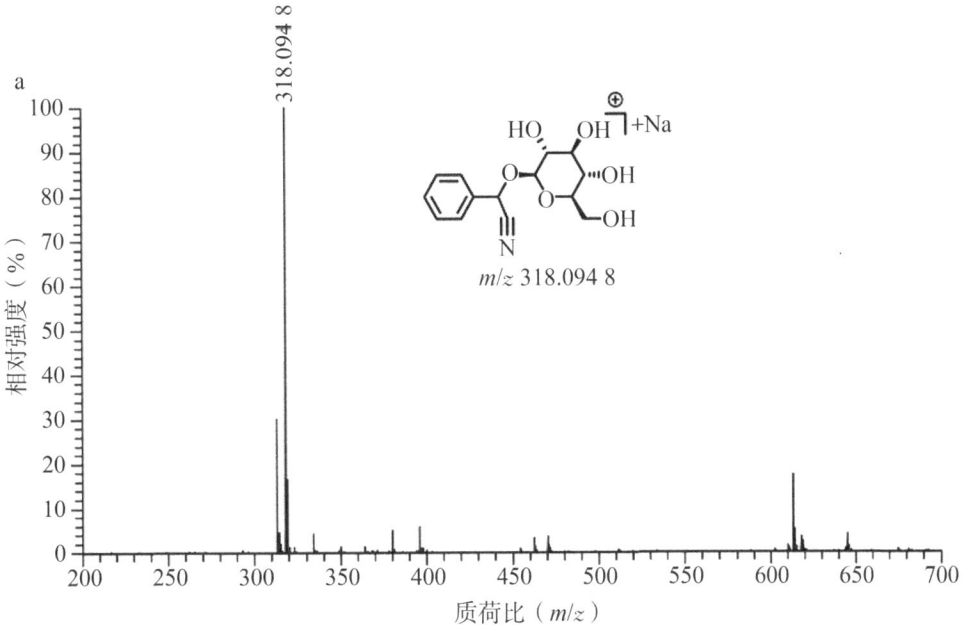

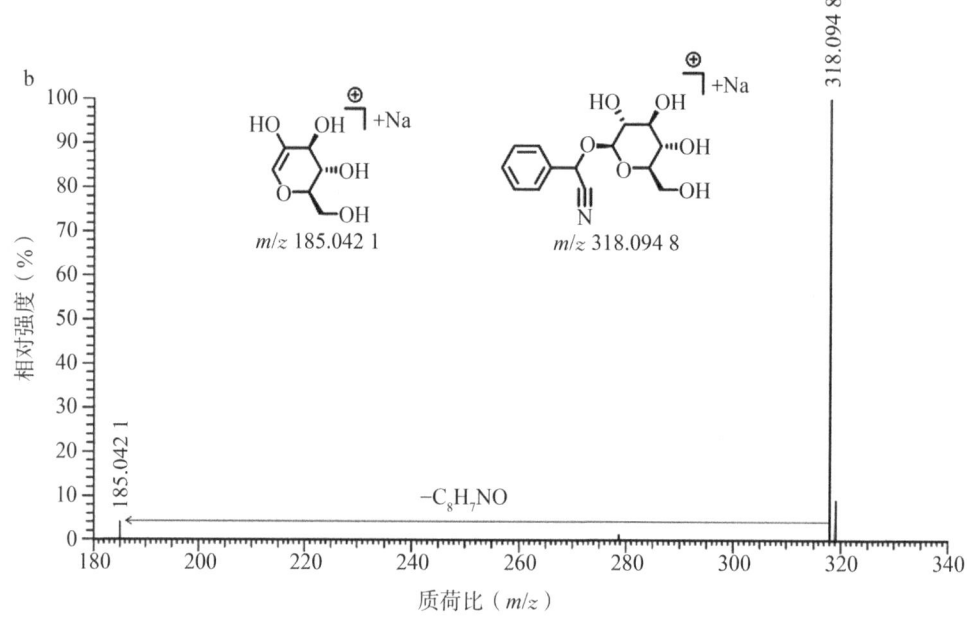

图4-27 正离子模式下野黑樱苷的裂解质谱图
a:一级裂解质谱图;b:二级裂解质谱图

酶解反应溶液的总离子流图中,保留时间12 min的酶解产物在正离子模式下显示出更强的响应信号,在 m/z 318.094 8 处检测到[M+Na]$^+$加合离子峰。二级质谱分析显示该离子在碰撞诱导解离过程中失去一分子杏仁腈和水,生成特征碎片离子 m/z 185.042 1 [M+Na-C$_8$H$_7$NO]$^+$。通过与野黑樱苷对照品的保留时间、分子量及质谱碎片特征进行比对,确证该产物为野黑樱苷。

对于保留时间1.7 min的酶解产物,由于质谱响应较弱,转而采用UPLC-PDA方法进行鉴定。如图4-24所示,该产物与苯甲醛对照品不仅保留时间完全一致,其紫外吸收光谱特征也高度吻合,从而确认为苯甲醛。综合质谱和色谱分析结果,明确了苦杏仁苷的降解途径(图4-28):在糖苷水解酶作用下,苦杏仁苷首先失去一分子葡萄糖生成野黑樱苷,继而进一步水解失去第二个葡萄糖分子形成苯甲醛。

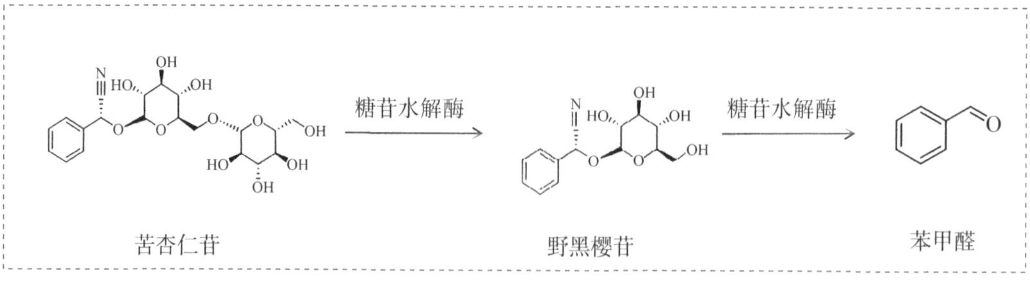

图4-28 神曲发酵过程中由糖苷水解酶驱动的苦杏仁苷降解途径

采用UPLC定量分析(图4-25)发现,野黑樱苷含量呈现先升高后降低的趋势,在3 h

达到峰值;而苯甲醛含量则持续积累至 8 h 后稍有下降。定量数据表明,苦杏仁苷与终产物苯甲醛之间存在 1∶1 的摩尔转化关系。值得注意的是,作为反应中间体的野黑樱苷仅在体系中短暂存在,随着底物完全消耗最终均转化为苯甲醛。然而,8 h 后苯甲醛浓度的下降可能与其在发酵过程中发生氧化生成苯甲酸有关[46],这一推测与已有研究发现神曲发酵后苯甲酸含量显著增加的现象相符[24]。本研究结果充分证实了糖苷水解酶在神曲发酵过程中对糖苷类化合物转化的关键作用。

小 结

本章系统总结了神曲发酵过程中基质来源小分子化合物的转化规律及其转化酶调控机制。原料配比和发酵程度显著影响神曲化学成分组成和含量。神曲发酵后酚酸类(如绿原酸、隐绿原酸)和糖苷类(如苦杏仁苷、芦丁)成分随发酵进程显著降低,而阿魏酸、原儿茶酸等小分子酸类物质含量上升;酯键水解酶和糖苷水解酶活性均随神曲发酵时间延长显著增强。隐绿原酸和阿魏酸乙酯在酯键水解酶作用下分别转化为咖啡酸/奎宁酸和阿魏酸,苦杏仁苷则经糖苷水解酶逐步催化,依次脱去两分子葡萄糖生成野黑樱苷中间体和苯甲醛,苯甲醛进一步转化为苯甲酸。

后续研究应该在多个维度深入:在机制层面,整合宏基因组学和代谢组学技术,阐明优势微生物(如曲霉属)与关键功能酶的协同作用网络,解析特定菌株对药效成分生物转化的分子机制;在工艺优化方面,基于酶活性变化与成分转化规律的对应关系,建立发酵时间、温湿度等关键参数的数学模型,实现活性成分定向生成;在质量控制方面,构建多指标成分与活性酶的关联模型,筛选具有工艺指示作用的质量标志物;在药效评价方面,系统研究酶解产物的生物活性,从分子水平阐释神曲"发酵增效"的科学内涵。

参考文献

[1] 李虹霞,朱月健,尹磊,等. 六神曲化学成分及抗氧化活性研究[J]. 中成药,2023,45(3):788-794.
[2] Sun YN, Yang SY, Koh YS, et al. Isolation and identification of benzochroman and acylglycerols from *Massa Medicata Fermentata* and their inhibitory effects on LPS-stimulated cytokine production in bone marrow-derived dendritic cells [J]. Molecules, 2018,2(9):2400.
[3] 张慧茹,张婷婷,许栩,等. 基于 NMR 指导的六神曲成分研究[J]. 中草药,2019,50(16):3764-3768.
[4] 张希,朱月健,郑威,等. 六神曲成分的快速鉴定及脂类活性研究[J]. 中国现代应用药学,2025,42(6):867-878.
[5] 杜亚强,罗镭,陈碧莲. 基于 UHPLC-LTQ-Orbitrap-MS/MS 技术快速分析六神曲中的化学成分[J]. 中国现代应用药学,2024,41(16):2249-2256.
[6] Liu S, Dong HJ, Ji WH, et al. Change in physicochemical properties, aroma components, and potentially beneficial compounds during the stir-frying of *Massa Medicata Fermentata* [J]. Food Chemistry Advances, 2023,3:100340.
[7] 时海燕,徐男,赵霞,等. 基于 HS-GC-IMS 技术分析六神曲炮制前后(炒、焦)挥发性物质的变化[J]. 中草药,2023,54(10):3120-3131.
[8] 范亚楠,陈彦琳,杜杰,等. 六神曲酶活性研究进展[J]. 中国现代中药,2021,23(12):2172-2176.
[9] 丁海玲,时海燕,王爽,等. 六神曲发酵过程中酶学性质与微生物群落变化相关性研究[J]. 中国医院药学杂志,2024,44(17):1980-1986.

[10] Fu YT, Shan MQ, Hu MH, et al. Chemical profiling of Banxia-Baizhu-Tianma decoction by ultra-fast liquid chromatography with tandem mass spectrometry [J]. J Pharm Biomed Anal, 2019, 174: 595 – 607.

[11] 袁光蔚, 吴毅, 王海波, 等. 基于超高效液相色谱-四极杆-静电场轨道阱高分辨质谱快速测定水果中18种游离氨基酸[J]. 食品工业科技, 2021, 42(5): 243 – 249.

[12] 刘娟秀, 罗益远, 刘训红, 等. 基于 UPLC – Triple TOF – MS/MS 技术分析苍耳草与苍耳子的差异化学成分[J]. 中草药, 2016, 47(22): 3951 – 3958.

[13] 秦伟瀚, 刘翔, 阳勇, 等. 基于 UPLC – Q – TOF – MS 法分析凉山虫草化学成分[J]. 分析测试学报, 2017, 36(3): 312 – 318.

[14] 郑丽红, 黄丽英, 陈瑜, 等. LC – MS 法分析野生、种植和组培3种金线莲药材中的核苷类物质[J]. 中药材, 2015, 38(11): 2269 – 2273.

[15] Wang LL, Sang MM, Liu EW, et al. Rapid profiling and pharmacokinetic studies of major compounds in crude extract from *Polygonum multiflorum* by UHPLC-Q-TOF-MS and UPLC-MS/MS [J]. J Pharm Biomed Anal, 2017, 140: 45 – 61.

[16] Han J, Ye M, Qiao X, et al. Characterization of phenolic compounds in the Chinese herbal drug *Artemisia annua* by liquid chromatography coupled to electrospray ionization mass spectrometry [J]. J Pharm Biomed Anal, 2008, 47(3): 516 – 525.

[17] 王天山, 何春刚, 文俏慧, 等. 苯甲酸型芳香小分子的电喷雾多级质谱裂解规律[J]. 海南师范大学学报(自然科学版), 2020, 33(1): 36 – 43.

[18] Zhao DY, Yuan B, Carry E, et al. Development and validation of an ultra-high performance liquid chromatography/triple quadrupole mass spectrometry method for analyzing microbial-derived grape polyphenol metabolites [J]. J Chromatogr B, 2018, 1099: 34 – 45.

[19] 刘伟, 葛广波, 王永丽, 等. 基于 UHPLC – Q – Orbitrap HRMS 技术研究清肺排毒汤化学成分及小鼠组织分布[J]. 中草药, 2020, 51(8): 2035 – 2045.

[20] 赖丽嫦, 林裕英, 陈丰连, 等. 基于 HPLC – Q – TOF – MS 和 HPLC – DAD 的广金钱草主要活性成分分析[J]. 中草药, 2016, 47(20): 3578 – 3585.

[21] Geng P, Harnly JM and Chen P. Differentiation of whole grain from refined wheat (*T. aestivum*) flour using lipid profile of wheat bran, germ, and endosperm with UHPLC-HRAM mass spectrometry [J]. J Agric Food Chem, 2015, 63(27): 6189 – 6211.

[22] 郭丽双, 杨旭东, 胡静, 等. 中药"神曲"对肠道菌群失调小鼠调整和保护作用的观察[J]. 中国微生态学杂志, 2005, (3): 174 – 175+177.

[23] Wang Xu, Xie KL, Zhuang HN, et al. Volatile flavor compounds, total polyphenolic contents and antioxidant activities of a China gingko wine [J]. Food Chem, 2015, 182: 41 – 46.

[24] Xu MS, Fu Q, Baxter A. The components and amylase activity of *Massa Medicata Fermentata* during the process of fermentation [J]. Trends Food Sci Tech, 2019, 91: 653 – 661.

[25] Xu Y, Xie YB, Zhang XR, et al. Monitoring of the bacterial and fungal biodiversity and dynamics during *Massa Medicata Fermentata* fermentation [J]. Appl Microbiol Biotechnol, 2013, 97(22): 9647 – 9655.

[26] Oliveira DM, Mota TR, Salatta FV, et al. Feruloyl esterase activity and its role in regulating the feruloylation of maize cell walls [J]. Plant Physiol Biochem, 2020, 156: 49 – 54.

[27] Koseki T, Hori A, Seki S, et al. Characterization of two distinct feruloyl esterases, AoFaeB and AoFaeC, from *Aspergillus oryzae* [J]. Appl Microbiol Biotechnol, 2009, 83(4): 689 – 696.

[28] 刘喆, 李家霖, 白利平. 微生物酯酶研究进展[J]. 微生物学报, 2023, 63(2): 451 – 464.

[29] 尹智慧. 咖啡酰奎宁酸类化合物 ESI – ITMS~n 裂解的量子化学研究[D]. 佳木斯: 佳木斯大学, 2017.

[30] Zhang H, Gao SM, Zhang XY, et al. Fermentation characteristics and the dynamic trend of chemical components during fermentation of *Massa Medicata Fermentata* [J]. Arabian J Chem, 2022, 15(1): 103472.

[31] 薛根. 银杏蜜环口服溶液化学成分解析和质量分析研究[D]. 天津: 天津中医药大学, 2022.

[32] 孙晓明, 辛嘉英, 林雪. 酶法辅助固态发酵麦麸释放阿魏酸及其衍生物的研究[J]. 饲料研究, 2019, 42(3): 63 – 67.

[33] 陈彦琳, 王云庭, 关凯乐, 等. 六神曲发酵过程中微生物群落结构研究[J]. 中国中药杂志, 2020, 45(21): 5219 – 5225.

[34] Wang Z, Okutsu K, Futagami T, et al. Microbial community structure and chemical constituents in shinkiku, a fermented crude drug used in Kampo medicine [J]. Front Nutr, 2020, 7: 115.

[35] Butiuk AP, Martos MA, Hours RA. Mycelium-bound chlorogenate hydrolase of *Aspergillus niger* AKU 3302 as a stable immobilized biocatalyst [J]. J Biosci Bioeng, 2023, 136(2): 94 – 101.

[36] Zhang WB, Liu YC, Hu MJ, et al. Preparation of high-quality sunflower seed protein with a new chlorogenic acid hydrolase from *Aspergillus niger*[J]. Biotechnol Lett,2019,41(4):565-574.

[37] 温承坤,李琴,蔡开云,等.阿魏酸酯酶功能特性及应用概述[J].食品与发酵工业,2021,47(2):292-297.

[38] 范晶.质量-药效-代谢关联模式下当归补血汤的药效物质基础研究[D].北京:北京中医药大学,2022.

[39] Zhao J, Shi DC, Yang S, et al. Identification of an intracellular beta-glucosidase in *Aspergillus niger* with transglycosylation activity[J]. Appl Microbiol Biotechnol,2020,104(19):8367-8380.

[40] Kojima Y, Honda C, Kobayashi I, et al. Transglycosylation forms novel glycoside ethyl α-maltoside and ethyl α-isomaltoside in sake during the brewing process by α-glucosidase A of *Aspergillus oryzae*[J]. J Agric Food Chem,2020,68(5):1419-1426.

[41] Casa-Villegas M, Polaina J, Marín-Navarro J. Cellobiose fermentation by *Saccharomyces cerevisiae*:comparative analysis of intra versus extracellular sugar hydrolysis[J]. Process Biochemistry,2018,75:59-67.

[42] Alarid-García C, Hernández-Calderón OM, Rios-Iribe EY, et al. Production of β-glucosidase by *Aspergillus niger* CDBB-H-175 on submerged fermentation[J]. Can J Chem Eng,2021,100(7):1489-1501.

[43] Noor EDAM, Shata HMAH, Farid MAF. Improvement of β-glucosidase production by co-culture of *Aspergillus niger* and *A. oryzae* under solid state fermentation through feeding process[J]. Ann Microbiol,2013,64(2):627-637.

[44] 敖君求,张清安,邵凯,等.苦杏仁苷的生理功能提取及测定方法研究进展[J].农产品加工,2021,(1):64-68.

[45] Go MR, Kim HJ, Yu J, et al. Toxicity and toxicokinetics of amygdalin in maesil(*Prunus mume*)syrup:protective effect of maesil against amygdalin toxicity[J]. J Agric Food Chem,2018,66(43):11432-11440.

[46] Sankar M, Nowicka E, Carter E, et al. The benzaldehyde oxidation paradox explained by the interception of peroxy radical by benzyl alcohol[J]. Nat Commun,2014,5:3332.

第五章 神曲发酵过程中基质来源大分子化学成分的转化特征

神曲发酵过程中,微生物代谢活动驱动基质化学成分发生显著转化,其中蛋白质和糖类的变化尤为关键。发酵过程中蛋白质发生显著水解,大分子蛋白质在微生物分泌的蛋白酶作用下逐渐降解为小分子肽和游离氨基酸,这种蛋白质的深度水解不仅为微生物生长提供了必需的氮源和能量,更可能通过生成具有生物活性的肽段和氨基酸(如具有免疫调节和抗氧化活性的游离氨基酸),直接参与神曲消食化积等传统药效发挥的过程[1]。同时,作为主要发酵基质的麦麸和面粉,其中富含淀粉和纤维素等多糖类物质,在微生物分泌的淀粉酶、纤维素酶等作用下,经历从多糖到寡糖、单糖的逐步降解,并进一步通过酵解途径转化为乳酸、短链脂肪酸等活性代谢产物[2]。

深入解析神曲发酵过程中蛋白质和糖类的转化规律,不仅能够为优化发酵工艺参数提供理论依据,更能从分子层面阐明其传统药效的物质基础。本章将围绕神曲发酵过程中的基质来源大分子化学成分的转化特征,结合现代分析技术,系统阐述蛋白质→氨基酸、多糖→单糖的动态变化规律及其与酶催化作用的关联性。

第一节 神曲加工过程中氨基酸类成分的变化规律

麦麸和面粉作为神曲的主要基质原料,含有丰富的蛋白质,在发酵过程中这些蛋白质在微生物的作用下转化为具有生物活性的小分子肽、氨基酸等活性成分。因此,系统研究氨基酸类成分的动态变化规律,对于阐明神曲发酵转化的分子机制具有重要意义。鉴于氨基酸分子结构中缺乏特征性发色团或荧光基团,采用异硫氰酸苯酯(PITC)作为柱前衍生化试剂,结合超高效液相色谱技术,建立了神曲中氨基酸成分的高灵敏度分析方法。该方法通过化学衍生策略有效解决了氨基酸检测灵敏度低的难题,为准确表征神曲发酵过程中氨基酸及其转化规律提供了可靠的技术手段。

一、神曲中氨基酸类成分含量测定方法的建立及应用

(一) 色谱条件及衍生化方法

1. 色谱条件 色谱柱 ACQUITY UPLC BEH C18(2.1 mm×100 mm,1.7 μm);流动相:乙腈(B)-0.1 mol/L 醋酸钠缓冲液(以醋酸调 pH6.5,A),梯度洗脱(0～4 min:99%～85% A;4～5 min:85%～81% A;5～6 min:81%～79% A;6～10 min:79%～63% A),进样量 2 μL;流速 0.3 mL/min;检测波长 254 nm;柱温 40 ℃。

2. 衍生化方法 制备异硫氰酸苯酯乙腈溶液和三乙胺乙腈溶液作为衍生化试剂,取系列氨基酸混合对照品溶液与神曲提取液,分别加入内标溶液,再分别加入适量衍生化试剂混匀,30 ℃下放置 80 min 进行衍生化。随后加正己烷,振荡,静置分层,取下层溶液加水稀释,离心取上清液,即得氨基酸衍生化对照品溶液和神曲供试品溶液。

(二) 氨基酸衍生化条件的优选

为了直观地展示衍生化方法的优化过程,应用"蛛网"模式综合分析不同衍生化条件对神曲中各氨基酸衍生效率的影响。将不同浓度衍生化溶剂、不同衍生化时间和不同衍生化温度反应的神曲供试品溶液中天冬氨酸(Asp)、谷氨酸(Glu)、丝氨酸(Ser)、甘氨酸(Gly)、谷氨酰胺(Gln)、组氨酸(His)、丙氨酸(Ala)、脯氨酸(Pro)、酪氨酸(Tyr)、缬氨酸(Val)、异亮氨酸(Ile)、亮氨酸(Leu)、苯丙氨酸(Phe)、赖氨酸(Lys)的含量分别标记为 $Cm-k$;m 代表不同衍生化条件,k 代表不同化合物。$Cm-k(max)$ 为神曲中各氨基酸成分在不同衍生化条件下含量的最大值,按照公式 5-1 计算不同衍生化条件下神曲各氨基酸成分的归一化结果 $Em-k$。

$$Em-k = Cm-k/Cm-k(max) \qquad (5-1)$$

$$S = \frac{1}{2}\sin\alpha(\sum_{i=1}^{n-1} P_i \times P_{i+1} + P_n \times P_1) \qquad (5-2)$$

通过公式 5-2 计算蛛网模式图的回归面积,综合评价不同衍生化方法对神曲中氨基酸的衍生化效率。以衍生化溶剂的浓度优选为例,不同浓度衍生化溶剂(Pi)中 14 个维度分别标记为 E_{Asp}、E_{Glu}、E_{Ser}、E_{Gly}、E_{Gln}、E_{His}、E_{Ala}、E_{Pro}、E_{Tyr}、E_{Val}、E_{Ile}、E_{Leu}、E_{Phe}、E_{Lys},蛛网图阴影部分的面积标记为 S,α 为相邻两个维度的夹角,计算得到用 0.1 mol/L、0.2 mol/L、0.3 mol/L、0.4 mol/L、0.5 mol/L 异硫氰酸苯酯衍生化的蛛网图阴影部分的面积分别为 2.021、2.556、2.499、2.619、2.553;衍生化时间 20 min、40 min、60 min、80 min、100 min 的蛛网阴影部分的面积分别为 1.947、2.165、2.368、2.409、2.420;衍生化温度 20 ℃、30 ℃、40 ℃、50 ℃的蛛网阴影部分面积分别为 2.718、2.853、2.704、2.710。不同衍生化条件下指标成分衍生化效果的蛛网面积见图 5-1。

在不同衍生化条件下,蛛网图的阴影面积越大衍生化效率越高,因此选择最佳衍生化条件为 0.4 mol/L PITC,衍生化时间 80 min,衍生化温度 30 ℃。

(三) 氨基酸提取条件的优选

将不同提取溶剂、不同提取料液比和不同提取时间的神曲供试品溶液中 14 个氨基酸的含量进行归一化处理,计算蛛网模式图的回归面积,综合评价不同提取方法对神曲中氨基酸的提取效率。用 0.02 mol/L、0.04 mol/L、0.06 mol/L、0.08 mol/L、0.1 mol/L 盐酸溶液以

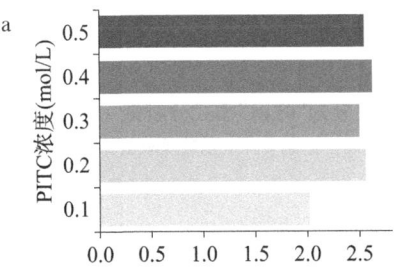
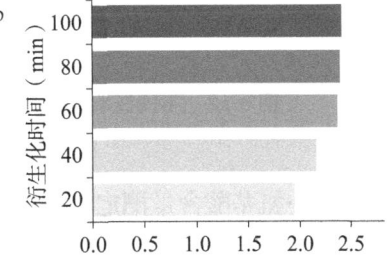

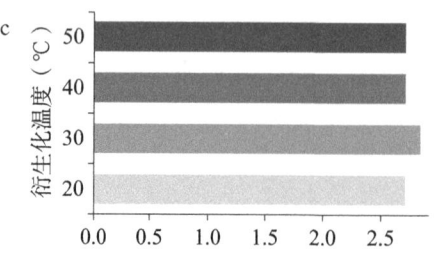
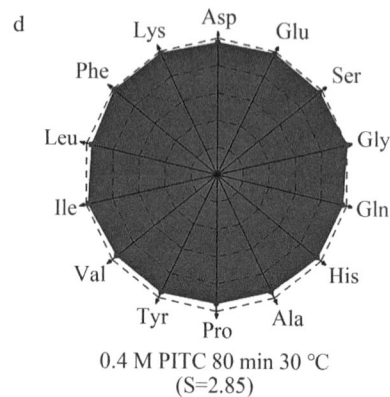

图 5-1 不同衍生化条件下神曲中氨基酸成分的"蛛网"模式分析图
a:不同浓度衍生化试剂;b:不同衍生化时间;c:不同衍生化温度;d:最佳衍生化条件氨基酸蛛网图

及水超声提取的蛛网图阴影面积分别为 1.680、1.871、1.541、1.744、1.632 和 2.193;料液比 1:20、1:50、1:100 的蛛网图阴影面积分别为 2.082、2.137、1.874;提取时间 20 min、30 min、40 min 的蛛网阴影面积分别为 2.143、3.021、2.522。不同提取条件下指标成分的蛛网面积见图 5-2。在不同提取条件下,蛛网图的阴影面积越大提取效率越高,因此选择最佳提取条件为提取溶剂水,提取料液比 1:50,提取时间 30 min。

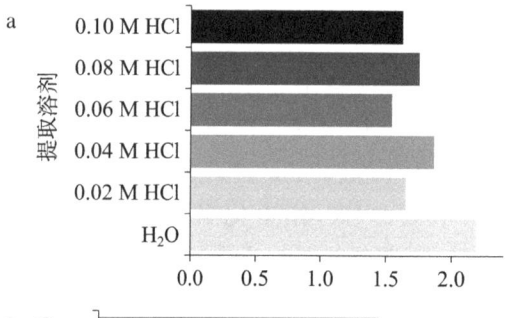
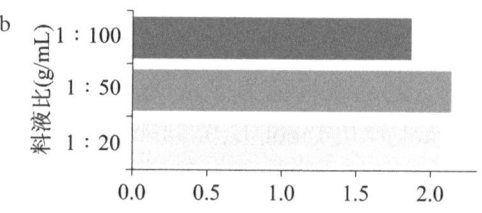
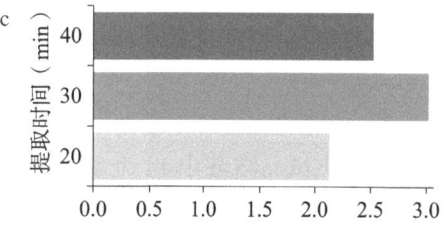
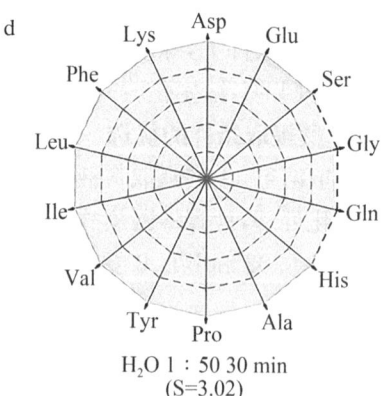

图 5-2 不同提取条件下神曲中氨基酸成分的"蛛网"模式分析图
a:不同提取溶剂;b:不同提取料液比;c:不同提取时间;d:最佳提取条件氨基酸提取效果蛛网图

(四) 神曲中氨基酸含量测定的方法学研究

方法学考察结果见表 5-1,可见 14 个氨基酸成分在各自的浓度范围内具有良好的线性

表 5-1 神曲中 14 个氨基酸成分含量测定的方法学研究结果

成分	回归方程	r^2	线性范围 ($\mu g/mL$)	检测限 ($\mu g/mL$)	定量限 ($\mu g/mL$)	精密度(RSD, %) 日内 ($n=6$)	精密度(RSD, %) 日间 ($n=3$)	稳定性 (RSD, $n=7$, %)	重复性 (RSD, $n=6$, %)	加样回收率试验 加样回收率 ($n=6$, %)	加样回收率试验 RSD (%)
Asp	$y=0.0575x-0.058$	0.9997	1.545~98.88	0.5150	1.545	0.2	1.9	0.6	1.1	105.7	1.6
Glu	$y=0.058x-0.0744$	0.9999	3.135~200.6	0.3483	1.045	0.5	1.5	0.6	1.3	98.3	1.8
Ser	$y=0.0784x-0.0125$	0.9999	1.731~110.8	0.1923	0.5769	1.0	0.5	1.3	0.0	102.1	1.9
Gly	$y=0.0972x-0.0237$	0.9999	1.197~76.61	0.1330	0.3990	1.5	1.8	1.6	1.0	108.0	1.3
Gln	$y=0.0354x-0.0606$	0.9999	4.680~299.5	0.5200	1.560	0.5	2.6	1.4	1.0	95.4	2.2
His	$y=0.0548x-0.0027$	1.0000	0.8190~52.42	0.2730	0.8190	0.2	0.4	0.8	1.5	106.6	1.8
Ala	$y=0.098x-0.0804$	0.9999	2.929~187.4	0.1085	0.3254	0.6	2.2	1.1	1.5	108.4	1.5
Pro	$y=0.0725x+0.3223$	0.9995	9.965~637.8	0.3691	1.107	0.4	1.9	0.9	0.6	93.8	1.2
Tyr	$y=0.0534x-0.0029$	0.9998	1.062~67.94	0.3538	1.062	0.5	0.6	0.9	1.0	97.2	0.9
Val	$y=0.0813x+0.0264$	1.0000	1.240~79.36	0.04593	0.1378	0.2	0.8	0.9	1.4	106.9	2.5
Ile	$y=0.0725x-0.0343$	1.0000	1.109~70.98	0.04107	0.1232	0.2	2.9	0.7	1.6	102.3	2.0
Leu	$y=0.0721x-0.0249$	0.9999	1.723~110.3	0.1914	0.5743	0.1	0.4	0.5	1.0	108.1	1.1
Phe	$y=0.059x-0.0016$	0.9998	1.117~71.50	0.3724	1.117	0.2	1.9	0.2	1.6	107.2	1.6
Lys	$y=0.1068x-0.0678$	0.9999	1.479~94.68	0.1644	0.4931	0.4	2.7	0.7	1.3	107.0	2.0

关系（$r^2 \geqslant 0.999$），检测限为 $0.04107 \sim 0.5200\,\mu g/mL$，定量限为 $0.1232 \sim 1.560\,\mu g/mL$，日内精密度 RSD$\leqslant$1.5%，日间精密度 RSD$\leqslant$2.9%，重复性结果 RSD$\leqslant$1.6%，稳定性结果 RSD$\leqslant$1.6%，加样回收率结果为 93.8%～108.4%，RSD$\leqslant$2.5%。因此，建立的神曲中氨基酸类成分含量测定方法合理可行。

（五）多批次市售神曲中氨基酸的含量测定

15 批次生神曲编号分别为 HB-1～HB-6（河北）、SC-1～SC-4（四川）、AH（安徽）、JX（江西）、CQ-1～CQ-2（重庆）、HU（湖北），3 批次麸炒神曲编号为 JXC（江西）、AHC（安徽）、HBC（河北），3 批次焦神曲编号为 JXJ（江西）、HBJ-1～HBJ-2（河北），均购于河北春开制药股份有限公司。

基于已建立的神曲氨基酸类成分定量方法，检测不同批次神曲样品中氨基酸的含量（表 5-2），典型色谱图见图 5-3。15 批生神曲样品中氨基酸含量差异较大，其中，甘氨酸含量为 $0.05407 \sim 0.6877\,mg/g$，组氨酸含量为 $0 \sim 0.3453\,mg/g$，酪氨酸含量为 $0 \sim 0.2076\,mg/g$，亮氨酸含量为 $0.04148 \sim 0.5141\,mg/g$，苯丙氨酸含量为 $0.04253 \sim 0.6960\,mg/g$，赖氨酸含量为 $0.04796 \sim 0.9725\,mg/g$；3 批麸炒神曲中缬氨酸含量为 $0.1283 \sim 0.3692\,mg/g$，异亮氨酸含量为 $0.1000 \sim 0.1881\,mg/g$，亮氨酸含量为 $0.09132 \sim 0.3055\,mg/g$，苯丙氨酸含量为 $0 \sim 0.2167\,mg/g$，赖氨酸含量为 $0 \sim 0.2701\,mg/g$，其余氨基酸低于检测限；3 批焦神曲中缬氨酸含量为 $0 \sim 0.2428\,mg/g$，异亮氨酸含量为 $0 \sim 0.1619\,mg/g$，亮氨酸含量为 $0 \sim 0.1653\,mg/g$，苯丙氨酸含量为 $0 \sim 0.2728\,mg/g$，其余氨基酸低于检测限。

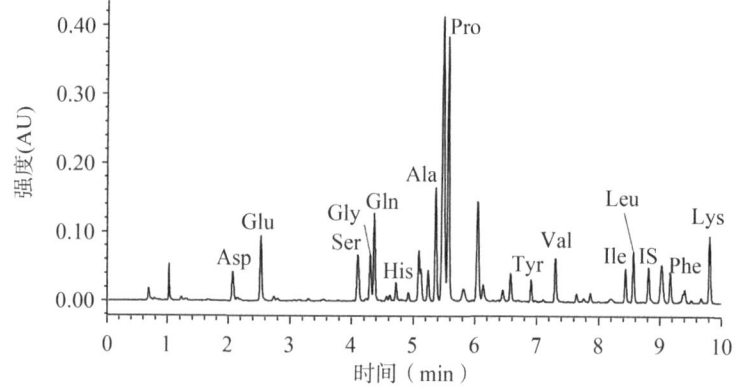

图 5-3 神曲供试品溶液中氨基酸测定超高效液相色谱图

不同批次神曲中氨基酸成分含量存在显著差异，这种差异主要源于原料配比与发酵工艺的地域性差异。麦麸和面粉作为神曲的主要原料，含有丰富的蛋白质组分，在发酵过程中经微生物酶系作用降解为游离氨基酸。目前，各地炮制规范收录的神曲处方中原料配比存在明显差异：如四川省炮制标准采用面粉与麦麸 2∶1 的比例，而安徽省炮制规范则未使用面粉。此外，发酵工艺也存在显著不同，安徽省采用苘麻叶覆盖发酵，而四川省则无此工艺要求[3]。实验数据显示，这些工艺差异直接导致两地神曲中氨基酸含量呈现显著差异。目前神曲的发酵工艺仍主要沿用传统方法，发酵过程受季节气候条件（如温度、湿度）的显著影响，且发酵终点的判定多依赖操作人员的经验判断，发酵时间尚未建立统一的标准规范。这种工艺参数的不确定性直接导致不同产地、不同批次产品的发酵程度存在明显差异，进而造

表 5-2 不同批次市售神曲中 14 个氨基酸成分的含量测定结果 (mg/g, n=2)

批次	Asp	Glu	Ser	Gly	Gln	His	Ala	Pro	Tyr	Val	Ile	Leu	Phe	Lys
HB-1	0.4875	0.1992	0.4212	0.1346	0.09236	0.05871	0.5506	0.2349	—	0.2364	0.08523	0.1577	0.1900	0.2652
HB-2	0.3749	0.1040	0.2934	0.08133	0.04021	0.02214	0.3127	0.1121	—	0.1238	0.05431	0.07460	0.09583	0.1548
HB-3	0.5614	0.3416	0.7576	0.2987	0.1724	0.06971	1.0194	0.3898	0.08912	0.4290	0.2238	0.2458	0.3303	0.5495
HB-4	0.1728	0.06568	0.2192	0.05407	0.1104	—	0.1927	0.06413	—	0.08538	0.08048	0.04160	0.04253	0.08288
HB-5	0.5660	0.3205	0.7784	0.2909	0.1801	0.06284	1.050	0.3730	0.07589	0.4446	0.2250	0.2435	0.3181	0.5443
HB-6	0.5168	0.3135	0.7078	0.2794	0.1468	0.05786	0.9651	0.3580	0.07581	0.4068	0.2013	0.2332	0.2978	0.5010
SC-1	0.3359	0.2103	0.5316	0.1875	0.3567	0.04467	0.6319	0.5040	0.1106	0.2760	0.1930	0.1647	0.1960	0.1965
SC-2	0.3442	0.1894	0.5089	0.1841	0.3479	0.04349	0.6464	0.5088	0.1067	0.2763	0.1844	0.1665	0.1957	0.1854
SC-3	0.4617	0.2296	0.4880	0.1649	0.1072	0.04258	0.5816	0.2671	—	0.2701	0.1090	0.1761	0.2152	0.2994
SC-4	0.3175	0.2554	0.6028	0.2916	0.5158	0.09529	0.5931	0.3701	0.2076	0.2740	0.2103	0.1667	0.2024	0.6178
CQ-1	0.4939	1.410	1.100	0.6877	3.120	0.3453	1.083	1.098	—	0.6462	0.5808	0.5141	0.6960	0.9725
CQ-2	0.1995	0.3185	0.08841	0.09431	0.08630	0.06236	0.1368	0.7402	0.08193	0.1230	0.1348	0.08360	0.06149	0.06917
AH	0.2087	0.2539	0.05888	0.09166	0.03568	0.02842	0.1721	0.1440	—	0.09013	0.1007	0.04148	0.07525	0.04796
Hu	0.07063	0.5080	0.1552	0.1915	0.2143	0.1025	0.2814	1.016	0.1039	0.1708	0.1256	0.08313	0.3869	0.09363
JX	0.2559	0.2503	0.1089	0.1077	0.2230	—	0.2667	0.7556	0.1380	0.2745	0.1902	0.2236	0.08495	0.05407
JXC	—	—	—	—	—	—	—	—	—	0.2366	0.1436	0.1747	—	—
AHC	—	—	—	—	—	—	—	—	—	0.1283	0.1000	0.09132	0.1027	—
HBC	—	—	—	—	—	—	—	—	—	0.3692	0.1881	0.3055	0.2167	0.2701
JXJ	—	—	—	—	—	—	—	—	—	—	—	—	—	—
HBJ-1	—	—	—	—	—	—	—	—	—	—	—	—	—	—
HBJ-2	—	—	—	—	—	—	—	—	—	0.2428	0.1619	0.1653	0.2728	—

注："—"，低于检测限

成最终产品中化学成分含量波动较大。进一步分析发现,焦神曲和麸炒神曲中氨基酸含量普遍较低。结合文献报道,这种现象可能与炮制过程中的美拉德反应有关。已有研究表明,神曲炒制品中含有美拉德反应的特征产物5-羟甲基糠醛(5-HMF)[4]。在高温炮制条件下,氨基酸与还原糖发生美拉德反应,这可能是导致炒制品中氨基酸含量降低的主要原因。

二、神曲炮制过程中氨基酸类成分的变化规律研究

神曲的炮制工艺主要包括三个关键环节:发酵、干燥和炒制。发酵作为核心工艺环节,通过微生物代谢作用促进化学成分转化,不仅能够产生新的活性成分,还能拓展其临床应用范围;干燥作为基础处理步骤,以其操作简便、成本低廉的特点,在保证药效的同时有效延长产品保存期限;炒制作为中药传统加工方法,既能消除发酵产物中的酸败气味和杂菌污染,又可促进活性成分的溶出并进一步提升产品稳定性。本研究重点考察神曲炮制过程中氨基酸类成分的转化特征,旨在揭示其在不同炮制阶段的量变规律。

(一)神曲样品的制备

参照《中华人民共和国卫生部药品标准·中药成方制剂》第十九册中收录的神曲制法,制成"手捏成团、掷之即散"的软材。取100 g曲料置于发酵模具中,于温度33 ℃、湿度80%的环境下发酵8 d。

取发酵8 d的神曲样品切块,置于温度40 ℃的鼓风干燥箱中烘干12 h,即得干燥后生神曲。

取麸皮撒入热锅内,待起烟时,随即倒入生神曲,拌炒至深黄色,取出,筛去麸皮放凉,即得麸炒神曲。

取生神曲置于锅内,用文火加热炒至表面焦黄色,有焦香气外逸,取出放凉,即得焦神曲。

(二)神曲发酵过程中氨基酸的含量变化研究

以不同发酵天数的神曲样品为研究对象,采用已建立的定量方法对发酵过程中氨基酸类化合物的含量变化进行分析,结果见表5-3和图5-4。

表5-3 神曲发酵过程中氨基酸成分的含量测定结果($n=6$)

化合物	含量(mg/g)				
	0 d	2 d	4 d	6 d	8 d
Asp	0.497 2	0.339 1	0.170 5	0.562 2	1.799
Glu	0.301 3	0.511 5	1.295	2.669	1.638
Ser	0.246 3	0.264 5	0.948 3	1.153	2.175
Gly	0.075 94	0.253 9	0.481 2	0.706 3	1.711
Gln	0.067 85	0.673 4	2.191	2.490	2.842
His	0.062 45	0.249 6	0.653 0	0.977 9	1.298
Ala	0.227 9	0.846 7	1.754	2.088	3.531
Pro	0.173 1	0.509 7	3.018	6.273	15.03
Tyr	—	0.147 8	0.553 8	0.447 1	0.729 1
Val	0.149 6	0.276 7	0.768 7	1.186	2.578

(续表)

化合物	含量(mg/g)				
	0 d	2 d	4 d	6 d	8 d
Ile	0.112 6	0.174 8	0.573 4	0.784 5	1.994
Leu	0.068 68	0.260 3	0.879 6	1.141	2.446
Phe	0.071 68	0.296 9	0.650 9	0.881 9	1.499
Lys	0.183 4	0.462 9	0.922 6	1.380	2.408

注："—"，低于检测限

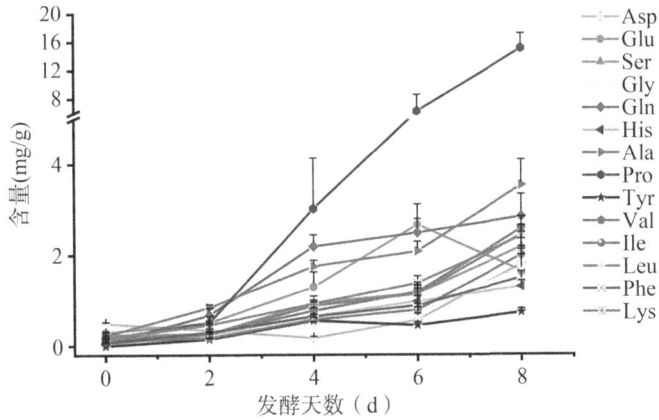

图 5-4　神曲发酵过程中氨基酸成分含量变化折线图

用公式 5-3 计算发酵后各氨基酸的变化率，其中，VR 为变化率，C_n^m 为发酵后神曲样品中待测氨基酸的含量，n 为发酵天数，m 表示不同氨基酸，C_0^m 为发酵前基质中待测氨基酸的含量。以变化率为指标比较神曲发酵前后各氨基酸含量的变化，结果见图 5-5。

$$VR = \frac{C_n^m}{C_0^m} \tag{5-3}$$

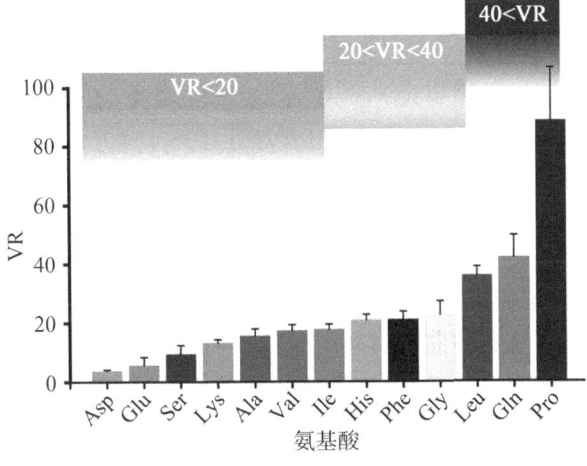

图 5-5　神曲发酵后氨基酸成分含量的变化率

注：Tyr 在发酵前基质中未检出，因此无法计算其 VR 值

研究结果表明,14 个氨基酸成分在神曲发酵过程中呈现明显的动态变化规律。根据含量变化率可分为三类:脯氨酸和谷氨酰胺变化最为显著(变化率>40),亮氨酸、甘氨酸、苯丙氨酸、组氨酸次之(变化率为 20~40),异亮氨酸、缬氨酸、丙氨酸、赖氨酸、丝氨酸、谷氨酸、天冬氨酸变化相对较小(变化率<20)。酪氨酸在发酵前未检出,发酵后含量增加至 0.729 1 mg/g。发酵后含量显著增加的氨基酸具有重要的生理活性:脯氨酸作为多功能氨基酸,参与细胞增殖分化、基因表达调控、抗氧化等多种生理过程[5];谷氨酰胺在蛋白质合成、肠黏膜屏障保护和免疫功能调节等方面发挥关键作用[6];支链氨基酸亮氨酸参与能量代谢平衡和免疫调节[7];甘氨酸具有抗炎和肠道保护作用;苯丙氨酸和组氨酸在蛋白质合成和免疫功能中起核心作用,其中组氨酸还具有特异性肠道保护功能[8]。可见,神曲发酵过程中释放的游离氨基酸与其肠道保护和免疫调节等药效密切相关。

(三) 神曲干燥前后氨基酸含量差异分析

分别取干燥和未干燥的神曲样品,按照前述方法制备衍生化供试品溶液,采用已建立的定量方法对干燥前后神曲中氨基酸类成分的含量变化进行分析。为便于比较,将未干燥神曲中的氨基酸含量统一折算为每克干重含量,实验结果见图 5-6。神曲样品在干燥处理前后,多数氨基酸类成分含量未呈现显著差异,而甘氨酸、缬氨酸、异亮氨酸、亮氨酸、苯丙氨酸在干燥后含量明显增加。这一现象可能归因于在温和的干燥温度(40 ℃)条件下,神曲中的蛋白酶仍保持活性,能够持续催化蛋白质底物的水解反应,从而促进上述氨基酸的释放和积累。

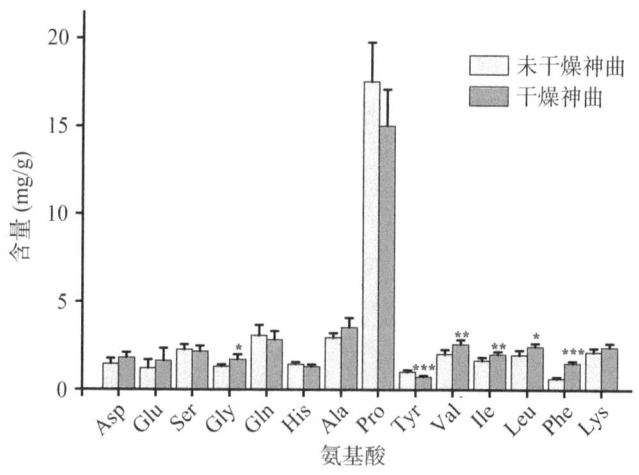

图 5-6 神曲干燥前后氨基酸成分的含量柱状图($n=6$)

注:* $P<0.05$,** $P<0.01$,*** $P<0.001$

(四) 神曲炒制前后氨基酸变化规律研究

采用已建立的定量方法对神曲炒制品中氨基酸类成分的含量进行检测,结果见表 5-4。用公式 5-4 分别计算麸炒和炒焦神曲中各成分的变化率,其中,VR' 为变化率,C_n^m 为炒制样品待测氨基酸的含量,n 为不同批次,m 表示不同氨基酸,C_R^m 为生品中待测氨基酸的含量。以变化率为指标,比较神曲炮制前后氨基酸含量的变化,结果见图 5-7。

$$VR' = \frac{C'^m_n}{C^m_R} \quad (5-4)$$

表5-4 神曲生品及炮制品中氨基酸的含量($n=3$)

化合物	含量(mg/g)		
	生神曲	麸炒神曲	焦神曲
Asp	1.262	1.073	0.067 28
Glu	2.549	2.532	—
Ser	2.091	1.896	0.101 9
Gly	1.113	1.057	0.043 25
Gln	4.377	3.124	0.266 8
His	0.634 0	0.585 5	—
Ala	2.680	2.809	0.148 9
Pro	5.240	4.942	0.355 8
Tyr	0.642 9	0.487 5	—
Val	1.462	1.400	—
Ile	1.175	1.062	0.117 2
Leu	1.854	1.714	—
Phe	1.315	1.185	—
Lys	1.640	2.684	—

注:"—",低于检测限

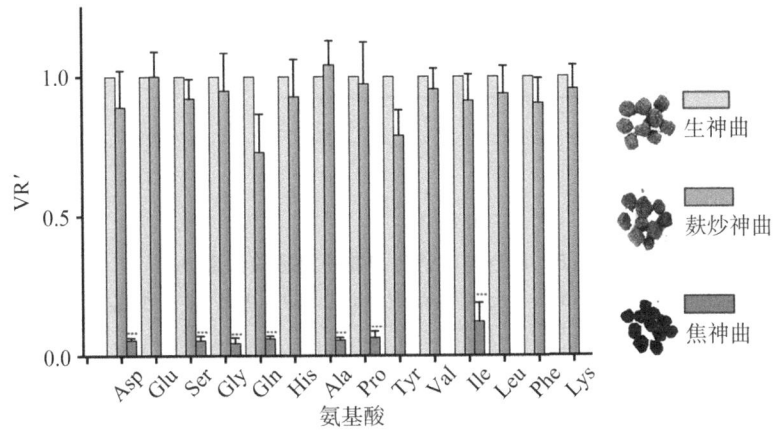

图5-7 神曲炮制过程14个氨基酸含量的变化率柱状图

注:*** $P<0.001$

神曲经炒制后氨基酸成分含量呈现明显下降趋势：天冬氨酸从 1.262 mg/g 降至 1.073 mg/g，谷氨酰胺从 4.377 mg/g 降至 3.124 mg/g，苯丙氨酸从 1.315 mg/g 降至 1.185 mg/g。在炒焦工艺后，氨基酸类损失更为显著，其中谷氨酸、组氨酸、酪氨酸、缬氨酸、亮氨酸、苯丙氨酸、赖氨酸的含量已低于检测限。推测这种变化主要归因于炮制过程中的美拉德反应——在加热条件下氨基酸与还原糖发生复杂的非酶褐变反应，导致氨基酸的消耗。值得注意的是，美拉德反应生成的挥发油和类黑素等产物具有促进胃肠吸收和调节肠道功能的作用[9]，这可能是神曲炮制后药效增强的重要机制之一。

（五）自制神曲与市售神曲氨基酸含量的差异分析

将自制发酵神曲与市售生神曲进行比较，以氨基酸含量为变量绘制热图，结果如图 5-8 所示。自制神曲与市售神曲在氨基酸含量上存在显著差异，仅重庆产市售神曲中氨基酸含量与自制神曲相近。这种差异主要源于以下关键工艺参数的不同：

1. **发酵周期** 本实验采用 8 d 发酵工艺，而市售产品多为 3~4 d 的短周期发酵；
2. **工艺标准** 自制神曲严格参照部颁标准制备，而市售产品则依据各地地方标准生产，在配方和工艺上存在明显差异；
3. **生产季节** 不同批次产品的发酵季节各不相同。

这些关键工艺参数的差异直接导致了最终产品中氨基酸含量和组成的显著差异，说明发酵时间、工艺方法和季节因素是影响神曲氨基酸特征的关键变量。

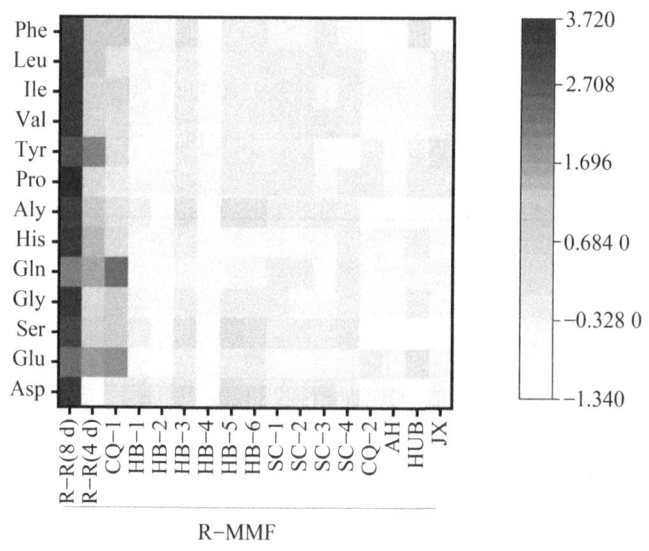

图 5-8 自制与市售生神曲的氨基酸含量热图

注：R-MMF 表示生神曲，R-R(8 d) 表示自制发酵 8 d 生神曲，R-R(4 d) 表示自制发酵 4 d 生神曲

将自制炮制神曲与市售神曲炮制品进行比较，以氨基酸含量为变量绘制热图，结果如图 5-9 所示。结果表明，市售麸炒神曲和焦神曲氨基酸含量普遍偏低，部分成分低于检测限；自制麸炒神曲的氨基酸含量显著高于市售同类产品。这种差异可能归因于发酵工艺方法的不同、原料药材品质的差异、发酵周期的差异以及炮制火候控制的精确度等。

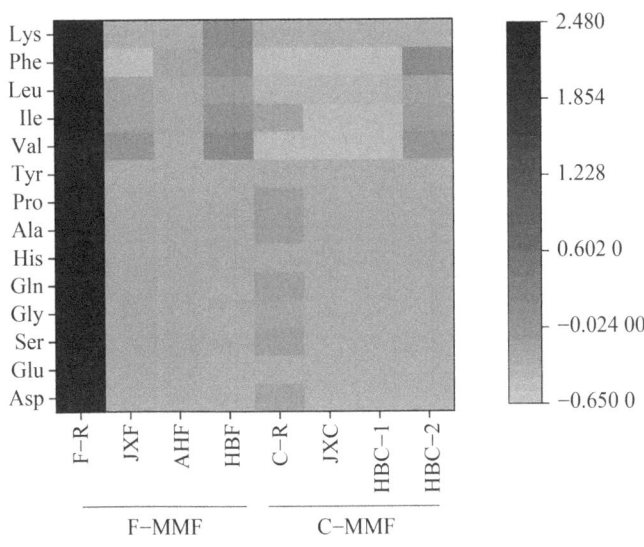

图 5-9　自制与市售神曲炮制品的氨基酸含量热图

注：F-MMF 表示麸炒神曲，C-MMF 表示焦神曲，F-R 表示自制麸炒神曲，C-R 表示自制焦神曲

第二节　神曲发酵过程中蛋白酶的活力变化及酶解规律

神曲在发酵过程中呈现显著的蛋白质-氨基酸转化特征：一方面多种游离氨基酸含量显著提高[10]，另一方面总蛋白质含量明显下降，这一现象提示发酵过程中可能存在微生物源性蛋白酶的催化作用。为深入阐明这一转化机制，本节重点聚焦以下两方面：系统测定神曲发酵过程中蛋白酶活力的动态变化；以麦麸蛋白质为模式底物，建立"原型成分（蛋白质）-代谢产物（氨基酸）"的转化模型。通过这两方面的研究，旨在揭示蛋白酶在神曲发酵过程中的功能作用及其催化机制，为理解神曲药效物质形成提供基础。

一、神曲中蛋白质提取方法优选及蛋白质来源组成研究

（一）神曲样品的制备

参照《中华人民共和国卫生部药品标准·中药成方制剂》第十九册中收录的神曲制法制备软材，取适量软材置于发酵模具中，于温度33℃、湿度80%的环境下发酵8d，分别于第0、2、4、6、8 d取样，于40℃干燥12h，平行制备三批神曲样品，分别命名为202205211、202205212、202205213。

（二）神曲蛋白质提取方法的优选

为比较不同蛋白质提取方法的效果，取发酵8 d 的神曲样品，分别采用试剂盒提取法、碱提法和水提法进行蛋白提取。具体实验步骤如下：取神曲粉碎后过3号筛，精密称取1 g 粉末置于10 mL 离心管中，加入5 mL 相应提取溶液（蛋白质提取试剂/碱液/纯水）混匀，于冰浴保存0.5 h（水提法于40℃水浴保温3 h），其间间断搅拌，提取液经离心取上清液，置于−80℃保存，备用。采用 Nanodrop 微量 UV-Vis 分光光度计测定蛋白质浓度，结果如图5-10a所示，三种方法所提取的总蛋白质浓度基本一致，均在30～35 mg/g 范围内。进一步通

过 SDS-PAGE 蛋白质电泳分析(图 5-10b)发现,试剂盒提取法所得蛋白质样品杂带较多,背景较深,条带清晰度较差。

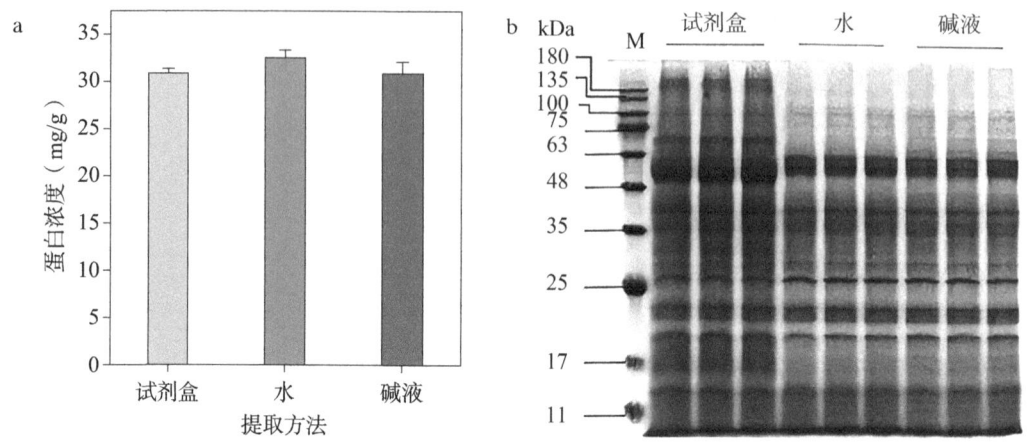

图 5-10 不同提取方法获得神曲蛋白质的浓度柱状图(a)和电泳图(b)

此外,将试剂盒提取的蛋白质溶液与对照品共孵育 24 h 后,隐绿原酸、洋蓟素等成分出现显著降解现象(图 5-11a),并且空白蛋白质提取试剂单独与对照品孵育时也会引起降解(图 5-11b),这表明蛋白质提取试剂盒可能导致神曲中化学成分降解,影响后续实验结果,

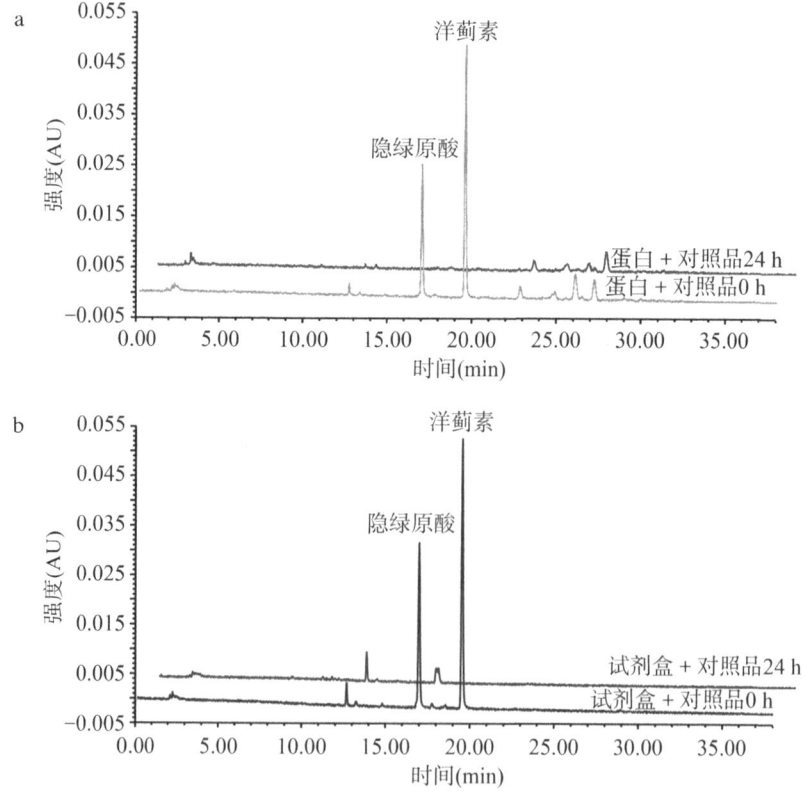

图 5-11 试剂盒提取蛋白质(a)以及蛋白质提取试剂(b)与对照品共孵育超高效液相色谱图

因此不予采用。综合分析图 5-10 结果可见,碱提取法和水提取法获得的蛋白质条带质量相当,但考虑到碱液可能影响酶活力,而水提法不仅操作简便,且具有总蛋白含量高、杂带少等优势,故后续实验采用水提法进行神曲蛋白质提取。

(三) 神曲及组方药材的蛋白质电泳分析

分别提取神曲基质及其组方药材中蛋白质,采用 SDS-PAGE 方法进行分析,对神曲中蛋白质的主要来源进行归属,结果如图 5-12 所示。

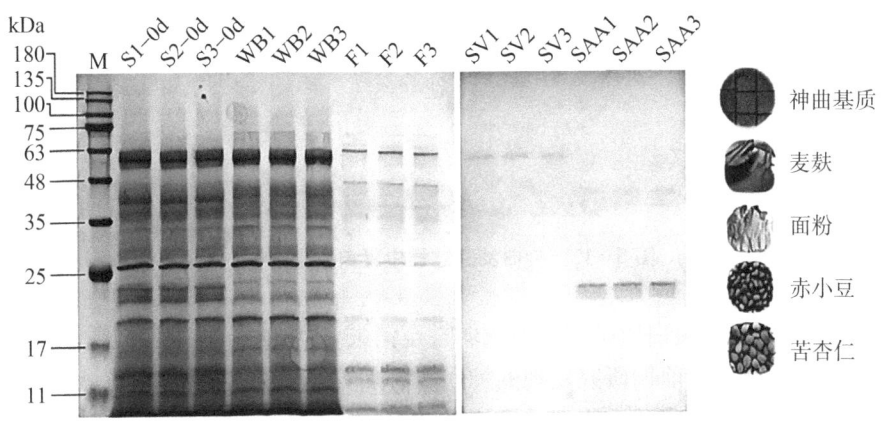

图 5-12　神曲基质及其组方药材的蛋白质电泳图

注:S 表示神曲基质,WB 表示麦麸,F 表示面粉,SV 表示赤小豆,SAA 表示苦杏仁

神曲中的蛋白质主要来源于麦麸。面粉也含有一定量的蛋白质,其蛋白质条带主要分布在 50～63 kDa 和 11～15 kDa 分子量范围内。相比之下,赤小豆的蛋白质含量较低,仅检测到 50～63 kDa 单一蛋白条带。苦杏仁中检测到的蛋白质也相对较少,主要分布在 20～25 kDa 和 35～48 kDa 两个分子量区间。麦麸、面粉、苦杏仁和赤小豆作为神曲的发酵基质,均富含蛋白质。研究数据显示,麦麸的蛋白质含量约为 16.8%,主要包括清蛋白、球蛋白、醇溶蛋白和谷蛋白,且含有 8 种人体必需氨基酸[11]。面粉的蛋白质含量约为 10%。赤小豆的蛋白质含量高达 20%,含有 18 种氨基酸,其中三分之一为人体必需氨基酸[12]。苦杏仁的蛋白质含量约为 21%,氨基酸组成丰富,包括苏氨酸、缬氨酸、蛋氨酸等 18 种氨基酸,其中 8 种为人体必需氨基酸[13]。在神曲的组方配比中,麦麸占比最高(65%),而赤小豆和苦杏仁仅各占 1.3%,因此神曲中的蛋白质主要来源于麦麸。此外,在发酵过程中,微生物能够分解这些蛋白质,为其生长和繁殖提供必要的营养和能量来源。

(四) 神曲发酵过程中蛋白质的变化规律研究

取发酵 0、4、8 d 的神曲分别提取蛋白质,并采用 SDS-PAGE 分析神曲发酵过程中蛋白质的变化,电泳图如图 5-13 所示。

目前,文献报道的神曲发酵时间多以 8 d 为主[10,14,15]。结合部颁标准要求,神曲应发酵至表面遍生黄白色或灰白色霉衣。前期研究证实,发酵 8 d 的神曲样品已符合该外观性状要求,因此本研究采用 8 d 作为发酵周期。如图 5-13 所示,随着发酵时间的延长,分子量 48～

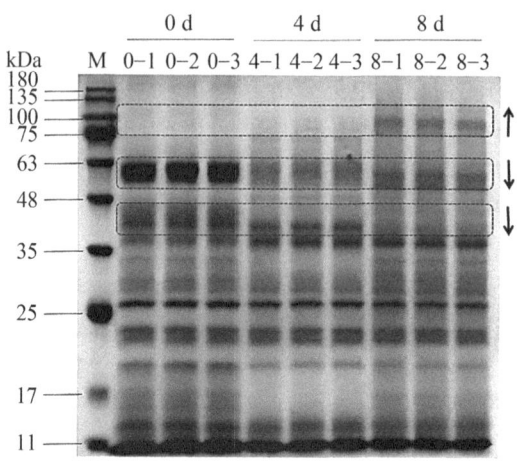

图 5-13 神曲发酵过程中蛋白质电泳图

63 kDa 和 40 kDa 附近的蛋白质条带逐渐减弱直至消失,表明大分子量蛋白质在发酵过程中被逐渐降解。这一结果与前期研究发现的神曲发酵后氨基酸含量升高的趋势相吻合[16],进一步证实蛋白质水解是氨基酸生成的重要来源。其中,48~63 kDa 蛋白质条带的降解尤为显著,推测其主要为结构蛋白,在发酵过程中可为微生物的生长繁殖提供必需的营养和能量。神曲的发酵基质富含蛋白质,在微生物作用下被大量水解,导致发酵后多种氨基酸含量显著增加。此外,在发酵后期,电泳图谱中 90 kDa 处出现一新增蛋白质条带,推测其可能为微生物分泌的酶,或由更大分子量的蛋白质降解而来。

二、神曲发酵过程中蛋白酶的活力变化及酶解规律

(一) 测定方法

1. 神曲酶液与麦麸蛋白质的制备 神曲酶液的制备参照孔杰娜的方法[17],取神曲样品粉末加入纯水混匀,于 40 ℃ 水浴保温 3 h,其间间断搅拌,离心后取上清液,即为酶液,分装后保存于 −80 ℃ 备用。取麦麸样品粉末加入纯水混匀,40 ℃ 水浴保温 3 h,间断搅拌,离心后取上清液,即得麦麸蛋白质溶液,保存于 −80 ℃ 备用。

2. 供试品溶液、酶灭活对照溶液和对照品溶液的制备

(1) 蛋白酶活力供试品溶液的制备:将神曲酶液用 pH 6.8 磷酸盐缓冲液稀释,取预热的酪蛋白溶液与稀释酶液混合,40 ℃ 水浴中保温 10 min,立即加入三氯乙酸溶液终止反应,继续保温 10 min。随后离心取上清液,依次加入碳酸钠溶液、福林酚试剂和纯水混匀,40 ℃ 水浴保温显色 20 min,冷却后待测。

(2) 酶灭活对照溶液的制备:取稀释酶液于 40 ℃ 预热 5 min,向其中加入三氯乙酸溶液使酶液失活,40 ℃ 水浴中保温 10 min,随后向其中加入酪蛋白溶液混匀,继续保温 10 min,随后离心取上清液,依次加入碳酸钠溶液、福林酚试剂和纯水混匀,40 ℃ 水浴保温显色 20 min,冷却后待测。

(3) 酪氨酸对照品溶液的制备:取系列浓度酪氨酸对照品溶液置于离心管中,依次加入

碳酸钠溶液、福林酚试剂和纯水混匀,40 ℃条件下保温显色 20 min,取出,待测。

(4) 酶解产物供试品溶液的制备:取神曲酶液与麦麸蛋白质溶液混合,40 ℃水浴孵育 8 h,每 2 h 取样,样品立即置于 100 ℃金属浴中加热终止反应。离心后取上清液,加入内标溶液与衍生化试剂进行衍生化反应,随后加入正己烷振荡萃取,静置分层后取下层溶液,加水稀释混匀,离心取上清液,即得。

3. SDS-PAGE 蛋白质电泳 组装电泳装置并确认无渗漏后,将加热后的待测蛋白质样品(10 μL)加入上样孔,在 120 V 恒压下进行电泳分离,以预染色蛋白标记物(11～180 kDa)作为参照。电泳结束后,将凝胶置于考马斯亮蓝溶液中染色 20 min,弃去染色液后用超纯水脱色过夜。最后使用凝胶成像系统采集图像,并通过 GIS 1D 软件进行净光密度分析。

4. 紫外-可见分光光度法条件 扫描范围:200～800 nm;光度模式:Abs;光谱带宽:2 nm;扫描间隔:1 nm;扫描速度:高速;在波长 750 nm 下测定吸光度。

5. 超高效液相色谱条件 色谱柱 ACQUITY UPLC BEH C_{18} (2.1 mm×100 mm, 1.7 μm);流动相为乙腈(A)-0.1 mol/L 醋酸钠缓冲液(以醋酸调 pH 6.5,B),梯度洗脱(0～4 min:1%～15% A;4～5 min:15%～19% A;5～6 min:19%～21% A;6～10 min:21%～37% A);进样量 2 μL;流速 0.3 mL/min;检测波长 254 nm;柱温 40 ℃。

6. 蛋白酶活力计算方法 酶活力单位定义:在 40 ℃反应条件下,每分钟催化水解酪蛋白释放 1 μmol 酪氨酸所需要的酶量,定义为 1 个酶活力单位(U)。本研究中,蛋白酶活力特指每克神曲粉末在 40 ℃条件下,每分钟催化水解酪蛋白所生成的酪氨酸的物质的量,单位为 U/g,见计算公式 5-5:

$$蛋白酶活力 = (n_{10} - n_0)/(m \times t) \tag{5-5}$$

式中,n_0 代表酶灭活对照溶液中酪氨酸的物质的量(μmol),n_{10} 代表加入神曲酶液反应 10 min 后溶液中酪氨酸的物质的量(μmol),m 代表神曲质量(g),t 代表反应时间(min)。

(二) 神曲酶液对麦麸蛋白质的降解作用研究

取发酵 0、4、8 d 神曲酶液制备酶解产物供试品溶液,进行电泳分析,并利用凝胶成像系统进行胶图成像,电泳图见图 5-14～图 5-16。使用 GIS 1D 软件对 35～40 kDa、40～48 kDa 和 50～63 kDa 的蛋白质条带进行净光密度分析,结果如表 5-5 所示。通过公式 5-6 计算酶解后麦麸蛋白质净光密度变化率。

$$净光密度变化率 = NOD_{d-f}/NOD_{d-0} \tag{5-6}$$

式中,NOD 代表净光密度,d 代表不同发酵时间,f 代表不同孵育时间,0 代表孵育 0 h;NOD_{d-f} 代表发酵时间点(d)的神曲酶液与麦麸蛋白质在孵育时间点(f)的蛋白质净光密度;NOD_{d-0} 代表不同发酵时间点的神曲酶液与麦麸蛋白质在孵育 0 h 的蛋白质净光密度。

由图 5-14 可知,在发酵 0 d 的神曲酶体系中,麦麸蛋白质的电泳条带在不同孵育时间下均保持稳定,且净光密度值未呈现显著变化(表 5-5)。进一步分析净光密度变化率发现,

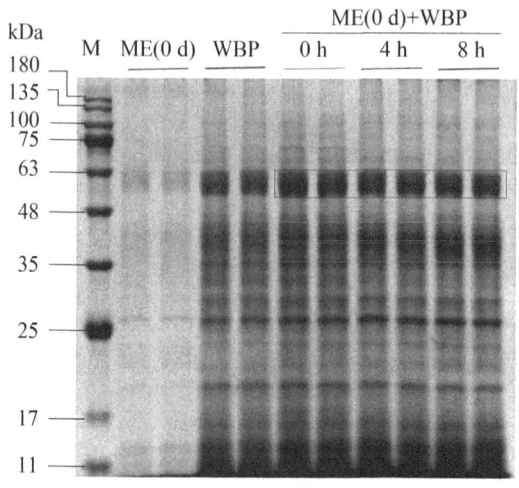

图 5-14　发酵 0 d 神曲酶液降解麦麸蛋白质的电泳图

注:M 表示 Marker,ME(0 d)表示发酵 0 d 神曲的酶液,WBP 表示麦麸蛋白质

其整体波动幅度较小(图 5-17),表明未经发酵处理的神曲酶液对麦麸蛋白质的降解作用极其有限。

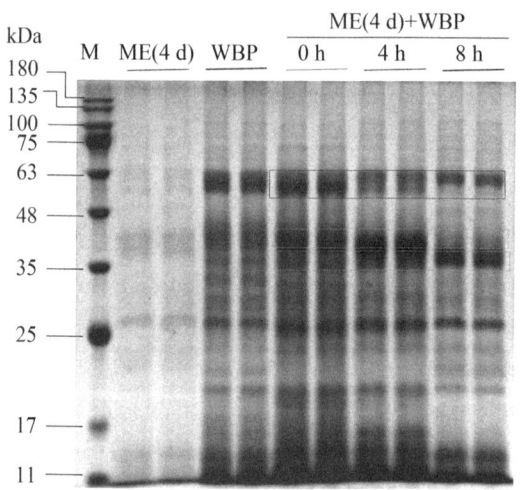

图 5-15　发酵 4 d 神曲酶液降解麦麸蛋白质的电泳图

注:M 表示 Marker,ME(4 d)表示发酵 4 d 神曲的酶液,WBP 表示麦麸蛋白

发酵 4 d 的神曲酶液对麦麸蛋白质表现出显著的降解作用,如图 5-15 所示。在孵育 4 h 后,50~63 kDa 的蛋白质条带已发生明显降解,而孵育 8 h 时后,该条带的降解趋势进一步增强,其降解速率显著高于未发酵(0 d)的神曲酶体系(图 5-17a)。与此同时,40~48 kDa 的蛋白质条带在反应 4 h 后出现短暂升高,但在反应 8 h 后基本完全降解(图 5-17b),推测是由于大分子量蛋白质在蛋白酶作用下先被分解成中等分子量片段,导致该条带含量暂时增加,随后在酶持续作用下进一步降解。此外,35~40 kDa 的蛋白质条带在前 4 h 变化不明显,但在孵育 8 h 后显著增强(图 5-17c),推测是较大分子量蛋白质被神曲酶液逐步降解后

积累形成小分子量片段。

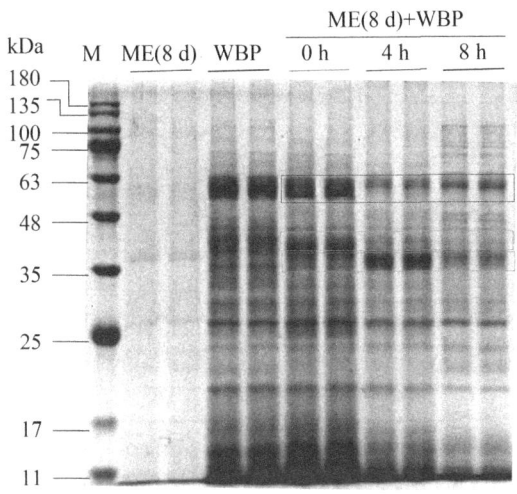

图 5-16 发酵 8 d 神曲酶液降解麦麸蛋白质的电泳图

注：M 表示 Marker，ME(8 d) 表示发酵 8 d 神曲的酶液，WBP 表示麦麸蛋白

如图 5-16 所示，发酵 8 d 的神曲酶液对麦麸蛋白质展现出极强的降解能力。50～63 kDa 的蛋白质条带在与酶液共孵育 4 h 后，其降解程度即达到稳定状态；而 40～48 kDa 的蛋白质条带在相同时间内已基本完全降解。如图 5-17 所示，发酵 8 d 神曲酶体系中麦麸蛋白质的降解速率显著高于发酵 4 d 和 0 d 的体系，这一结果进一步证实了发酵 8 d 神曲酶液具有更强的蛋白质降解能力。而 35～40 kDa 蛋白质条带呈现先出显著增加后明显减少的动态变化趋势，这可能是由于 40～48 kDa 和 50～63 kDa 等较大分子量蛋白质被蛋白酶初步降解后，暂时性积累形成该分子量范围的片段，随后在酶液的持续作用下，这些中间产物又被进一步分解所致。

表 5-5 麦麸蛋白质中不同条带蛋白质的净光密度

发酵天数	孵育时间	蛋白质条带		
		50～63 kDa	40～48 kDa	35～40 kDa
0 d	0 h	481	318	160
	4 h	458	328	164
	8 h	445	349	166
4 d	0 h	506	376	140
	4 h	313	454	151
	8 h	249	56	303
8 d	0 h	470	351	129
	4 h	167	88	387
	8 h	159	54	67

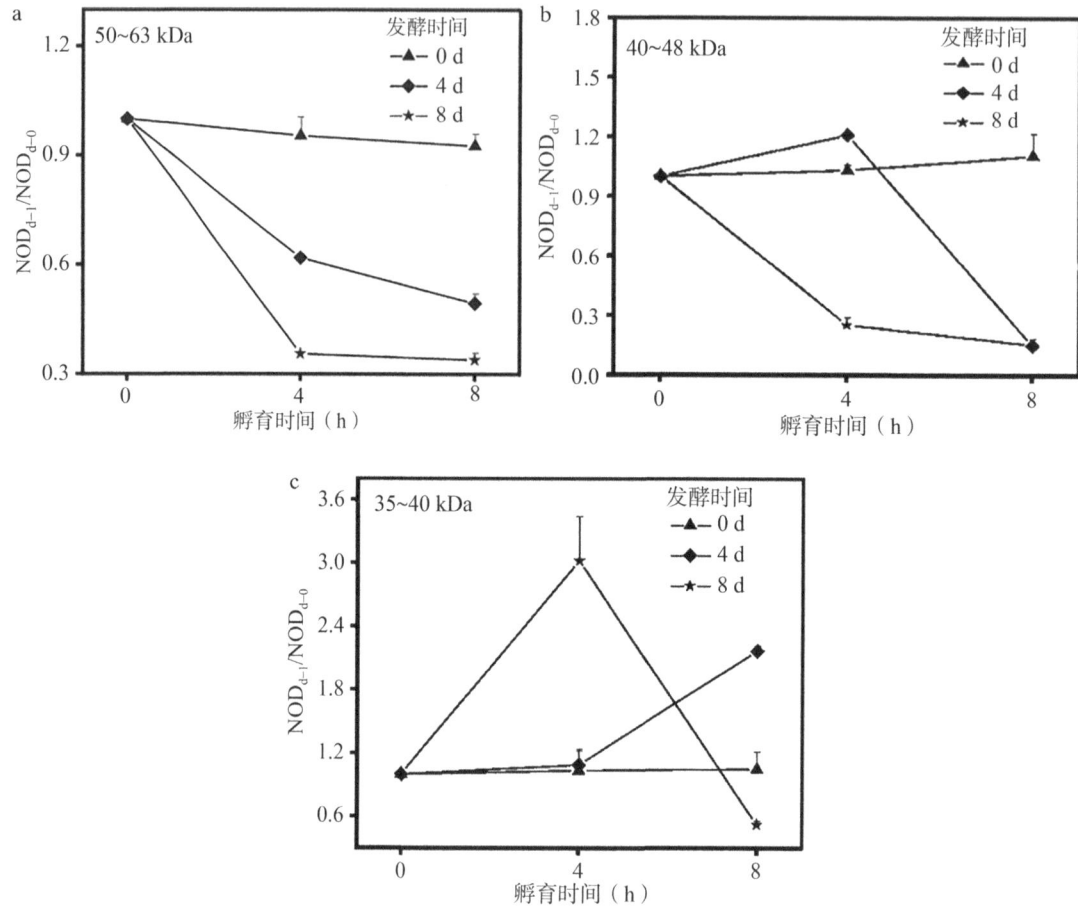

图5-17 不同蛋白质条带净光密度变化率折线图($n=3$)

a:50~63 kDa;b:40~48 kDa;c:35~40 kDa

综上所述,神曲酶液的蛋白质分解能力与其发酵时间呈正相关。研究显示,麦麸和面粉作为神曲的主要原料(占比超过80%),其蛋白质含量丰富,这决定了神曲本身含有大量的蛋白质组分。前期研究发现,在发酵过程中脯氨酸、谷氨酰胺、亮氨酸、组氨酸等多种氨基酸的含量随发酵时间延长而显著上升,并在第8 d达到峰值[16]。结合本研究结果可以合理推测:在神曲发酵过程中,蛋白酶持续作用于原料中的蛋白质组分,通过酶解作用将其逐步降解为多种游离氨基酸,这一过程可能是导致氨基酸含量随发酵时间增加的主要原因。

(三) 不同发酵程度神曲蛋白酶活力变化研究

1. 酪氨酸对照品标准曲线的建立 取逐级稀释的酪氨酸对照品溶液,分别进行显色反应,制成不同浓度的对照品溶液,采用紫外分光光度计在波长750 nm处测定吸光度。平行测定3次,以酪氨酸对照品浓度为横坐标x(μmol/mL),相应浓度的对照品吸光度为纵坐标y,绘制酪氨酸的标准曲线为:$y=2.08834x+0.00949(r^2=0.9997)$,如图5-18所示。

2. 不同发酵程度神曲蛋白酶活力测定 取不同批次分别发酵0、2、4、6、8 d的神曲样品粉末,制备神曲酶液,随后,按照酶活力供试品溶液和酶灭活对照溶液制备方法分别制备供

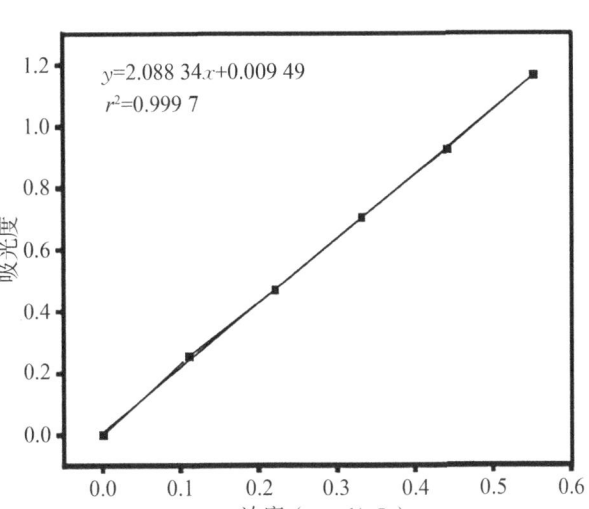

图 5-18 酪氨酸对照品标准曲线图

试品溶液和酶灭活对照溶液,平行处理 3 份,采用紫外-可见分光光度法条件测定蛋白酶活力,结果见表 5-6 和图 5-19。

表 5-6 不同批次神曲发酵过程中蛋白酶活力测定结果($\bar{x}\pm s$,U/g,$n=3$)

发酵天数 \ 批次	202205211	202205212	202205213
0 d	0.393 6±0.003 3	0.370 6±0.005 1	0.395 5±0.005 1
2 d	0.746 0±0.001 9	0.747 9±0.005 1	0.734 5±0.010
4 d	1.263 2±0.005 7	1.267 0±0.008 8	1.194 2±0.003 3
6 d	1.768 8±0.010 7	1.778 4±0.006 9	1.755 4±0.005 1
8 d	2.184 5±0.005 1	2.284 1±0.008 8	2.211 3±0.003 4

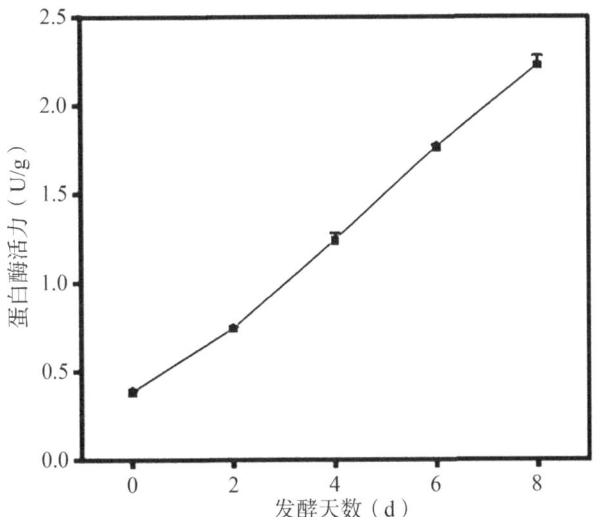

图 5-19 不同发酵程度神曲蛋白酶活力折线图($n=3$)

在神曲发酵过程中,蛋白酶活力呈现逐渐升高趋势。在发酵初期(0~2 d)酶活力增长相对缓慢,从初始值 0.386 6±0.013 9 U/g 提升至 0.742 8±0.007 3 U/g。此后酶活力进入快速提升阶段,第 4 d 达到 1.241±0.041 U/g,第 6 d 升至 1.768±0.012 U/g,最终在发酵第 8 d 达到峰值 2.227±0.051 5 U/g。这种变化规律可能与产蛋白酶微生物的种群动态密切相关。已有研究表明,神曲中存在多种产蛋白酶微生物,如黑曲霉、米曲霉、扣囊复膜酵母、毛霉菌、芽孢杆菌等[14]。陈彦霖等报道扣囊复膜酵母在发酵开始 17 h 后开始快速增殖并持续至发酵结束[18],Xu 等则发现毛霉菌在发酵后期成为优势菌群[19]。值得注意的是,蛋白酶活力的变化趋势与不同发酵阶段神曲酶液的蛋白质降解能力高度一致,这为阐明神曲发酵过程中蛋白酶介导的蛋白质酶解机制提供了重要实验依据。

3. 蛋白酶催化的氨基酸量变规律研究 采用 UPLC-PDA 分析方法对发酵 0、4、8 d 的神曲样品进行检测,分别制备了神曲酶液及其酶解产物的供试品溶液,代表性色谱图如图 5-20 所示。通过与对照品比对,在神曲酶液与麦麸蛋白质共孵育体系(0 h 和 8 h)中鉴定出 9 种氨基酸,包括丙氨酸、天冬氨酸、谷氨酸、组氨酸、异亮氨酸、亮氨酸、苯丙氨酸、丝氨酸和缬氨酸。为明确反映孵育过程中氨基酸含量的变化特征,本研究以 0 h 的氨基酸浓度为基准值,系统绘制了各氨基酸在不同孵育时间点的浓度变化曲线(图 5-21),从而直观展示酶解过程中氨基酸的动态积累规律。

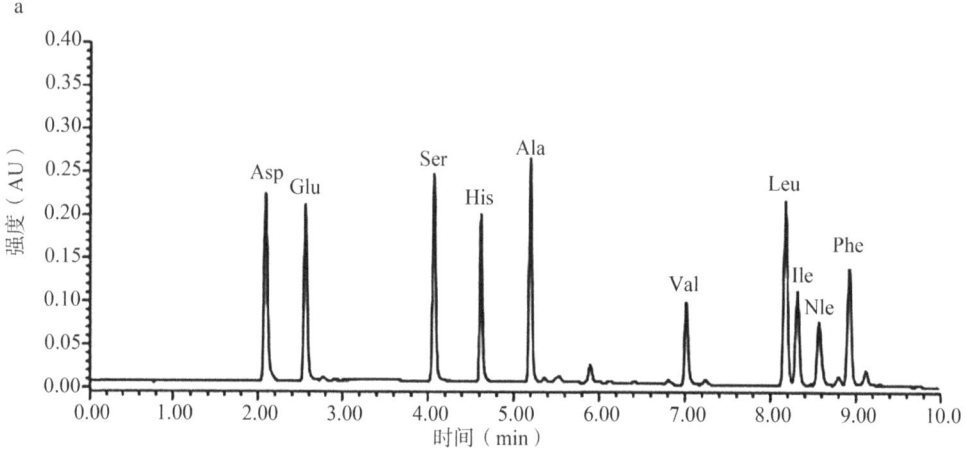

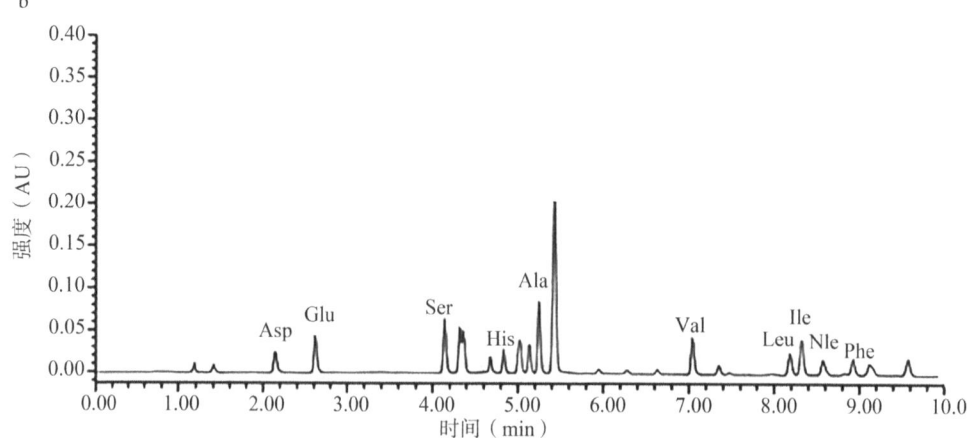

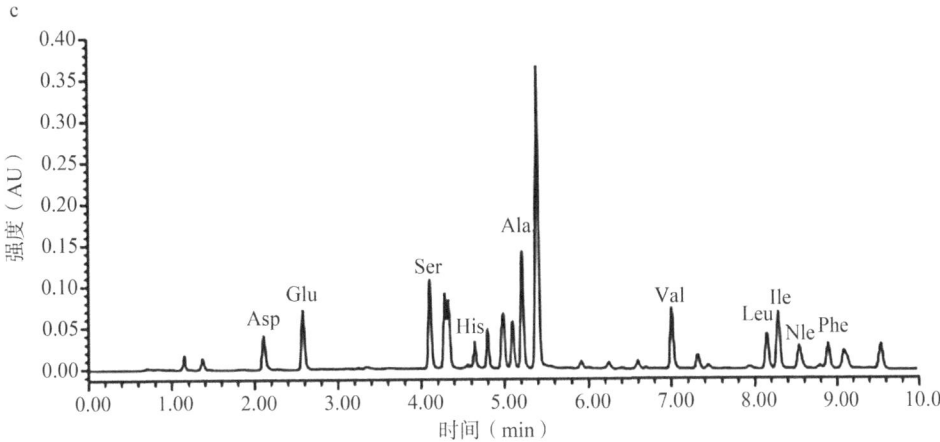

图 5-20 氨基酸混合对照品(a)、反应 0 h 酶解产物供试品溶液(b)和反应 8 h 酶解产物供试品溶液(c)的代表性 UPLC 色谱图

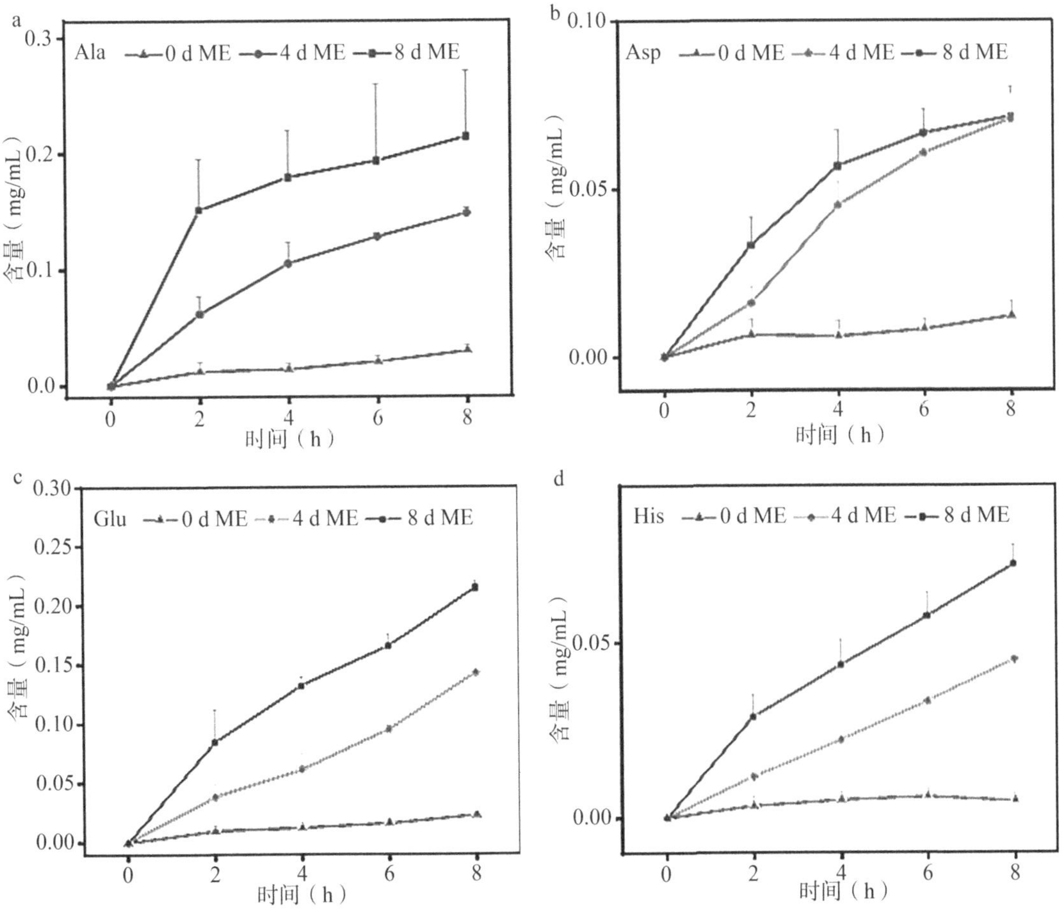

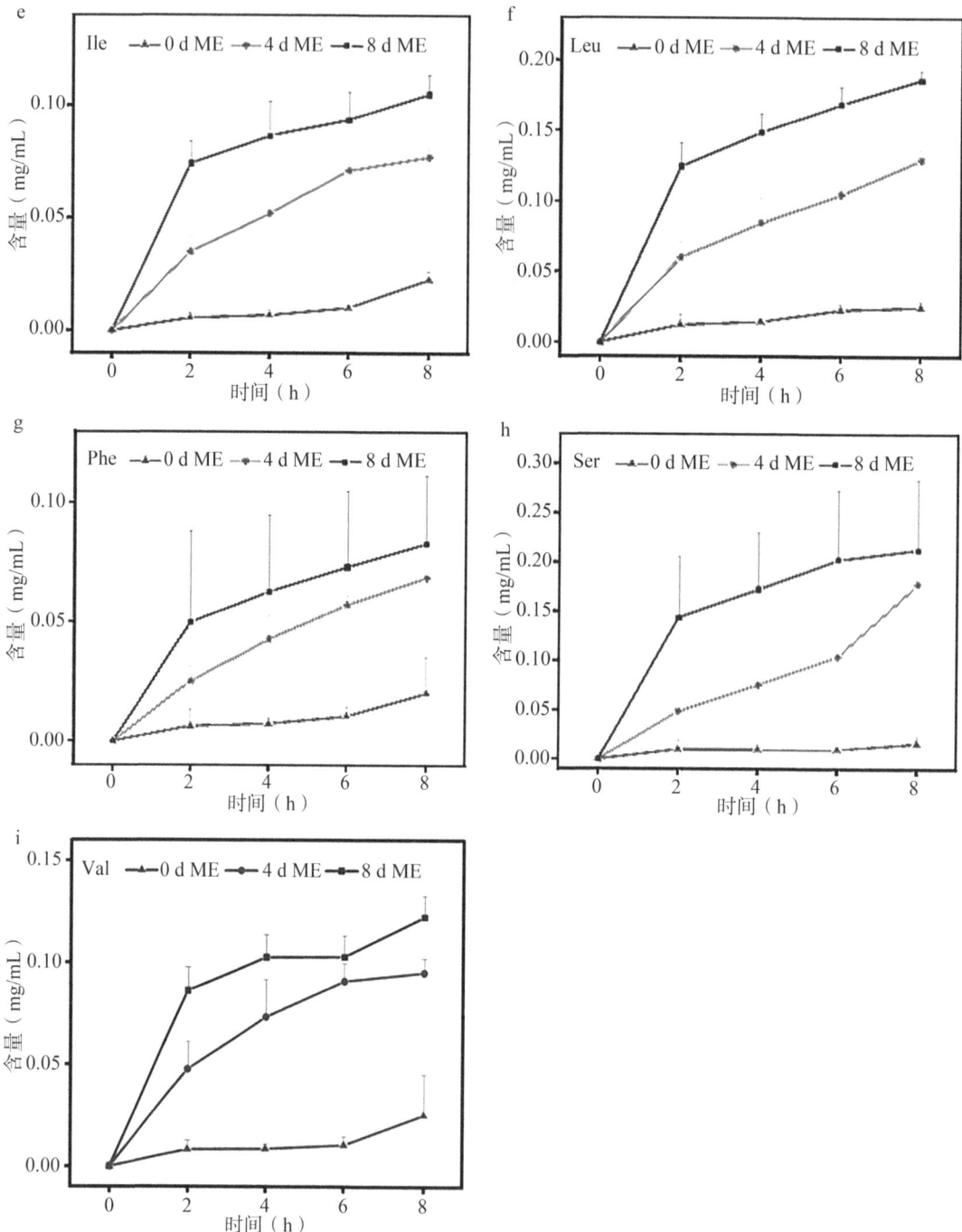

图 5-21 不同发酵程度神曲酶液与麦麸蛋白质孵育体系中氨基酸浓度变化折线图

a:丙氨酸;b:天冬氨酸;c:谷氨酸;d:组氨酸;e:异亮氨酸;f:亮氨酸;g:苯丙氨酸;h:丝氨酸;i:缬氨酸

注:0 d ME 表示发酵 0 d 神曲的酶液体系,4 d ME 表示发酵 4 d 神曲的酶液体系,8 d ME 表示发酵 8 d 神曲的酶液体系

麦麸蛋白质与未发酵神曲酶液共孵育后,各氨基酸浓度均未呈现显著变化。在 8 h 反应后,9 种检测氨基酸的增量均低于 0.03 mg/mL,这与未发酵神曲中蛋白酶活性较低的特征相符。相比之下,发酵 4 d 的神曲酶液表现出更强的蛋白质降解能力。8 h 孵育后,各氨基酸

浓度增幅显著提高,其中丝氨酸增量最为突出(0.177 68±0.011 5 mg/mL),其余氨基酸增量范围在0.045~0.148 mg/mL。这一现象与发酵过程中蛋白酶活力的提升趋势一致。发酵8 d的神曲酶液展现出最强的蛋白降解效能。8 h反应后,各氨基酸增量均达到峰值,特别是丙氨酸(0.213 97±0.058 mg/mL)、谷氨酸(0.214 41±0.005 7 mg/mL)和丝氨酸(0.212 80±0.071 mg/mL)的增量最为显著。

这些结果证实,神曲中的蛋白酶系统能够有效将麦麸蛋白质降解为多种氨基酸。这种蛋白质降解过程具有重要的生理意义:一方面提高了蛋白质的生物利用度,另一方面产生的氨基酸具有潜在的药用价值,可用于辅助治疗多种代谢性疾病。本研究结果与前期观察到的蛋白酶活性变化规律及蛋白质降解能力高度吻合,完整揭示了神曲发酵过程中微生物源性蛋白酶将底物蛋白质转化为氨基酸的代谢途径(图5-22)。

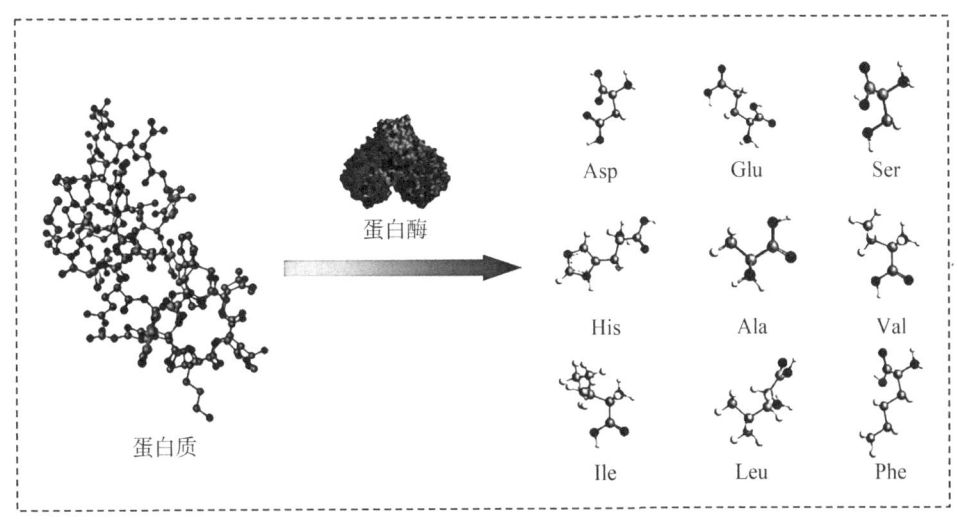

图5-22 神曲发酵过程中蛋白酶驱动的氨基酸生成途径

研究表明,氨基酸在维持机体健康方面具有多方面的生理功能,包括但不限于:调节肠道免疫功能、维护肠道黏膜屏障完整性、促进营养物质消化吸收、参与氧化应激调节以及介导能量代谢和信号转导等关键生理过程[20-25]。具体而言,本研究中检测到的各类氨基酸均具有独特的生理活性:丙氨酸在促进肌肉合成、增强免疫防御和加速组织修复等方面具有重要作用;天冬氨酸和谷氨酸不仅能促进钙离子吸收[26],后者作为氮代谢的核心氨基酸,在肝脏保护和代谢调节方面尤为关键[27];支链氨基酸(异亮氨酸、缬氨酸和亮氨酸)则在能量平衡调控、营养代谢、肠道微生态平衡及免疫调节等方面扮演重要角色[21];丝氨酸作为重要的代谢调控因子,参与脂质代谢、肌肉发育以及神经髓鞘形成等生理过程[28,29];而苯丙氨酸和组氨酸除参与蛋白质合成外,还在免疫防御和肠道组织保护等方面具有特殊功效[8]。这些发现提示,神曲通过发酵过程产生的多种氨基酸可能与其调节肠道功能、增强免疫保护和抗氧化等药理作用密切相关。

第三节 基于定量核磁共振氢谱的神曲加工过程中葡萄糖量变规律

麦麸和面粉作为神曲发酵的主要基质,其主要成分淀粉和纤维素在微生物及其酶系的作用下发生系列转化:多糖首先降解为寡糖和单糖等中间产物,继而进一步酵解生成乳酸和短链脂肪酸等代谢产物。现有神曲化学成分研究主要聚焦于黄酮、酚酸、糖类、氨基酸及挥发性成分等,近年来研究趋势正逐步转向揭示这些成分在发酵和炮制过程中的动态变化规律,以阐明神曲的发酵炮制机制[30-32]。

《中华人民共和国卫生部药品标准·中药成方制剂》第十九册虽已制定现代神曲发酵标准,但通过对比各省中药材标准和炮制规范发现,各地神曲在发酵程度、原料配比及制备工艺等方面仍存在显著差异,且缺乏统一的质量控制标准[33]。针对这一问题,本研究创新性地建立了基于定量核磁共振氢谱(qHNMR)的神曲葡萄糖含量测定方法,系统分析了市售神曲的葡萄糖含量,并探究了其在加工炮制过程中的变化规律。该研究不仅为规范神曲炮制工艺、提升发酵品质提供了科学依据,更为完善神曲质量控制标准体系奠定了重要基础。

一、神曲样品中葡萄糖含量测定方法的建立

(一) 神曲样品中葡萄糖的鉴定

测定神曲样品的核磁共振氢谱,通过将样品谱图与单糖及寡糖对照品的特征峰形和化学位移进行系统比对,结果显示神曲中仅存在葡萄糖单一糖类成分。为验证该结果,同时采用 HPLC-ELSD 方法对神曲糖类成分进行分析,检测结果与 ^{1}H-NMR 分析一致,均仅检出葡萄糖。基于上述两种分析方法的一致性结果,本研究选择葡萄糖作为神曲糖类成分的定量指标开展后续研究。

(二) 供试品溶液的谱图解析

核磁共振可分为一维核磁共振和二维核磁共振。常用的一维谱包括 ^{1}H-NMR、^{13}C-NMR,二维谱包括 ^{1}H-^{1}H COSY、HSQC 和 HMBC。根据 ^{1}H-NMR、^{13}C-NMR、^{1}H-^{1}H COSY、HSQC 和 HMBC 谱图,对葡萄糖的特征质子信号峰进行分析,具体信息为:$5.24(d, J=3.6\,\text{Hz}, \alpha\text{H-1})$;$4.65(d, J=7.8\,\text{Hz}, \beta\text{H-1})$,见图 5-23。

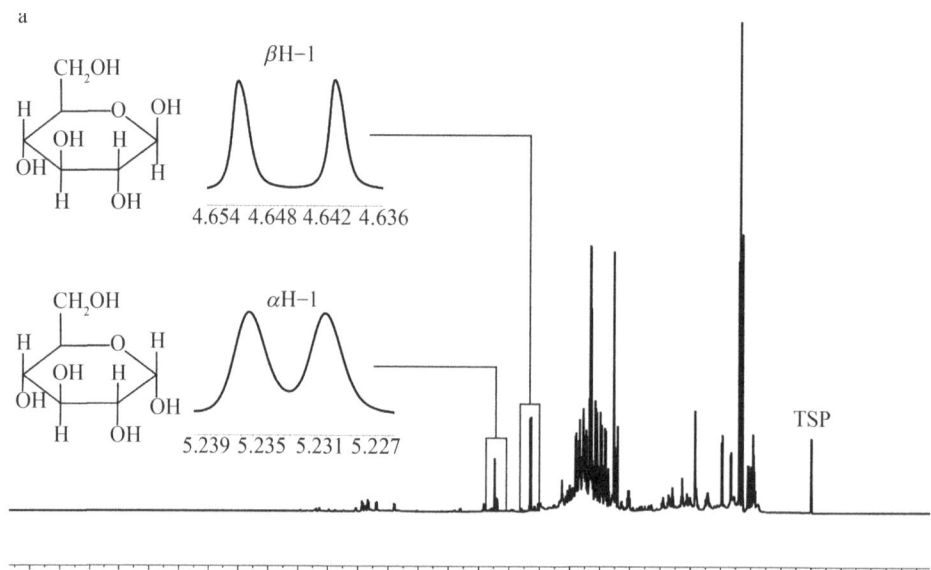

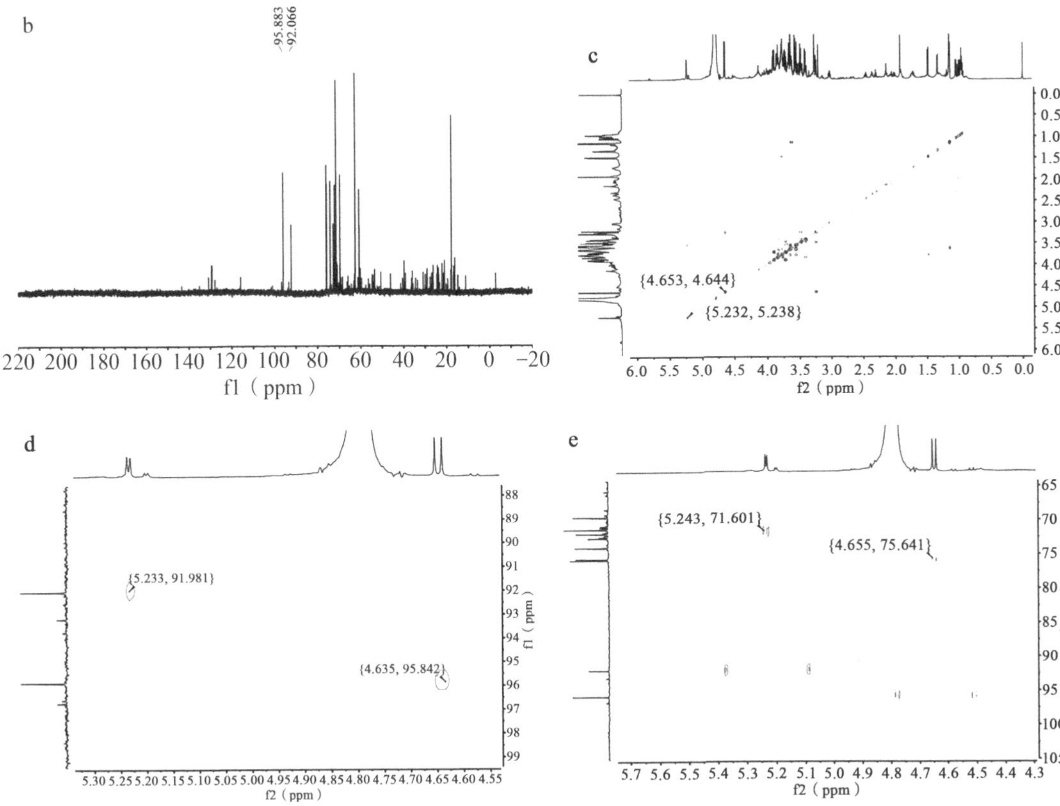

图 5-23 神曲供试品溶液的 ^1H-NMR(a)、^{13}C-NMR(b)、^1H-^1H COSY(c)、HSQC(d)和 HMBC(e)谱图

(三) 定量峰及内标峰的选择

在化合物定量分析中,需选择与其他质子信号峰完全分离的特征质子信号峰作为定量峰。葡萄糖在水溶液中主要存在吡喃式构型含氧环结构,形成 α 和 β 两种构型的动态平衡混合物,其特征端基质子信号分别位于 $\delta 5.24$ 和 $\delta 4.65$ 处,呈现双峰形态[34]。本研究选取这两个信号峰作为定量峰,因其峰形良好且不受其他信号峰干扰。内标物的选择对定量准确性至关重要,理想的内标应具备稳定性高、纯度高、溶解性好、信号峰简单等特性,同时要求其定量峰不与分析物重叠,且不与样品组分或溶剂发生化学反应。TSP-d_4 作为常用水溶性内标,在 $\delta 0.00$ 处呈现一个尖锐的单峰信号,其分子含有 9 个质子。实验表明,TSP-d_4 在神曲供试品溶液中溶解性良好,信号峰不与样品中其他组分重叠,不影响待测化合物的定量分析[35],因此适合作为神曲 qHNMR 定量研究的内标物质。

(四) 葡萄糖含量计算方法

$$含量(mg/g) = \frac{N_{TSP-d_4}}{N_{Glc}} \cdot \frac{A_{Glc}}{A_{TSP-d_4}} \cdot \frac{M_{Glc}}{M_{TSP-d_4}} \cdot \frac{C_{TSP-d_4}V}{m_{MMF}} \quad (5-7)$$

$$= \frac{N_{TSP-d_4}}{N_{Glc}} \cdot \frac{A_{\alpha-Glc} + A_{\beta-Glc}}{A_{TSP-d_4}} \cdot \frac{M_{Glc}}{M_{TSP-d_4}} \cdot \frac{C_{TSP-d_4}V}{m_{MMF}}$$

其中,N_{Glc} 和 N_{TSP-d_4} 分别代表葡萄糖和内标物 TSP-d_4 的定量质子个数,A_{Glc} 和

A_{TSP-d_4} 分别代表葡萄糖和 TSP-d_4 的定量峰积分面积(A_{TSP-d_4} 为 1),M_{Glc} 和 M_{TSP-d_4} 分别代表葡萄糖和 TSP-d_4 的相对分子质量,C_{TSP-d_4} 代表内标物 TSP-d_4 的浓度(mg/mL),V 代表供试品溶液的体积(mL),m_{MMF} 代表神曲的质量(g)。

(五) 神曲中葡萄糖提取条件的优选

本研究从不同料液比(1∶20、1∶40、1∶80)、提取时间(5 min、10 min、20 min、30 min、40 min、50 min)和提取温度(40 ℃、50 ℃、60 ℃、70 ℃)三个方面系统考察了不同条件对神曲中葡萄糖提取效率的影响。当料液比为 1∶40 和 1∶80 时,葡萄糖定量峰信号最强且无明显差异;当提取时间为 40 min 和 50 min 时,葡萄糖定量峰信号最强且无明显差异;当提取温度为 60 ℃时,葡萄糖定量峰面积最大,而温度过高可能会导致成分的降解。综合考虑,选取料液比 1∶40、超声时间 40 min、超声温度 60 ℃的条件作为神曲中葡萄糖的最优提取条件。优化后供试品溶液的制备方法为:取神曲 0.1 g 置于 10 mL 离心管中,加入 4 mL 重水,混匀,60 ℃超声处理 40 min,12 700 rpm 离心 10 min,取适量上清液转移至核磁管中,即得。

(六) 方法学验证

经过系统的方法学研究,证明基于 qHNMR 的神曲中葡萄糖定量方法切实可行。葡萄糖线性回归方程是 $y=2.432\,4x+0.003$($r=0.999\,9$),线性范围为 0.100 7~6.441 7 mg/mL,结果表明该方法线性关系良好;日内精密度 RSD 为 0.41%,日间精密度 RSD 为 2.3%,表明仪器精密度良好;稳定性试验 RSD 为 0.84%,表明供试品溶液室温放置 12 h 稳定性良好;重复性试验 RSD 为 2.0%,表明方法重复性良好;葡萄糖的平均加样回收率为 98.17%,RSD 为 2.0%,表明葡萄糖的加样回收率良好。

二、神曲样品中葡萄糖含量测定结果

(一) 市售神曲中葡萄糖含量波动规律研究

不同产地或相同产地不同批次的生神曲中葡萄糖含量存在显著差异,见表 5-7、图 5-24。其中,湖北省生神曲的葡萄糖含量最低(16.96 mg/g),而四川省生神曲含量最高(120.57 mg/g),且不同批次间波动较大(20.10~120.57 mg/g),其他地区生神曲的葡萄糖含量变化范围相对较小(17.70~52.46 mg/g)。此外,同一产地的炒神曲中葡萄糖含量普遍低于生神曲,而焦神曲中则未检出葡萄糖。

表 5-7 市售神曲中葡萄糖含量测定结果($\bar{x}\pm s$,mg/g,$n=3$)

编号	产地	规格	含量
CQR-1	重庆	生神曲	42.81±0.74
CQR-2	重庆	生神曲	24.24±0.08
HBR-1	河北	生神曲	19.08±0.31
HBR-2	河北	生神曲	17.70±0.32
HBR-3	河北	生神曲	21.19±0.30
SCR-1	四川	生神曲	65.57±0.74
SCR-2	四川	生神曲	120.57±0.45
SCR-3	四川	生神曲	20.10±0.14

(续表)

编号	产地	规格	含量
SCR-4	四川	生神曲	32.46±0.60
AHR	安徽	生神曲	35.07±0.58
JXR	江西	生神曲	52.46±0.91
HUR	湖北	生神曲	16.96±0.53
AHB	安徽	炒神曲	19.62±0.37
HBB	河北	炒神曲	13.43±0.47
JXB	江西	炒神曲	15.15±1.13
HBC-1	河北	焦神曲	—
HBC-2	河北	焦神曲	—
JXC	江西	焦神曲	—

注:"—"表示未检出

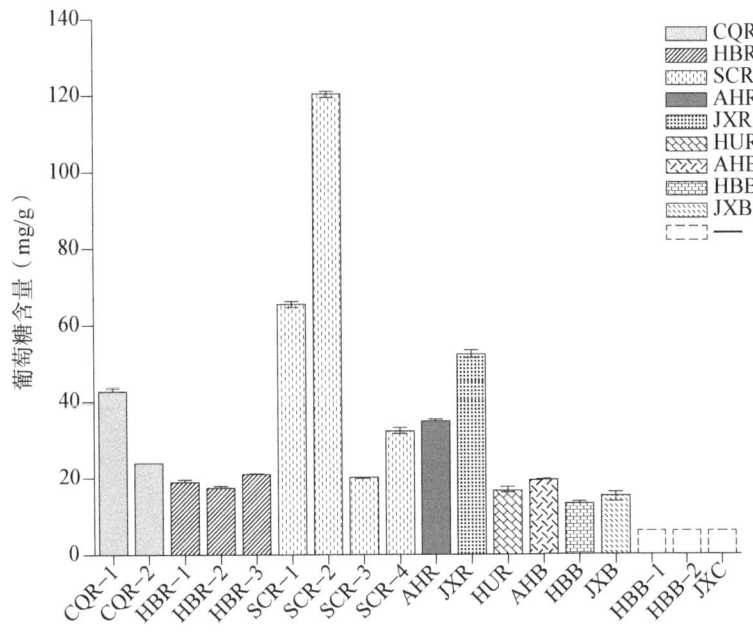

图 5-24 市售神曲中葡萄糖含量波动情况柱状图

注:"—"表示未检出

市售神曲的葡萄糖含量差异较大,这可能与不同地区的加工工艺(如发酵时间、麸面比例、发酵方式和炮制方法)密切相关。例如,重庆市神曲的发酵时间为 7~8 d,安徽省为 4~6 d,而江西省为 7 d 左右;四川省中药饮片炮制规范规定面粉与麦麸的比例为 2:1,而江西省则采用全麦麸发酵;安徽省采用苘麻叶覆盖曲块发酵,江西省则使用稻草覆盖。此外,历代炮制方法多样,常见的有生品、炒品及焦品等不同规格。这些工艺差异可能是导致神曲质量参差不齐的主要原因。

(二) 不同麸面比神曲发酵中葡萄糖生成规律研究

不同麸面比神曲中的葡萄糖含量在发酵过程中均呈现先上升后下降的变化趋势。其中,部颁法制备神曲的葡萄糖含量波动范围为 23.23～98.13 mg/g,并在发酵第 2 d 达到峰值。从微生物学角度分析,这种变化规律与发酵过程中微生物群落动态变化密切相关。研究表明,神曲发酵过程中霉菌、酵母菌和细菌的种群结构及其分泌的酶类(如淀粉酶、麦芽低聚糖酶、葡萄糖苷酶等)均呈现动态变化,这些微生物及其代谢酶系共同调控糖类成分的转化过程。具体而言,微生物通过酶解作用将多糖分解为寡糖和单糖等中间产物,继而进一步代谢生成乳酸和短链脂肪酸等终产物[36]。

在不同原料配比的神曲中,葡萄糖含量存在明显差异:全麦麸和全面粉发酵的神曲葡萄糖含量较低;麦麸-面粉 1∶1 和 2∶1 配比的神曲在第 2 天葡萄糖含量增幅最大;麦麸-面粉 1∶2 配比的神曲葡萄糖含量介于上述两者之间,见表 5-8。统计分析显示,与部颁标准采用的麸面比(2∶1)相比,全麦麸和全面粉发酵神曲的 AUC(浓度-时间曲线下面积)存在极显著差异($P<0.001$),麦麸-面粉 1∶2 配比的神曲 AUC 存在显著差异($P<0.01$),见图 5-25。这一差异可能源于原料特性的不同:麦麸主要由膳食纤维构成,而面粉富含淀粉和蛋白质;此外,麦麸质地疏松、透气性好,面粉加水后黏稠、透气性差,这些物理特性的差异导致发

表 5-8 不同发酵程度及不同麸面比神曲中葡萄糖含量变化情况($\bar{x}\pm s$, mg/g, $n=3$)

神曲样品 \ 发酵天数	0 d	2 d	4 d	6 d	8 d
全麦麸	21.58±0.18	42.27±3.39	27.98±1.78	23.90±1.73	25.33±1.18
麦麸-面粉 2∶1	28.16±2.11	98.13±5.11	65.88±4.51	41.03±15.83	23.23±9.74
麦麸-面粉 1∶1	18.24±0.36	104.27±14.65	57.06±3.27	32.21±4.30	26.94±8.33
麦麸-面粉 1∶2	18.04±0.03	64.44±5.70	46.00±3.45	35.99±3.20	32.83±2.08
全面粉	27.13±0.02	41.13±12.05	16.45±1.59	17.44±3.15	26.01±3.50

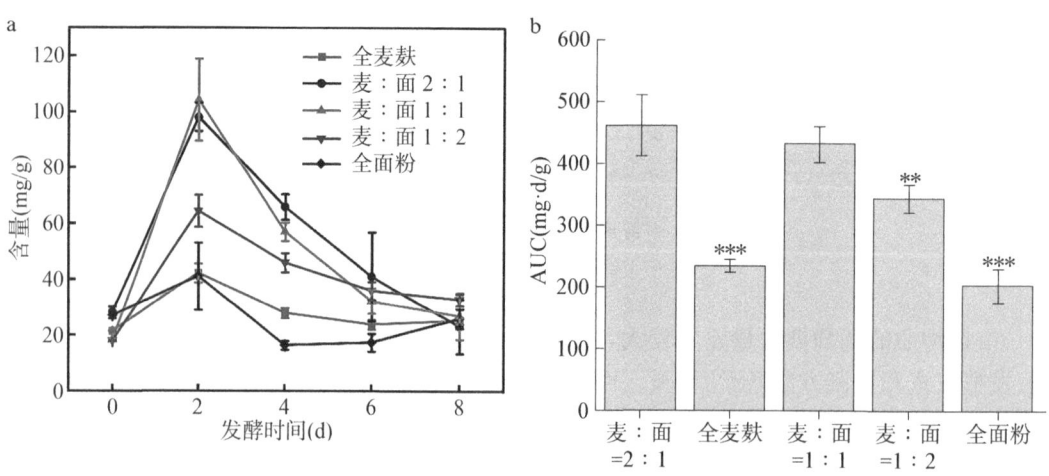

图 5-25 不同发酵程度及不同麸面比神曲中葡萄糖含量(a)及 AUC(b)变化情况($\bar{x}\pm s$, $n=3$)

注:与麸面比 2∶1 发酵的神曲相比,** $P<0.01$,*** $P<0.001$;AUC:浓度-时间曲线下面积

酵微环境不同。实验结果表明,适当比例的麸面混合发酵更有利于葡萄糖的生成。通过系统研究不同麸面比对神曲发酵过程中葡萄糖含量变化的影响,可为优化工业生产工艺、提升神曲质量提供科学依据。

(三) 炮制方式对神曲中葡萄糖含量的影响

生神曲到麸炒神曲过程中,葡萄糖含量稍有下降,但统计学分析显示这一变化无显著差异($P>0.05$);当继续炮制至焦神曲时,葡萄糖含量显著降低($P<0.01$),见图 5-26。

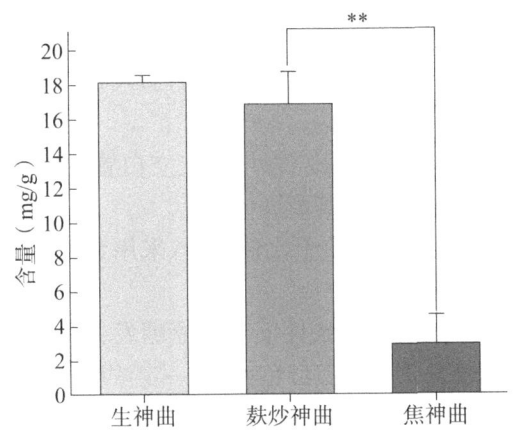

图 5-26 不同神曲炮制品中葡萄糖含量变化情况($\bar{x}\pm s, n=3$)

注:** $P<0.01$

这一变化规律可从化学反应机制进行解释:糖类物质(尤其是单糖)在加热条件下会发生脱水降解反应(焦糖化反应);若体系中存在氨基化合物,则易发生美拉德反应[36]。因此推测,神曲在炒制过程中葡萄糖含量的下降主要归因于焦糖化和美拉德反应的发生,且其降解程度与炒制温度呈正相关。值得注意的是,自制焦神曲的葡萄糖含量高于市售焦神曲,这可能与两者的发酵程度、原料配比及炒制工艺差异有关。本研究系统揭示了神曲炮制过程中葡萄糖含量的动态变化规律,为优化神曲加工炮制工艺及提升产品质量提供了重要的理论依据。

第四节 不同麸面比神曲发酵过程中淀粉酶活力的变化规律

各地神曲的制备工艺、原料配比、温度湿度有所差异,且质量标准的规定也不统一,导致神曲质量良莠不齐。神曲发酵主要依赖于微生物在特定环境下的生长、繁殖及转化,分泌多种酶类物质,产生次级代谢产物。因此消化酶活力的大小常常作为评判神曲质量的指标,常见的消化酶有淀粉酶、脂肪酶及蛋白酶。其中麦麸和面粉作为神曲发酵中占比最大原料,其主要成分为淀粉和纤维素,改变两者配比对神曲质量有所影响,淀粉酶活力势必发生变化,影响神曲质量。因此,本实验测定不同发酵程度以及麸面比神曲中淀粉酶活力,以期为优化神曲发酵制备工艺、提升神曲品质提供依据。

一、淀粉酶活力测定与葡萄糖标准曲线建立

(一) 淀粉酶活力测定

1. 神曲酶液的制备 取神曲样品,粉碎,过3号筛,精密称量1g置于10mL离心管中,加入5mL纯水混匀,于40℃水浴锅中保温3h,间断搅拌,水浴保温后的混合液离心10min,取上清液,即得。

2. 供试品溶液的制备 取1mL 1%可溶性淀粉溶液于试管中,加入400μL 1% NaCl溶液,37℃保温5min,同时将神曲酶液预热,取200μL于试管中,准确计时反应5min,立即加入200μL的0.4 mol/L NaOH溶液终止反应,最后加入200μL DNS溶液,煮沸5min显色,冷却至室温,备用。

3. 酶灭活对照溶液的制备 每个反应管均设定空白管,空白管先加入神曲酶液,随即加入0.4 mol/L NaOH溶液终止反应,其余操作同上。

4. 检测方法 取供试品溶液2mL于比色皿中,采用紫外-可见分光光度计于540nm下检测吸光度。

5. 酶活力计算方法 DNS在碱性条件下与还原糖发生氧化还原反应,生成3-氨基-5-硝基水杨酸,该产物在煮沸条件下显棕红色,且在一定浓度范围内颜色深浅与还原糖含量成正比。本实验通过测定酶解产物中还原糖含量确定淀粉酶活力。将在37℃下,每分钟生成1μmol葡萄糖所需要的酶量定义为1个酶活单位(U)。本研究中,淀粉酶活力特指每克神曲在37℃条件下,每分钟催化淀粉生成葡萄糖的物质的量,其计量单位为U/g,见计算公式5-8:

$$淀粉酶活力 = (n_5 - n_0)/(m \times t) \tag{5-8}$$

式中,n_5代表加入神曲酶液反应5 min后溶液中葡萄糖物质的量(μmol),n_0代表酶灭活对照溶液中葡萄糖物质的量(μmol),m代表神曲质量(g),t代表反应时间(min)。

(二) 葡萄糖标准曲线建立

取$D(+)$-无水葡萄糖适量置于量瓶中,精密称定,加水溶解并定容至刻度,配制成浓度为1 mg/mL的对照品溶液,逐级稀释成系列对照品溶液,并按照已建立方法制备供试品溶液,于540 nm下检测吸光度,得到标准曲线是$y = 0.0015x - 0.0107 (r = 0.9992)$,线性范围为100.0~700.0 μg/mL,结果表明该方法线性关系良好。

二、不同发酵程度神曲中淀粉酶活力研究

参照《中华人民共和国卫生部药品标准·中药成方制剂》第十九册中收录的神曲制法,分别制备发酵0、2、4、6、8 d的神曲样品,并测定其淀粉酶活力。淀粉酶是一类能够水解淀粉糖苷键的酶的总称,其作用是将淀粉分解为寡糖、短链糊精、葡萄糖和麦芽糖等产物。实验结果表明,神曲在发酵过程中淀粉酶活力呈现先上升后下降的动态变化趋势,其中发酵第2 d的样品酶活力达到峰值(261.97 U/g)。分析其原因,在发酵初期,充足的底物为微生物生长繁殖提供了有利条件,促使微生物大量分泌酶类物质;而随着发酵进程的推进,底物逐渐消耗,同时发酵环境条件恶化,最终导致淀粉酶活力下降。

三、不同麸面比发酵神曲中淀粉酶活力研究

分别制备不同麸面比神曲(包括全麦麸、麦麸-面粉1∶1、麦麸-面粉1∶2、全面粉发酵神曲),并分别于第0、2、4、6、8 d取样,测定其淀粉酶活力。不同麸面配比的神曲在发酵过程中均表现出淀粉酶活力先升高后降低的变化规律,且各配比组均在发酵第2 d出现最显著的酶活力增长并达到峰值,见表5-9。具体而言:全麦麸组淀粉酶活力峰值为232.44 U/g,麦麸-面粉1∶1组达到276.60 U/g,麦麸-面粉1∶2组为239.39 U/g,全面粉组则为245.73 U/g,值得注意的是,在发酵终点时,全面粉组神曲的淀粉酶活力最低,而按照部颁标准制备的神曲则保持最高酶活力。

表5-9 不同麸面比神曲发酵过程中淀粉酶活力测定结果($\bar{x}\pm s$,U/g,$n=3$)

神曲样品\发酵天数	0 d	2 d	4 d	6 d	8 d
全麦麸	138.37±2.61	232.44±15.95	205.14±5.91	189.52±16.15	165.22±0.47
麦麸-面粉2∶1(部颁标准)	178.79±0.79	261.97±2.19	239.48±15.22	220.77±5.96	220.11±10.45
麦麸-面粉1∶1	164.23±1.11	276.60±62.65	214.97±11.20	207.77±12.17	178.79±36.15
麦麸-面粉1∶2	159.42±1.75	239.39±17.67	199.26±6.00	172.13±36.94	186.35±5.50
全面粉	157.90±0.62	245.73±10.82	99.60±13.85	29.16±9.95	23.28±0.89

这一现象可能与原料的物理特性密切相关:面粉颗粒细小,加水后黏度增加、透气性降低;而麦麸颗粒较大,加水后质地疏松、透气性良好。因此,全面粉组不利于微生物的生长繁殖,导致淀粉酶活力最低;而部颁法采用的麸面配比合理,为微生物提供了适宜的生长环境,故酶活力最高。此外,前期研究观察到根霉菌数量变化与淀粉酶活力趋势一致(先升后降),结合文献报道根霉菌具有产淀粉酶和降解多糖的能力,说明不同麸面比神曲的淀粉酶活力变化与微生物生长动态相互印证。

小 结

神曲发酵过程伴随着关键性的物质转化反应。以麦麸和面粉为主要原料,其中的蛋白质组分在微生物分泌的蛋白酶作用下发生逐步降解,由大分子蛋白质转化为小分子肽和游离氨基酸,发酵后氨基酸含量显著提升,这一转化过程不仅为微生物生长提供必需营养,更与神曲的消食功效密切相关。值得注意的是,游离氨基酸具有增强免疫、抗氧化等多种生物活性,而蛋白酶活力的动态变化直接决定了蛋白质分解效率,这些发现为阐明神曲发酵机制提供了重要依据。

在糖类代谢方面,淀粉和纤维素等大分子糖类物质在微生物酶系作用下,经过寡糖、单糖等中间产物阶段,最终转化为乳酸和短链脂肪酸等活性成分。多糖的分解程

度与淀粉酶活力呈显著相关,且麦麸与面粉的配比差异直接影响糖代谢,且不同加工阶段糖分含量呈现明显的规律性波动。

发酵工艺和后续加工工艺对成分转化具有决定性作用:发酵阶段促进新活性物质的生成,干燥过程有助于功效成分的保存,炒制处理既能去除酸味杂质和杂菌,又可提高有效成分的溶出率。然而,现行神曲生产工艺存在明显的区域差异,主要表现在原料配比、发酵程度和工艺参数等方面,直接导致产品质量参差不齐。

深入解析蛋白质和糖类的转化规律,不仅能够阐明神曲传统功效的物质基础,更重要的是为建立科学的质量控制体系、提高发酵产品质量稳定性提供了理论支持。深入揭示化学成分-微生物-转化酶-药效的关联机制,有助于推动中药发酵工艺的标准化。

参考文献

[1] Zhao C J, Schieber A, Gänzle M G. Formation of taste-active amino acids, amino acid derivatives and peptides in food fermentations — A review [J]. Food Res Int, 2016, 89:39 – 47.

[2] 许锐. 酶改性麦麸及其在高膳食纤维面条制作中的应用[D]. 北京:中国农业科学院, 2024.

[3] 刘飞翔, 董其惠, 吴蓉, 等. 不同国家和地区传统发酵食品及其发酵微生物研究进展[J]. 食品科学, 2020, 41(21):338 – 350.

[4] 吴翠, 徐靓, 马玉翠, 等. 神曲及其炮制品中 5-羟甲基糠醛的含量分析[J]. 分析仪器, 2019, (5):89 – 94.

[5] Kaul S, Sharma S S, Mehta I K. Free radical scavenging potential of L-proline: evidence from in vitro assays [J]. Amino Acids, 2008, 34(2):315 – 20.

[6] Neri A, Mariani F, Piccolomini A, et al. Glutamine-supplemented total parenteral nutrition in major abdominal surgery [J]. Nutrition, 2001, 17(11 – 12):968 – 969.

[7] Nie C, He T, Zhang W, et al. Branched chain amino acids: Beyond nutrition metabolism [J]. Int J Mol Sci, 2018, 19(4):954.

[8] Liu Y, Wang X, Hou Y, et al. Roles of amino acids in preventing and treating intestinal diseases: recent studies with pig models [J]. Amino Acids, 2017, 49(8):1277 – 1291.

[9] Wu L, Tan LX, Gong FF, et al. Promoting effect of the Maillard reaction products produced during the stir-frying process of Hordei Fructus Germinatus on the intestinal absorption of active ingredients in Hordei Fructus Germinatus [J]. Food Sci Biotechnol, 2021, 30(5):631 – 642.

[10] 张剑, 林庭龙, 秦瑛, 等. β-淀粉酶研究进展[J]. 中国酿造, 2009, (4):5 – 8.

[11] 孙媛, 蔡迪, 向琴, 等. 麦麸中四种蛋白的 Osborne 法提取分离及性能研究[J]. 食品工业科技, 2015, 36(9):136 – 139.

[12] Li H, Zou L, Li XY, et al. Adzuki bean (Vigna angularis): Chemical compositions, physicochemical properties, health benefits, and food applications [J]. Compr Rev Food Sci Food Saf, 2022, 21(3):2335 – 2362.

[13] 卢冉, 王炳智, 田英姿. 不同品种杏仁氨基酸组成分析及综合评价[J]. 食品科学, 2021, 42(24):229 – 235.

[14] 贾丹丹, 黄春敏, 刘英, 等. 六神曲炮制过程中微生物的分离与鉴定[J]. 中国现代中药, 2016, 18(3):357 – 361.

[15] 张娜英, 杨广宇. α-淀粉酶检测方法及其应用[J]. 生物工程学报, 2023, 39(3):898 – 911.

[16] Gao S, Shan L, Shi Y, et al. Exploration of the variations of amino acids in Massa Medicata Fermentata and their effects on gastrointestinal diseases [J]. LWT, 2023, 173:114309.

[17] 孔杰娜, 谢茵, 张凯, 等. 正交试验优化六神曲中淀粉酶和蛋白酶的提取工艺[J]. 山西医科大学学报, 2012, 43(5):349 – 352.

[18] 陈彦琳, 王云庭, 关凯乐, 等. 六神曲发酵过程中微生物群落结构研究[J]. 中国中药杂志, 2020, 45(21):5219 – 5225.

[19] Xu MS, Fu Q, Baxter A. The components and amylase activity of Massa Medicata Fermentata during the process of fermentation [J]. Trends Food Sci Tech, 2019, 91:653 – 661.

[20] 刘晓瑜,陈江宁,贾天柱.不同发酵方式对神曲消化酶活力及化学成分的影响[J].中国实验方剂学杂志,2017,23(3):14-17.
[21] 马维维,戚岑聪,张艳聪,等.六神曲固态协同发酵工艺优化及物质动态变化研究[J].中华中医药学刊,2017,35(5):1291-1294.
[22] 任红梅.产纤维素酶菌株的筛选及对玉米芯降解的研究[D].兰州:兰州理工大学,2013.
[23] 田长城,许晖,曹柯柯,等.黑曲霉和芽孢杆菌混合纤维素酶液的活性研究[J].中国饲料,2008,(9):26-28.
[24] 徐云,郑璐,相宏宇,等.六神曲发酵过程中5种消化酶的动态分析[J].中国酿造,2012,31(10):43-45.
[25] 赵鑫,张红,门中华,等.纤维素酶的研究与应用进展[J].化学与生物工程,2023,40(9):1-9.
[26] Liu XC, Liu J, Skibsted LH. Temperature effect on calcium binding to aspartate and glutamate [J]. Food Res Int, 2022,159:111625.
[27] Nakatake R, Okumura T, Miki H, et al. LB014-SUN: Glutamic acid has a liver-protective effect through the suppression of inducible nitric oxide synthase [J]. Clin Nutr, 2014,33(1):S244.
[28] Gao X, Lee K, Reid MA, et al. Serine availability influences mitochondrial dynamics and function through lipid metabolism [J]. Cell Rep, 2018,22(13):3507-3520.
[29] Sim WC, Lee W, Sim H, et al. Downregulation of PHGDH expression and hepatic serine level contribute to the development of fatty liver disease [J]. Metabolism, 2020,102:154000.
[30] 时海燕,徐男,赵霞,等.基于HS-GC-IMS技术分析六神曲炮制前后(炒、焦)挥发性物质的变化[J].中草药,2023,54(10):3120-3131.
[31] Fu FQ, Xu M, Wei Z, et al. Biostudy on traditional Chinese medicine *Massa Medicata Fermentata* [J]. ACS Omega, 2020,5(19):10987-10994.
[32] Zhang H, Gao S, Zhang X, et al. Fermentation characteristics and the dynamic trend of chemical components during fermentation of *Massa Medicata Fermentata* [J]. Arab J Chem, 2022,15(1):103472.
[33] 石亚玲,单鲁豫,杨晶晶,等.基于定量核磁共振氢谱的神曲加工炮制过程中葡萄糖量变规律研究[J].中国中药杂志,2023,48(23):6396-6402.
[34] 阎政礼,杨明生,冯志明.苹果原汁中葡萄糖、果糖和蔗糖NMR定量分析[J].湖南师范大学学报(医学版),2011,8(1):86-89.
[35] 李馨白,徐翊雯,张雅军,等.核磁共振氢谱法对3种低相对分子质量肝素中残留溶剂乙醇的定性和定量分析[J].中国药学杂志,2023,58(8):725-729.
[36] 张亚琨,张美莉,白雪.膳食纤维及短链脂肪酸对肠道微生物组成的影响[J].中国粮油学报,2023,38(2):195-202.
[37] 王丹,况丹妮,刘若阳,等.焦糖化与美拉德反应中DDMP、HMF及糠醛的生成研究[J].食品工业科技,2022,43(12):100-107.

第六章 神曲发酵过程中微生物厌氧发酵产物的变化特征

神曲作为传统发酵中药,其微生物发酵产物的动态变化特征是研究其药效物质基础的重要内容。目前,神曲的质量评价主要基于感官性状、酶活力、pH 以及微生物组成等指标[1-3]。在发酵过程中,微生物及酶可催化底物转化生成新的化学成分,这些新生成的成分可能是神曲发挥药效的关键活性成分[4,5]。因此,作为典型的发酵中药,微生物代谢产物的动态变化是评价神曲药效和质量的重要依据。

神曲以面粉和(或)麦麸为主要原料,富含膳食纤维。研究表明,膳食纤维经肠道菌群代谢可产生短链脂肪酸和乳酸等有益物质[6]。神曲中含有丰富的乳酸菌[7],其不仅存在于发酵体系中,也是人体肠道的重要共生菌,具有促进营养吸收、维持微生态平衡和保护肠道屏障等作用[8-10]。在发酵过程中,乳酸菌代谢产生的乳酸成为神曲的特征性成分之一[11]。短链脂肪酸(SCFAs)则具有调节肠道微环境、维持体液和电解质平衡以及抑制结肠肿瘤细胞增殖等生理功能[12-15]。此外,神曲在发酵过程中还会产生多种挥发性代谢物。这些乳酸、短链脂肪酸以及挥发性代谢物作为神曲的特征性发酵产物,不仅能够反映发酵进程,还可作为质量标志物用于神曲的质量控制。本章采用定量质子核磁共振(q-^{1}H NMR)技术分析了神曲发酵过程中乳酸的动态变化规律,运用气相色谱-质谱联用(GC-MS)法检测短链脂肪酸,并且采用全二维气相色谱-质谱联用(HS-GC×GC-MS)技术测定不同发酵程度的样品,通过主成分分析(PCA)和聚类热图等方法,系统研究了神曲挥发性代谢物的变化特征。

第一节 神曲发酵过程中乳酸的变化规律

一、检测方法

(一) 供试品溶液的制备

参照《中华人民共和国卫生部药品标准·中药成方制剂》第十九册中收录的神曲制法制备神曲软材,置于温度 33 ℃、相对湿度 80% 环境中发酵 8 d,隔日取样。

将不同发酵天数的神曲样品于鼓风干燥箱中 40 ℃ 低温干燥后粉碎过筛,取神曲粉末 0.1 g,加入 4 mL 重水(含有内标 TSP 0.8 mg)后混匀,超声处理 10 min,提取液离心后取上清液转移至核磁管中,密封后在核磁共振波谱仪中进行检测。

(二) 检测条件

质子激发频率:600.23 MHz;观测频率:600.23 MHz;抑水峰序列:Zgcppr;测定温度:298.7K;谱宽:12 335.5 Hz;90°脉冲宽度:13~14 μs;数据采样点:65 536;扫描次数:16 次;延迟时间:15 s;接受增益:32;OIP 值:4.7 ppm。

二、神曲发酵过程中乳酸的变化规律

(一) 供试品溶液的谱图解析

对神曲供试品溶液进行 ^1H NMR 与 $^1H-^1H$ COSY 检测,结果见图 6-1 和图 6-2。解

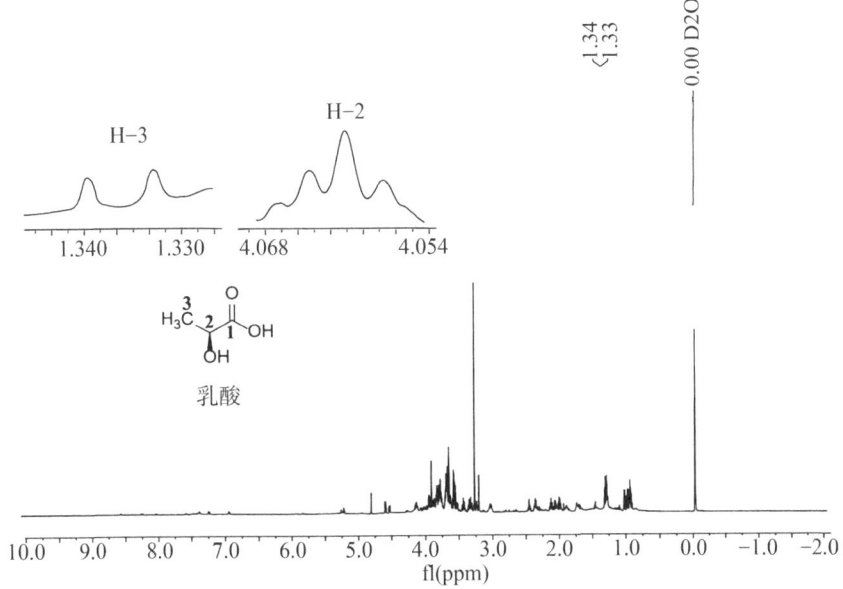

图 6-1 神曲供试品溶液的 ^1H NMR 谱图

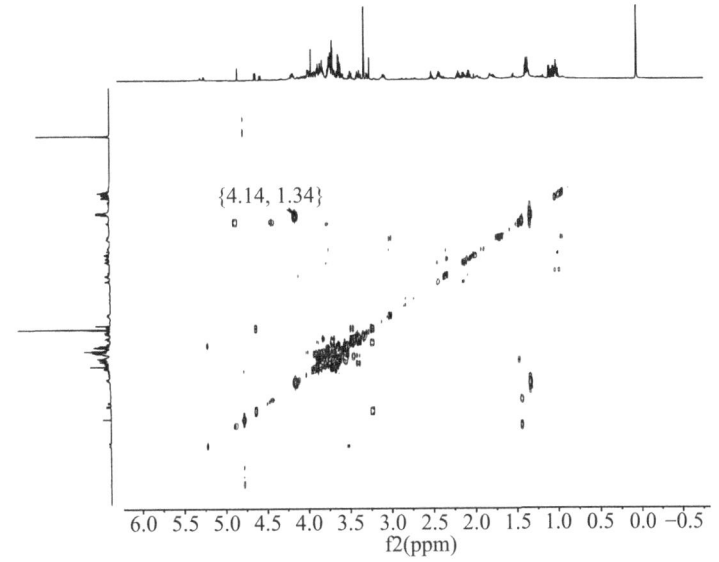

图 6-2 神曲供试品溶液的 $^1H-^1H$ COSY 谱图

析其中乳酸(2-羟基丙酸)的特征质子信号峰,对其化学位移和偶合常数进行归属,具体信息为:$\delta 1.33(3H, d, J=6.6 Hz, H-3), \delta 4.13(1H, q, J=6.6 Hz, H-2)$。

(二) 定量峰的选择

在乳酸的核磁共振氢谱中,H-2和H-3质子信号峰均可作为定量分析的特征峰。然而,由于H-2峰存在裂分不完全的问题,选择峰形对称且无干扰的H-3质子信号峰作为定量峰。在分析神曲发酵过程中乳酸含量变化时,发现第8d样品的H-3峰区域出现干扰峰,影响积分准确性,因此特别选取化学位移为1.340的H-3信号峰进行积分,并将其峰面积乘以2作为乳酸的定量依据。

(三) 乳酸含量计算方法

乳酸含量计算方法见公式6-1。

$$C_{LA} = C_{TSP} \cdot \frac{2A_{LA}}{N_{LA}} \cdot \frac{N_{TSP}}{A_{TSP}} \cdot \frac{V_{MMF}}{M_{MMF}} \tag{6-1}$$

其中,C_{LA}为神曲样品中乳酸的含量,C_{TSP}为样品溶液中内标化合物的摩尔浓度,N_{LA}为单位摩尔浓度乳酸定量峰的质子摩尔数,N_{TSP}为单位摩尔浓度内标化合物定量峰的质子摩尔数,A_{LA}为供试品溶液中乳酸定量峰的面积,A_{TSP}为供试品溶液中内标化合物定量峰的面积(A_{TSP}为1),M_{MMF}为神曲样品的称样量(g),V_{MMF}为供试品溶液的体积(mL)。

(四) 发酵产物乳酸在发酵过程中的变化规律研究

采用q-^{1}H NMR方法对不同发酵时间的神曲样品进行乳酸含量测定。如表6-1和图6-3所示,乳酸作为微生物厌氧发酵的特征代谢产物,在未发酵的神曲曲料(0 d)中未检出。随着发酵过程的进行,乳酸含量呈现明显的上升趋势,至发酵第8 d时达到峰值(2.605 mg/g)。这一变化规律表明,乳酸的产生与神曲发酵过程中的微生物代谢活动密切相关。

表6-1 神曲发酵过程中乳酸的含量测定结果($n=6$)

化合物	含量(mg/g)				
	0 d	2 d	4 d	6 d	8 d
乳酸	—	1.081	1.760	2.126	2.605

注:"—",未检测到

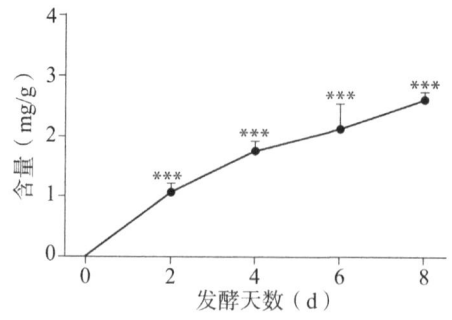

图6-3 神曲发酵过程中乳酸含量变化折线图

注:第2、4、6、8天含量分别与第0天相比,*** $P<0.001$

(五) 乳酸代谢途径

神曲所含的乳酸菌不仅能够促进营养物质吸收并调节肠道功能,还能在发酵过程中代谢产生乳酸,如图6-4所示,乳酸发酵主要通过两种代谢途径实现:同型乳酸发酵和异型乳酸发酵。这两种途径均以葡萄糖为底物,在厌氧条件下进行代谢,每分子葡萄糖可产生2分子ATP。同型乳酸发酵途径中,葡萄糖经糖酵解(EMP)途经直接代谢生成2分子乳酸,代谢产物单一;而异型乳酸发酵则通过戊糖磷酸(HMP)途径代谢,除主要产生乳酸外,还会生成乙醇、乙酸和二氧化碳等多种产物[16]。

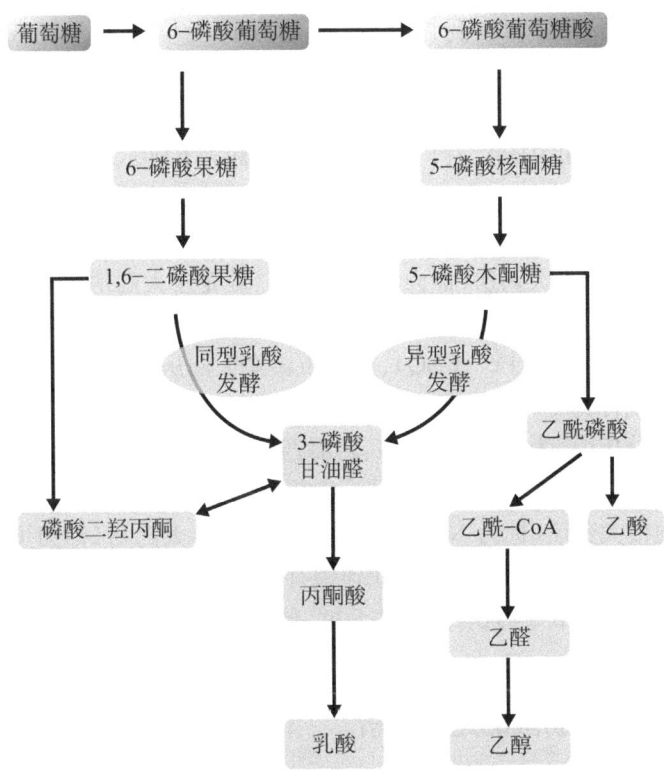

图6-4 葡萄糖→乳酸的代谢途径

第二节 不同神曲炮制品中短链脂肪酸的含量分析

短链脂肪酸因其强挥发性、缺乏紫外吸收基团和荧光特性,难以通过超高效液相色谱等常规方法进行检测。目前文献报道主要采用气相色谱法,但该方法通常需要对样品进行衍生化处理,存在操作流程繁琐耗时、有机溶剂毒性大且不环保、方法重复性欠佳等局限性。针对这些问题,本研究采用GC-MS技术进行定性与定量分析。

GC-MS技术通过将气相色谱仪作为质谱的进样系统,并利用质谱仪作为通用型检测器,实现了气相色谱高分离效率与质谱快速准确鉴定优势的有机结合。该技术可在单次分析中同步完成组分的分离与鉴定,显著提高了对多组分挥发性化合物的分析效率。作为挥发性化合物分析的优选方法,GC-MS 具有以下突出优势:定性分析结果准确可靠;定量分析精密度优异;方法选择性好、分离速度快、检测灵敏度高;抗基质干扰能力强,可实现多组分同时检测。本研究将 GC-MS 法应用于中药神曲中短链脂肪酸的含量测定,不仅显著提升了定性和定量分析的准确性、精密度和灵敏度,而且有效降低了基质干扰,简化了操作流程,为建立科学完善的中药神曲质量标准体系提供了可靠的分析方法依据。

一、神曲样品的收集

生神曲样品取样于天津市中药饮片厂(标记为 FJ-DRY),生神曲经炒制不同时间(0 min、5 min、10 min、15 min、20 min、25 min)得到的不同程度炒制品分别标为 CZ-0、CZ-5、CZ-10、CZ-15、CZ-20、CZ-25。

市售生神曲购自天津市中药饮片厂(共 3 批,分别标为 F1406120、F1408025、F1409090)。市售炒神曲分别购自于北京同仁堂药店天津河西分店(标为 TRT-CSQ)、天津医药集团敬一堂连锁股份有限公司(标为 JYT-CSQ)、华一堂药店(标为 HYT-CSQ)、南楼大药店(标为 NL-CSQ)、天津市华丰大药房(标为 HF-CSQ)、谦龙庄大药房(标为 QLZ-CSQ)、天津市顺康药业连锁有限公司(标为 SK-CSQ)、天津市至善堂大药房(标为 ZST-CSQ)、天津市津云大药房有限公司(标为 JY-CSQ)、天津市康众大药房(标为 KZ-CSQ)、天津市中药饮片厂(共 3 批,分别标为 F1210008、F1305001、F1309014)。市售焦神曲分别购自于北京同仁堂药店天津河西分店(标为 TRT-JSQ)、鸿海药店(标为 HH-JSQ)、天津医药集团敬一堂连锁股份有限公司(记为 JYT-JSQ)、华一堂药店(标为 HYT-JSQ)、老百姓大药房(标为 LBX-JSQ)、南楼大药店(标为 NL-JSQ)、天津市华丰大药房(标为 HF-JSQ)、谦龙庄大药房(标为 QLZ-JSQ)、天津市顺康药业连锁有限公司(标为 SK-JSQ)、天津市康众大药房(标为 KZ-JSQ)、天津市中药饮片厂(共 5 批,分别标为 F1206001、W1401068、F1309015、F1309089、F1408006)。

二、神曲中短链脂肪酸的定性分析

(一) 分析方法

1. 样品处理方法 取炒神曲(TRT-CSQ)适量,粉碎,取 2 g 粉末于顶空瓶中,精密称定,即得。

2. 分析条件 顶空进样条件:顶空震荡室加热温度 80 ℃,加热时间 30 min;顶空进样针温度 80 ℃,进样量 1.0 mL,采用不分流模式;用高纯氩气推动和清洗顶空针,清洗时间 0.5 min。

GC 条件:DB-FFAP 色谱柱(30 m×0.25 mm×0.25 μm);升温程序为初始 50 ℃保持 1 min,以 10 ℃/min 升至 200 ℃;进样口温度 250 ℃;载气为高纯氦气(纯度>99.9%),流速:1.0 mL/min。

MS 条件:电离方式为 EI;电子能量-70 eV;离子源温度 250 ℃;传输线温度 280 ℃;电子倍增器电压 0.95 kV;全扫描模式,扫描范围 m/z 33~200。

(二) 数据处理

检索计算机 NIST 标准质谱库,得到化合物信息,统计 R 和 F 匹配度(R 匹配为样品谱图与标准谱库检索得到结果的相似度;F 匹配为标准谱库逆向检索得到结果与样品谱图的相似度,两者最大值均为1 000)均大于700的挥发性成分。

(三) 神曲中短链脂肪酸的鉴定

通过检索 NIST 标准质谱库的方法,在中药炒神曲(TRT-CSQ)中鉴定出7个短链脂肪酸,包括乙酸、丙酸、异丁酸、丁酸、异戊酸、戊酸、己酸,结果见表6-2和图6-5。以戊酸为例,其检索结果及 GC-MS 裂解途径如图6-6所示。

表6-2 中药神曲短链脂肪酸 HS-GC/MS 测定结果

编号	保留时间(min)	分子式	化合物	R 匹配	F 匹配
1	8.322	CH_3COOH	乙酸	881	881
2	9.428	CH_3CH_2COOH	丙酸	776	776
3	9.758	$C_4H_8O_2$	异丁酸	756	756
4	10.478	$CH_3CH_2CH_2COOH$	丁酸	844	844
5	10.951	$C_5H_{10}O_2$	异戊酸	744	734
6	11.724	$CH_3(CH_2)_3COOH$	戊酸	775	775
7	12.894	$CH_3(CH_2)_4COOH$	己酸	846	846

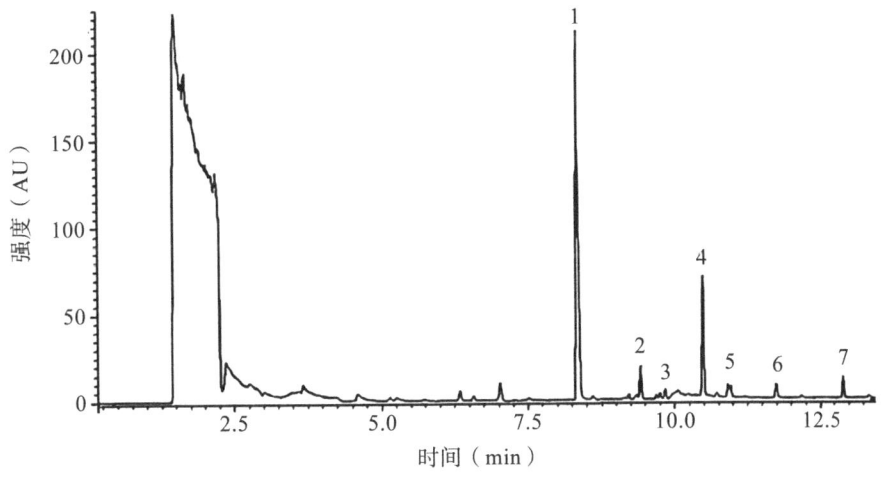

图6-5 中药神曲 HS-GC/MS 谱图

注:1:乙酸;2:丙酸;3:异丁酸;4:丁酸;5:异戊酸;6:戊酸;7:己酸

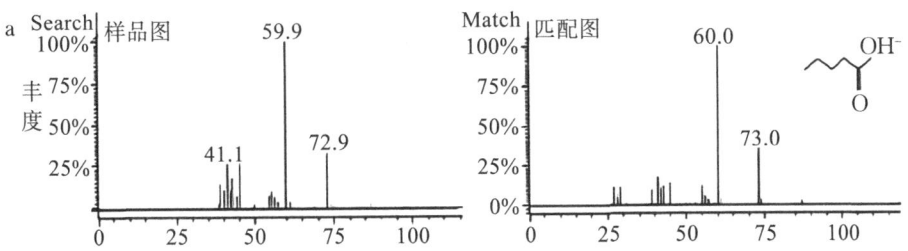

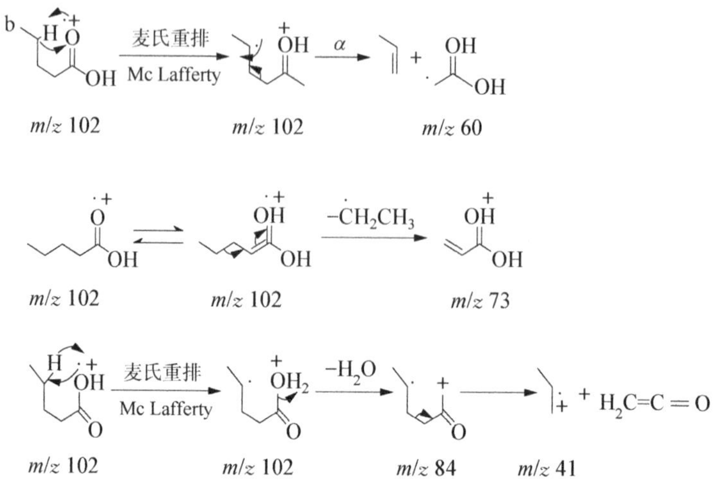

图 6-6 戊酸 NIST 谱库检索结果(a)及其质谱裂解途径(b)

三、神曲中短链脂肪酸的定量分析

(一) 分析条件

1. 色谱条件 色谱柱:DB-FFAP 毛细管柱($30\,m \times 0.25\,mm \times 0.25\,\mu m$);载气:高纯氦气,纯度>99.9%;色谱柱温度:50℃;进样口温度:250℃;进样量:5μL;分流比:50∶1。柱温箱初始温度为 50℃,保持 1 min;以 10℃/min 升温至 190℃;以 60℃/min 升温至 250℃,保持 3 min。

2. 质谱条件 电离方式:电子轰击电离(EI);电子能量:-70 eV;离子源温度:250℃;接口温度:250℃;溶剂延迟时间:4 min;采集方式:SIM。

(二) 数据处理

在预设的 GC-MS 条件下,分别取一定体积的各短链脂肪酸对照品溶液注入气相色谱仪中,记录各对照品溶液的色谱图;获得各对照品的保留时间及质谱数据,选取各对照品的前 3 个质谱峰作为短链脂肪酸特征离子峰,其中通道 1 用于定量分析、通道 2 和 3 用于定性分析,具体方法见表 6-3。

表 6-3 神曲短链脂肪酸各对照品质谱数据

编号	化合物	开始时间 (min)	结束时间 (min)	采集方式	间隔 (sec)	通道1 (m/z)	通道2 (m/z)	通道3 (m/z)
1	乙酸	4.00	9.10	SIM	0.30	43.00	45.00	60.00
2	丙酸	9.10	9.60	SIM	0.30	74.00	45.00	57.00
3	异丁酸	9.60	10.10	SIM	0.30	43.00	73.00	88.00
4	丁酸	10.10	10.70	SIM	0.30	60.00	73.00	88.00
5	异戊酸	10.70	11.40	SIM	0.30	60.00	43.00	87.00
6	戊酸	11.40	11.85	SIM	0.30	60.00	73.00	55.00

(续表)

编号	化合物	开始时间 (min)	结束时间 (min)	采集方式	间隔 (sec)	通道1 (m/z)	通道2 (m/z)	通道3 (m/z)
7	2-乙基丁酸	11.85	12.20	SIM	0.30	43.00	88.00	73.00
8	乙酸	12.60	13.50	SIM	0.30	60.00	73.00	87.00
9	2-乙基己酸	13.50	15.00	SIM	0.30	88.00	73.00	57.00

(三) 供试品溶液的制备

取神曲适量,粉碎,取粉末0.2g,精密称定,置于50mL离心管中,加入10mL 50%甲醇水溶液、50μL 10%盐酸-甲醇溶液,超声提取3min。提取液14000 rpm离心10min,准确移取200μL上清液,分别加入10μL 2-乙基丁酸溶液、10μL 2-乙基己酸溶液作为内标,混匀,即得。

(四) 提取条件的优化

为将神曲中的短链脂肪酸提取完全,对神曲的提取条件进行了以下四方面的考察:盐酸浓度、提取溶剂、提取溶剂体积与样品质量的比例(v/m)、超声时间。

1. 盐酸浓度的优选 以提取溶剂为50%甲醇水溶液,v/m为50,超声时间为3 min,考察盐酸浓度分别为0%、0.05%、0.1%时对神曲中SCFAs提取率的影响,结果见表6-4。当盐酸浓度为0.05%时,SCFAs提取率最高。

表6-4 不同盐酸浓度的神曲中短链脂肪酸GC-MS检测结果

化合物	峰面积		
	0% HCl	0.05% HCl	0.1% HCl
乙酸	972 438	939 313	823 551
异丁酸	5 996	6 186	4 510
丁酸	13 275	14 622	11 430
异戊酸	10 595	11 623	9 525
戊酸	7 435	8 498	6 342
己酸	52 694	58 655	49 913
丙酸	229 376	214 636	162 912

2. 提取溶剂的优选 以盐酸浓度为0.05%,v/m为50,超声时间为3 min,考察提取溶剂分别为50%甲醇水溶液(50% M)、75% M、90% M、100% M时对SCFAs提取率的影响,结果见表6-5。当提取溶剂为50%M时,SCFAs提取率最高。

表6-5 不同提取溶剂的神曲中短链脂肪酸GC-MS检测结果

化合物	峰面积			
	50%M	75%M	90%M	100%M
乙酸	126 065	81 253	71 009	27 708
异丁酸	2 525	2 360	2 283	2 792

(续表)

化合物	峰面积			
	50%M	75%M	90%M	100%M
丁酸	4 098	4 133	4 235	2 807
异戊酸	1 721	1 735	1 464	1 304
戊酸	1 575	1 599	1 293	822
己酸	14 805	15 253	14 822	9 440
丙酸	4 002	3 615	2 299	842

3. 提取溶剂体积与样品质量的比例的优化 提取溶剂为50%甲醇水溶液,盐酸浓度为0.05%,超声时间为3 min,考察v/m分别为100、50、25时对SCFAs提取率的影响,结果见表6-6。当v/m为50时,SCFAs提取率最高。

表6-6 不同v/m的神曲中短链脂肪酸GC-MS检测结果

化合物	峰面积		
	100	50	25
乙酸	5 059	126 065	86 098
异丁酸	1 191	2 525	1 348
丁酸	1 998	4 098	2 734
异戊酸	822	1 721	1 168
戊酸	749	1 575	977
己酸	7 079	14 805	9 357
丙酸	1 328	4 002	2 133

4. 超声时间的优化 提取溶剂为50%甲醇水溶液,盐酸酸度为0.05%,v/m为50,考察超声时间分别为3 min、6 min、9 min时对SCFAs提取率的影响,结果见表6-7。当超声时间为3 min时,SCFAs提取率最高。

表6-7 不同超声时间的神曲中短链脂肪酸GC-MS检测结果

化合物	峰面积		
	3 min	6 min	9 min
乙酸	126 065	76 781	70 680
异丁酸	2 525	1 171	1 099
丁酸	4 098	1 778	1 568
异戊酸	1 721	859	798
戊酸	1 575	608	586

(续表)

化合物	峰面积		
	3 min	6 min	9 min
己酸	14 805	9 296	8 793
丙酸	4 002	2 228	1 937

(五) 方法学考察

方法学考察结果见表6-8,被测短链脂肪酸在各自相应的浓度范围内与峰面积均呈良好的线性关系($r^2 \geqslant 0.9975$);仪器精密度良好,各物质的日内精密度和日间精密度RSD值均小于3.08%;被测短链脂肪酸在8 h内具有良好的稳定性,RSD值均小于3.44%;样品处理方法重复性良好,重复性RSD值均小于3.19%;各成分加样回收率良好,RSD值均小于2.40%。

表6-8 神曲中短链脂肪酸含量测定的方法学研究结果

成分	回归方程	r^2	线性范围 ($\mu g/mL$)	精密度 (RSD,%)		稳定性 (RSD, $n=6$,%)	重复性 (RSD, $n=6$,%)	加样回收率试验	
				日内 ($n=6$)	日间 ($n=3$)			加样回收率 ($n=6$,%)	RSD (%)
乙酸	$y=0.1498x+0.0554$	0.9975	1.1209~17.9350	1.37	2.94	1.86	2.14	95.14	1.71
异丁酸	$y=3.4065x+0.0023$	0.9997	0.0187~0.2985	1.07	1.68	0.95	2.73	86.41	2.05
丁酸	$y=4.3815x+0.0323$	0.9982	0.0170~0.2719	3.08	2.15	3.35	2.47	102.22	2.31
异戊酸	$y=4.1520x+0.0055$	0.9991	0.0326~0.5218	0.78	1.24	2.81	1.21	104.58	2.03
戊酸	$y=3.8610x-0.0047$	0.9984	0.0224~0.3581	1.81	2.01	3.44	1.99	103.80	2.40
己酸	$y=3.5797x-0.2396$	0.9977	0.2304~3.6864	2.65	2.00	3.23	2.27	104.90	1.24
丙酸	$y=1.7988x+0.1903$	0.9983	0.0498~0.7965	1.30	2.83	1.42	3.19	96.87	1.63

(六) 样品含量测定

1. 市售神曲样品的含量测定 取不同批次的生神曲、炒神曲、焦神曲样品,分别称取3份,精密称定,按照供试品溶液制备方法处理样品,按照定量分析中的色谱条件进行检测。结果见表6-9～表6-11。

表6-9 不同批次生神曲的含量测定结果($\bar{x} \pm s, n=3$)

样品	含量($\mu g/g$)						
	乙酸	异丁酸	丁酸	异戊酸	戊酸	己酸	丙酸
F1406120	68.38±2.99	—	—	0.04±0.00	—	4.53±0.21	—
F1408025	42.38±3.45	—	—	0.07±0.00	0.21±0.03	8.77±0.43	—
F1409090	75.14±1.31	—	—	0.16±0.00	0.28±0.03	10.96±0.27	—

注:"—"表示低于定量限

表 6-10 不同批次炒神曲的含量测定结果（$\bar{x}\pm s, n=3$）

样品	含量（μg/g）					
	乙酸	异丁酸	丁酸	异戊酸	戊酸	己酸	丙酸

样品	乙酸	异丁酸	丁酸	异戊酸	戊酸	己酸	丙酸
F1210008	32.61±3.11	—	—	0.11±0.06	0.29±0.04	10.42±0.42	—
F1305001	1.78±0.29	—	—	0.04±0.00	—	5.61±0.07	—
F1309014	—	—	—	0.09±0.00	—	3.09±0.16	—
TRT-CSQ	104.26±4.66	1.26±0.04	0.90±0.04	2.17±0.04	—	1.93±0.09	4.95±0.19
KZ-CSQ	6.56±1.15	—	—	0.24±0.01	0.26±0.02	7.50±0.14	0.19±0.02
ZST-CSQ	16.26±1.42	—	—	0.19±0.00	0.22±0.01	7.13±0.20	0.07±0.03
SK-CSQ	13.22±1.70	—	—	0.45±0.01	0.53±0.02	13.09±0.40	0.55±0.07
JY-CSQ	61.89±2.12	—	—	0.12±0.00	0.42±0.01	9.41±0.04	0.29±0.06
QLZ-CSQ	29.71±0.38	—	—	0.1±0.01	0.26±0.03	6.94±0.15	0.27±0.06
HF-CSQ	44.45±1.05	—	—	0.18±0.00	0.38±0.02	6.90±0.24	0.65±0.02
NL-CSQ	—	—	—	0.06±0.00	0.25±0.04	6.33±0.42	—
JYT-CSQ	—	—	—	0.07±0.00	—	3.53±0.20	—
HYT-CSQ	—	—	—	0.20±0.01	0.24±0.03	5.94±0.20	—

注："—"表示低于定量限

表6-11 不同批次焦神曲的含量测定结果（$\bar{x} \pm s, n=3$）

样品	含量（μg/g）						
	乙酸	异丁酸	丁酸	异戊酸	戊酸	己酸	丙酸
F1206001	51.32±0.18	—	0.82±0.03	0.20±0.01	0.37±0.01	4.21±0.07	1.05±0.04
W1401068	25.70±1.25	0.60±0.01	0.17±0.03	0.54±0.01	0.10±0.02	3.75±0.04	1.80±0.04
F1309015	26.69±1.12	0.77±0.02	—	0.67±0.01	—	1.76±0.08	1.82±0.04
F1309089	16.89±1.03	—	0.13±0.04	0.45±0.02	—	2.22±0.15	1.06±0.03
F1408006	96.79±2.26	—	—	0.27±0.01	0.33±0.04	8.56±0.54	0.42±0.03
KZ-JSQ	20.10±2.52	0.51±0.01	0.02±0.02	0.33±0.02	—	1.96±0.17	1.78±0.14
KS-JSQ	—	—	0.24±0.04	0.23±0.01	—	2.36±0.13	2.31±0.09
QLZ-JSQ	20.85±1.58	0.90±0.04	0.47±0.05	1.01±0.05	0.31±0.02	4.39±0.10	4.10±0.13
HF-JSQ	47.91±0.20	0.72±0.01	0.47±0.03	0.60±0.03	—	3.02±0.15	4.84±0.03
NL-JSQ	3.68±1.62	0.62±0.02	—	0.37±0.01	—	2.95±0.08	1.67±0.02
HYT-JSQ	7.48±0.49	0.73±0.02	0.21±0.02	0.57±0.01	—	2.35±0.15	2.17±0.09
JYT-JSQ	—	—	—	0.26±0.01	—	1.08±0.09	0.65±0.07
LBX-JSQ	—	0.69±0.00	0.16±0.04	0.51±0.02	0.13±0.03	3.72±0.13	2.00±0.08
HH-JSQ	6.87±0.87	1.13±0.03	0.59±0.02	1.02±0.03	—	1.92±0.08	4.93±0.20
TRT-JSQ	—	—	—	0.31±0.02	—	1.69±0.12	2.55±0.10

注："—"表示低于定量限

不同来源的生神曲、炒神曲和焦神曲样品中的短链脂肪酸含量差异显著。在三批生神曲样品中,乙酸含量较高,己酸含量相对较少,仅检测到微量异戊酸和戊酸,而异丁酸、丁酸和丙酸均未被检出。这表明神曲中的短链脂肪酸主要以乙酸和己酸为主,同时含有少量异戊酸与戊酸。

不同来源的炒神曲样品普遍含有异戊酸和己酸,少数批次未检出乙酸、戊酸和丙酸。实验数据显示,各短链脂肪酸中乙酸含量最高,其次是己酸,其他短链脂肪酸含量相对较低。在本次取样的炒神曲样品中,北京同仁堂药店天津河西分店所售的炒神曲(TRT-CSQ)短链脂肪酸含量最高。图6-7a以乙酸为例,直观展示了不同来源炒神曲样品间的含量差异。

焦神曲样品均含有异戊酸、己酸和丙酸,其中天津市中药饮片厂提供的批号为F1408006的样品短链脂肪酸含量最高。图6-7b以乙酸为例,显示了不同来源焦神曲样品的含量差异。值得注意的是,同一来源的焦神曲样品中短链脂肪酸含量普遍低于炒神曲样品,这一对比结果如图6-8所示。

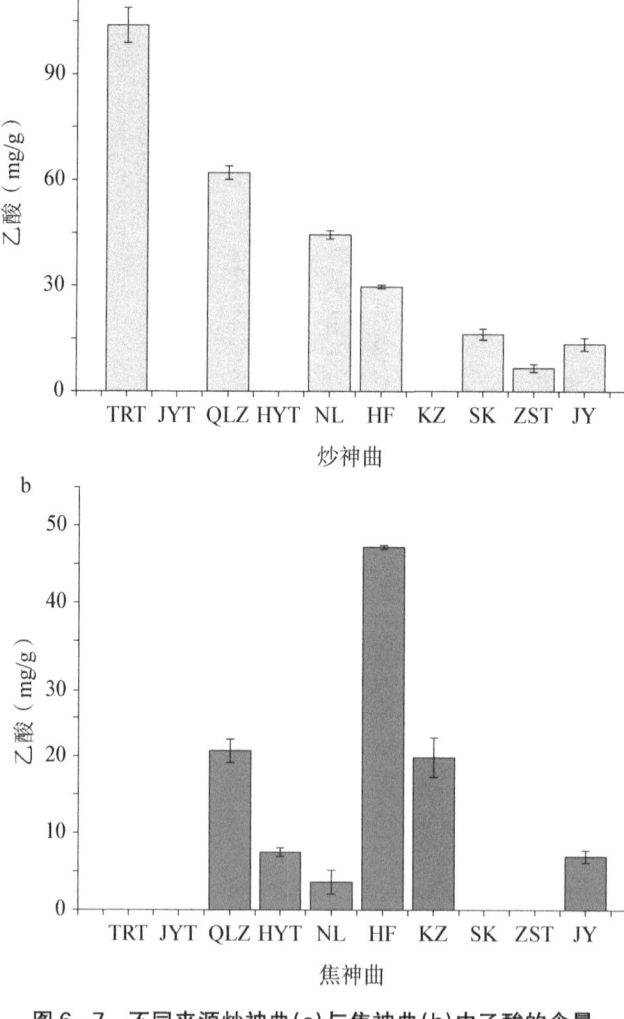

图6-7 不同来源炒神曲(a)与焦神曲(b)中乙酸的含量

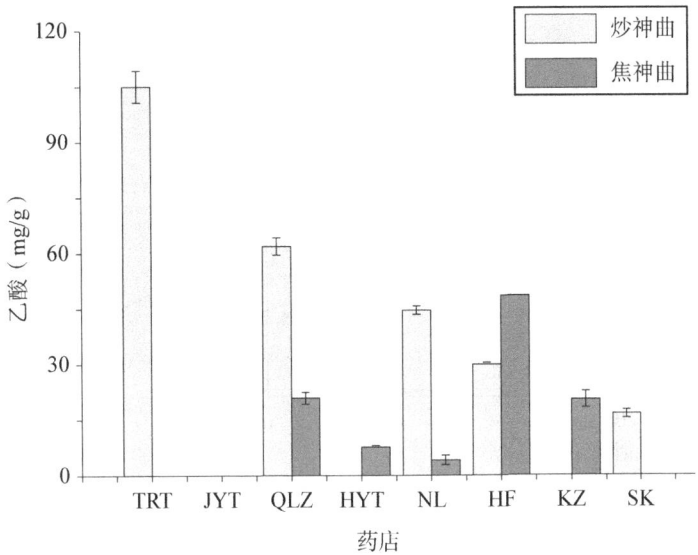

图6-8 同一来源的炒神曲与焦神曲中乙酸含量的对比图

研究表明,神曲未炮制品(生神曲)与炮制品(炒神曲、焦神曲)的短链脂肪酸含量存在显著差异,这种差异直接反映了其物质基础与功效特性的不同。从短链脂肪酸调节肠道菌群失调、维持肠道微生态平衡的功效角度评估,炒神曲的整体效果优于其他炮制品。同时,不同来源的生神曲、炒神曲及焦神曲样品中短链脂肪酸含量波动较大,表明当前市售神曲质量存在明显的不稳定性,可能影响临床疗效。因此,建立以短链脂肪酸为关键质量指标的检测方法,有助于控制中药神曲的质量,确保其药效稳定,从而有效避免因质量波动导致的临床疗效不确定性问题。

2. 炒制对神曲中短链脂肪酸含量的影响研究　采用已建立的检测方法对不同炒制程度的神曲样品进行短链脂肪酸含量测定,结果如表6-12和图6-9所示。实验数据表明,短链脂肪酸对高温敏感,除戊酸和己酸外,其余短链脂肪酸在炒制过程中极易挥发损失。这一发现提示,当前亟需制定科学的炮制工艺标准,有效控制炮制条件,减少神曲中活性成分的流失。

表6-12 神曲经炒制不同时间后SCFAs含量测定结果($\bar{x} \pm s, n=3$)

化合物	样品含量(μg/g)					
	0 min	5 min	10 min	15 min	20 min	25 min
乙酸	12.295±0.089	—	—	—	—	—
异丁酸	—	—	—	—	—	—
丁酸	1.403±0.009	—	—	—	—	—
异戊酸	0.281±0.012	—	—	—	—	—
戊酸	1.149±0.067	0.206±0.018	0.097±0.021	0.094±0.004	0.033±0.020	—
己酸	7.297±0.395	2.465±0.026	1.621±0.097	1.612±0.036	0.792±0.048	—
丙酸	1.765±0.043	—	—	—	—	—

注:"—"表示低于定量限

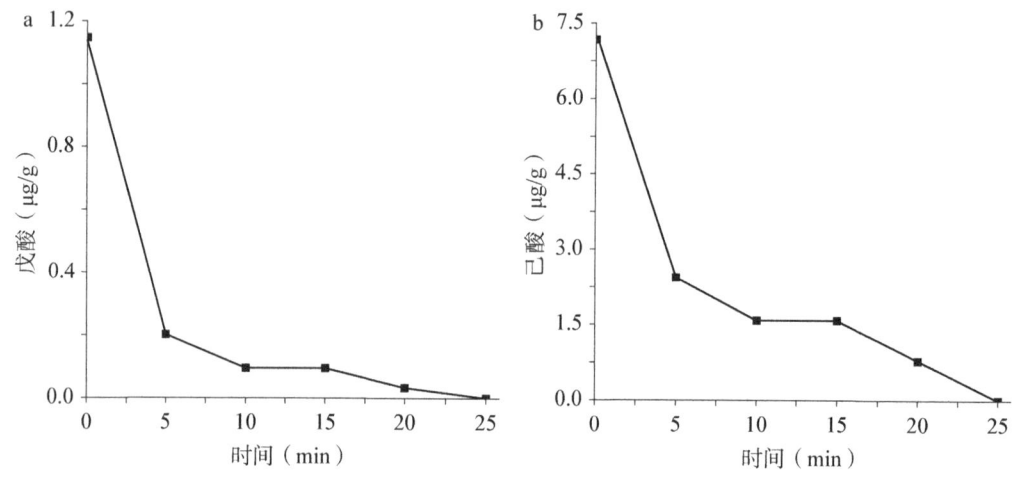

图 6-9　神曲经炒制不同时间后戊酸(a)与己酸(b)含量变化折线图

　　SCFAs 作为肠道菌群的关键代谢产物,在维持肠道微生态平衡方面具有多重生理功能:能调节肠道 pH,促进免疫系统发育和营养吸收;可通过维持益生菌代谢稳态来预防肥胖症、糖尿病、结肠癌等与肠道菌群失调相关的疾病。鉴于 SCFAs 对神曲药效的关键作用,其含量水平应作为质量控制的重要指标。值得注意的是,SCFAs 具有强挥发性且热稳定性差,传统汤剂的高温煎煮工艺可能导致有效成分大量损失。因此,建议改进给药方式:将神曲研末后以温水送服,既可最大限度保留活性成分,又能提高生物利用度,确保临床疗效。

第三节　神曲发酵过程中挥发性成分的变化规律

一、检测方法

(一) 供试品的制备

　　参照《中华人民共和国卫生部药品标准·中药成方制剂》第十九册中收录的神曲制法制备神曲软材,置于温度 33 ℃、相对湿度 80% 环境中发酵 8 d,隔日取样。市售神曲样品同第四章第二节。神曲样品粉碎过筛,精密称取 1.0 g 置于 20 mL 的顶空进样瓶中,并用铝盖密封,混合均匀,每批次平行处理 3 份供试品。

(二) 全二维顶空气相质谱联用条件

　　1. 顶空条件　样品瓶加热温度 120 ℃,定量环温度 130 ℃,传输线温度 140 ℃,样品瓶平衡时间 10 min,压力平衡时间 0.5 min,进样时间 0.5 min,进样体积 1 mL。

　　2. 色谱条件　一维柱:Agilent DB-FFAP 色谱柱(30 m×0.25 mm,0.25 μm),二维柱:Agilent DB-17MS 色谱柱(1.2 m×0.18 mm,0.18 μm),进样口温度:220 ℃,分流比 1∶1,分流流量:5.4 mL/min,载气:高纯氦气(纯度>99.999%);程序升温:初始温度 50 ℃,保持 5 min,以 3 ℃/min 的速率升到 140 ℃,再以 8 ℃/min 的速率升到 200 ℃,保持 2 min。

　　3. 质谱条件　离子源:EI 离子源,温度:230 ℃,四级杆温度:150 ℃,电离能量:70 eV,扫描范围 m/z 40～400,全扫描,阈值:150,溶剂延迟 3.6 min,扫描速度:12 500。

4. 调制器条件 SV 系列调制柱:C6—C40 柱,调制器冷区温度−51℃,热区进口温度:同柱温箱温度,热区出口温度:柱温箱偏置+30℃,调制周期 4 s,程序升温同色谱条件设置。

二、神曲中挥发性代谢物的鉴定

(一) 不同发酵天数神曲中挥发性代谢物的鉴定

采用顶空全二维气相色谱-质谱联用技术对神曲发酵过程中的挥发性代谢物进行系统分析,获得的一维和全二维气相色谱图分别如图 6-10 和图 6-11 所示。在数据处理过程中,运用 Canvas 1.1.0 全二维气相色谱分析软件对所有发酵天数样品进行解析,并基于 NIST17.L 质谱数据库进行检索。为确保鉴定结果的可靠性,筛选标准设定为正向匹配度和反向匹配度均大于 700 的化合物,同时选取 $n=6$ 的共有成分并结合文献报道,最终确定神曲样品中的特征挥发性成分,其详细信息列于表 6-13。为揭示发酵过程中挥发性代谢物的动态变化规律,进一步采用主成分分析(PCA)和正交偏最小二乘判别分析(OPLS-DA)进行数据建模,分析结果分别展示在图 6-12 和图 6-13 中。

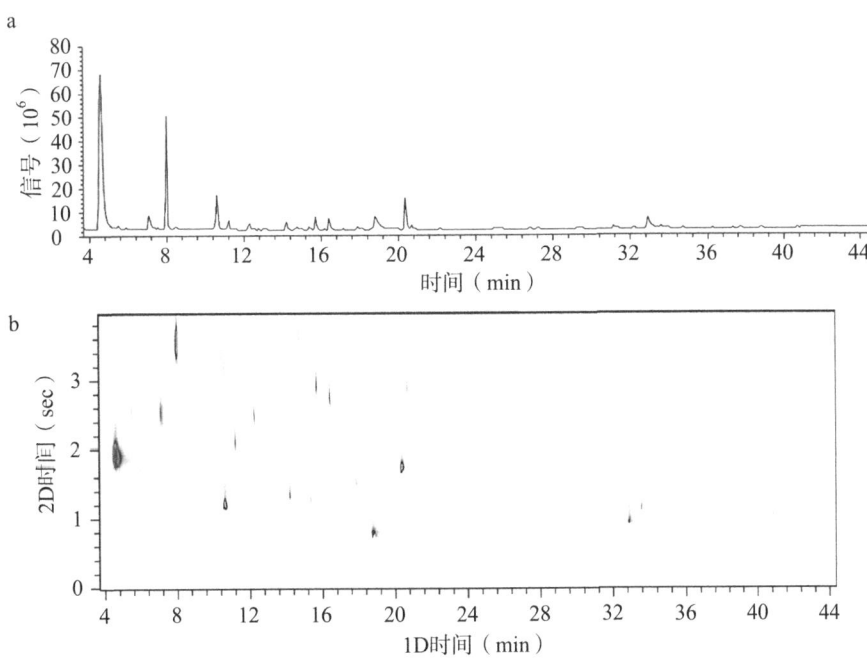

图 6-10 神曲基质中挥发性代谢物的一维(a)和二维气相色谱图(b)

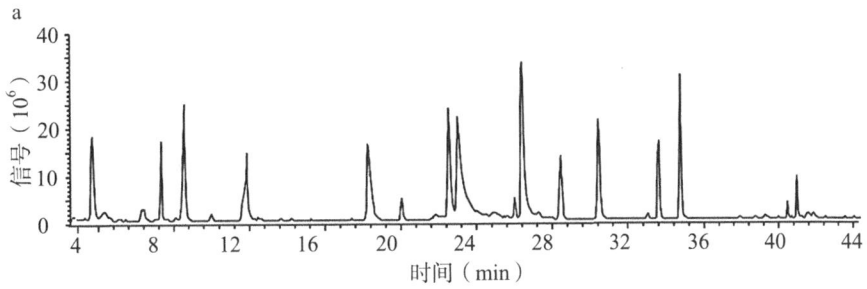

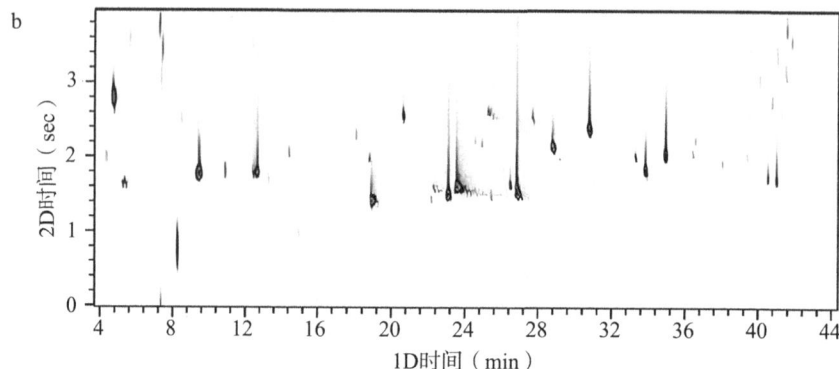

图6-11 神曲发酵第8天挥发性代谢物的一维(a)和二维气相色谱图(b)

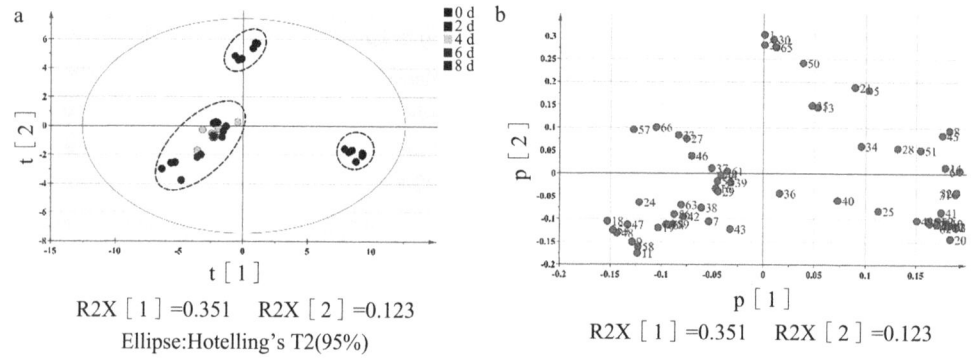

图6-12 神曲发酵过程中挥发性代谢物PCA分析图
a:PCA得分图;b:PCA载荷图

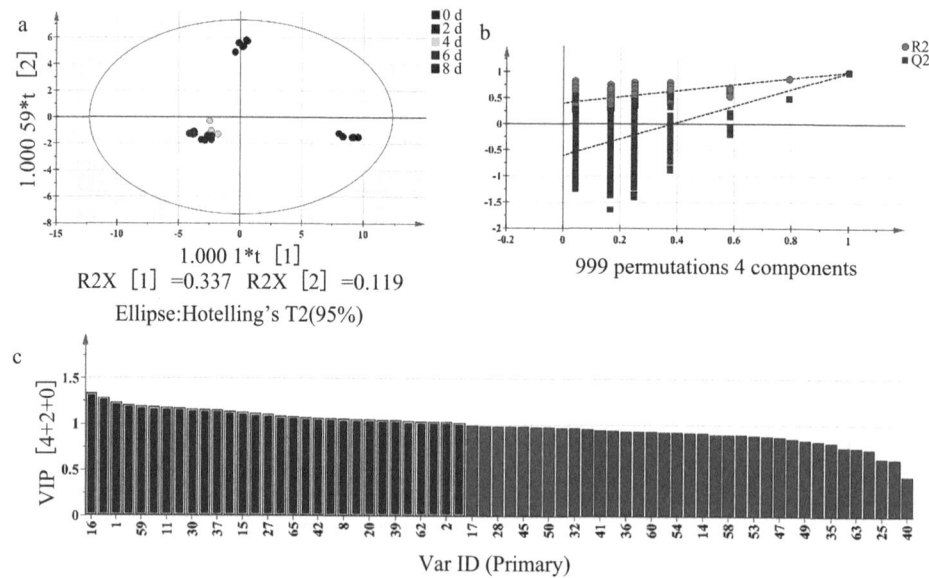

图6-13 神曲发酵过程中挥发性代谢物OPLS-DA模型图及交叉验证结果图
a:OPLS-DA得分图;b:999次交叉验证图;c:VIP值

基于 HS-GC×GC-MS 分析结果(图 6-12 和图 6-13),神曲发酵过程中共鉴定出 66 种挥发性代谢物,包括醇类(22 种)、醛酮类(21 种)、酸类(6 种)、酯类(3 种)及其他化合物(14 种)。发酵过程中,挥发物的种类和相对含量呈现明显的动态变化规律。

PCA 分析结果显示,不同发酵阶段的神曲样品呈现显著区分:PC1 和 PC2 分别解释 35.1% 和 12.3% 的变异度。在 PCA 载荷图中,样品按发酵时间呈逆时针方向分布:未发酵样品(0 d)位于第四象限,其特征性成分为反式-2-戊烯醛、1-戊醇、2-庚酮和 2,4-癸二烯醛;发酵 2 d 样品聚集于第一象限,以 1-己醇、2-丙酮-1-羟基等为特征标志物;发酵 4~8 d 样品集中于第三象限,其特征代谢物包括反式-2-己烯醛、顺式-3-己烯-1-醇乙酸等。

OPLS-DA 模型进一步证实发酵过程可分为三个显著差异阶段(0 d、2 d、4~8 d),且模型验证显示良好预测能力。通过变量重要性投影(VIP)分析,筛选出 30 种关键挥发性成分(VIP>1),包括反式-2-己烯醛、1-己醇、苯酚等,这些物质对神曲特征香味的形成具有决定性作用。

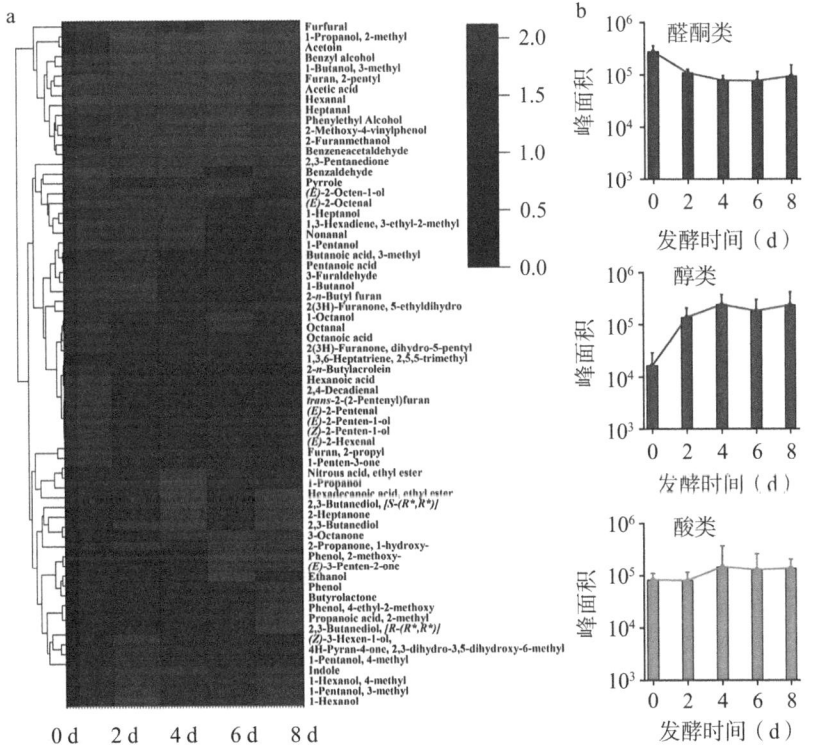

图 6-14 神曲发酵过程中挥发性代谢物的种类变化柱状图及聚类分析热图

a:挥发性成分聚类热图;b:不同种类柱状图

根据图 6-14 显示,神曲发酵过程中挥发性代谢物的种类和相对峰面积呈现动态变化。基于挥发性成分相对含量的变化趋势,所有样品可划分为三个特征组别:第一组包含 13 种成分(如己醛和苯甲醛),这些成分在整个发酵过程中始终保持较高丰度;第二组由 28 种成分(包括 1-丁醇、辛酸、壬醛等)组成,主要存在于发酵前期;第三组涵盖 25 种成分(以乙醇、1-丙醇和 2,3-丁二醇为主),集中出现在发酵后期。

表 6-13 神曲发酵过程中挥发性代谢物的鉴定结果及相对含量

编号	一维保留时间 (min)	二维保留时间 (s)	化学成分	CAS 号	分子式	相对峰面积($n=6$,%)				
						0 d	2 d	4 d	6 d	8 d
1	3.688	2.793	1-Hexanol	111-27-3	$C_6H_{14}O$	—	8.75	—	—	0.17
2	3.697	2.246	1-Penten-3-one	1629-58-9	C_5H_8O	0.28	—	—	—	—
3	3.764	2.609	2-Propyl furan	4229-91-8	$C_7H_{10}O$	0.24	—	—	—	—
4	4.238	1.775	2,3-Pentanedione	600-14-6	$C_5H_8O_2$	0.19	0.44	0.48	0.66	0.55
5	4.622	3.400	5-Ethyldihy-dro-2(3H)-furanone	695-06-7	$C_6H_{10}O_2$	0.04	0.06	—	—	0.02
6	4.630	2.885	Hexanal	66-25-1	$C_6H_{12}O$	46.4	28.5	11.1	11.2	6.82
7	4.755	2.377	Ethanol	64-17-5	C_2H_6O	—	—	—	2.30	—
8	5.497	3.521	2-n-Butyl furan	4466-24-4	$C_8H_{12}O$	0.63	0.54	—	—	11.6
9	5.554	0.078	Acetoin	513-86-0	$C_4H_8O_2$	—	2.20	4.91	9.56	—
10	5.913	1.703	(E)-2-Pentenal	1576-87-0	C_5H_8O	0.49	—	—	—	0.28
11	5.955	3.139	(E)-3-Penten-2-one	3102-33-8	C_5H_8O	—	—	—	0.40	—
12	6.313	2.360	2-n-Butylacrolein	1070-66-2	$C_7H_{12}O$	0.06	—	—	—	—
13	7.097	1.989	1-Butanol	71-36-3	$C_4H_{10}O$	0.18	0.47	—	—	—
14	7.097	3.563	Heptanal	111-71-7	$C_7H_{14}O$	1.65	1.09	0.34	0.60	0.21
15	8.088	0.918	2,3-Butanediol	513-85-9	$C_4H_{10}O_2$	—	0.67	3.36	—	16.2
16	8.430	3.069	(E)-2-Hexenal	6728-26-3	$C_6H_{10}O$	0.22	—	—	—	—
17	9.297	2.123	3-Methyl-1-butanol	123-51-3	$C_5H_{12}O$	0.10	13.1	27.3	32.8	18.0
18	9.355	0.906	3-Octanone	106-68-3	$C_8H_{16}O$	—	—	0.28	0.23	0.08

(续表)

编号	一维保留时间 (min)	二维保留时间 (s)	化学成分	CAS号	分子式	相对峰面积 ($n=6$, %)			
						0 d	2 d	4 d	6 d	8 d
19	10.421	2.745	Octanal	124-13-0	$C_8H_{16}O$	0.41	—	—	0.09	—
20	10.688	0.788	1-Pentanol	71-41-0	$C_5H_{12}O$	3.29	6.29	0.87	—	—
21	10.697	0.135	(E)-2-(2-Pentenyl)furan	70424-14-5	$C_9H_{12}O$	0.51	—	—	—	—
22	12.754	2.830	4-Methyl-1-pentanol	626-89-1	$C_6H_{14}O$	—	0.04	—	—	—
23	13.022	2.506	1-Hydroxy-2-propanone	116-09-6	$C_3H_6O_2$	—	0.05	—	0.08	0.07
24	13.155	2.600	(Z)-2-Penten-1-ol	1576-95-0	$C_5H_{10}O$	0.19	—	—	—	—
25	13.180	1.121	(E)-2-Penten-1-ol	1576-96-1	$C_5H_{10}O$	0.17	—	—	—	—
26	13.221	2.857	3-Methyl-1-pentanol	589-35-5	$C_6H_{14}O$	—	0.18	—	—	0.15
27	14.830	0.640	Nonanal	124-19-6	$C_9H_{18}O$	0.38	0.29	0.31	—	—
28	14.954	1.122	1-Propanol	109-78-4	C_3H_8O	—	—	5.77	—	—
29	15.363	2.274	(Z)-3-Hexen-1-ol	928-96-1	$C_6H_{12}O$	—	0.17	—	—	—
30	15.697	3.912	3-Ethyl-2-methyl-1,3-Hexadiene	61142-36-7	C_9H_{16}	1.57	0.44	0.26	—	—
31	15.821	0.189	(E)-2-Octenal	2548-87-0	$C_8H_{14}O$	1.68	0.48	0.09	—	0.03
32	17.088	2.983	4-Methyl-1-hexanol	818-49-5	$C_7H_{16}O$	—	0.05	—	—	0.06
33	17.164	2.227	3-Furaldehyde	498-60-2	$C_5H_4O_2$	0.06	0.06	—	—	—
34	18.096	2.490	1-Heptanol	111-70-6	$C_7H_{16}O$	0.05	0.10	0.05	—	—
35	18.688	2.318	(E)-2-Octen-1-ol	18409-17-1	$C_8H_{16}O$	0.32	0.25	0.54	0.26	—
36	18.764	2.222	Furfural	98-01-1	$C_5H_4O_2$	0.28	0.97	—	1.15	0.43

(续表)

编号	一维保留时间(min)	二维保留时间(s)	化学成分	CAS号	分子式	\multicolumn{4}{c}{相对峰面积($n=6$,%)}			
						0 d	2 d	4 d	6 d	8 d
37	18.897	2.411	Acetic acid	64-19-7	$C_2H_4O_2$	1.44	2.47	3.94	4.46	1.86
38	19.154	2.326	Nitrous acid ethyl ester	109-95-5	$C_2H_5NO_2$	—	—	0.44	—	—
39	20.297	1.940	Pyrrole	109-97-7	C_4H_5N	1.05	0.01	0.01	0.02	0.02
40	20.364	2.730	Benzaldehyde	100-52-7	C_7H_6O	24.2	2.92	1.74	—	1.05
41	20.421	3.269	2-Heptanone	110-43-0	$C_7H_{14}O$	—	—	0.31	—	0.50
42	21.888	2.884	[R-(R^*,R^*)]2,3-Butanediol	24347-58-8	$C_4H_{10}O_2$	—	—	—	—	5.63
43	22.097	2.572	1-Octanol	111-87-5	$C_8H_{18}O$	0.03	—	—	0.19	—
44	22.955	2.375	2-Methyl-propanoic acid	79-31-2	$C_4H_8O_2$	—	—	—	—	1.61
45	23.955	2.418	2-Pentyl-furan	3777-69-3	$C_9H_{14}O$	11.8	10.5	3.59	3.34	1.37
46	24.697	2.392	Butyrolactone	96-48-0	$C_4H_6O_2$	—	—	—	—	0.03
47	25.047	1.778	Benzenacetaldehyde	122-78-1	C_8H_8O	0.20	1.16	1.43	2.54	2.03
48	26.297	1.941	2-Furanmethanol	98-00-0	$C_5H_6O_2$	0.02	0.55	0.99	1.58	1.24
49	26.755	3.211	2,5,5-Trimethyl-1,3,6-heptatriene	18383-70-5	$C_{10}H_{16}$	0.02	0.26	—	—	—
50	26.821	2.414	3-Methyl-butanoic acid	503-74-2	$C_5H_{10}O_2$	0.04	0.04	—	—	—
51	29.296	1.894	Pentanoic acid	109-52-4	$C_5H_{10}O_2$	0.06	—	—	—	—
52	31.097	3.401	2,4-Decadienal	25152-84-5	$C_{10}H_{16}O$	0.65	—	—	—	—
53	32.897	1.922	Hexanoic acid	142-62-1	$C_6H_{12}O_2$	0.73	—	—	—	—
54	32.954	2.465	2-Methyl-1-propanol	78-83-1	$C_4H_{10}O$	—	4.25	8.80	11.9	6.12

(续表)

编号	一维保留时间(min)	二维保留时间(s)	化学成分	CAS号	分子式	相对峰面积($n=6$,%)				
						0 d	2 d	4 d	6 d	8 d
55	33.021	2.795	2-Methoxy-phenol	90-05-1	$C_7H_8O_2$	—	—	—	0.81	0.67
56	33.555	2.656	[S-(R^*,R^*)]2,3-Eutanediol	19132-06-0	$C_4H_{10}O_2$	—	—	4.67	—	3.65
57	33.563	2.130	Benzyl alcohol	100-51-6	C_7H_8O	0.26	12.0	8.73	8.07	4.08
58	34.630	2.276	Phenylethyl Alcohol	60-12-8	$C_8H_{10}O$	0.02	0.42	3.02	5.79	4.07
59	37.496	1.846	Phenol	108-95-2	C_6H_6O	—	—	—	—	0.08
60	37.697	2.606	Dihydro-5-pentyl-2(3H)-furanone	104-61-0	$C_9H_{16}O_2$	0.04	—	—	—	—
61	37.888	2.747	4-Ethyl-2-methoxy-ohenol	2785-89-9	$C_9H_{12}O_2$	—	—	—	—	0.55
62	38.830	1.846	Octanoic acid	124-07-2	$C_8H_{16}O_2$	0.03	—	—	—	—
63	40.830	2.036	2-Methoxy-4-vinylphenol	7786-61-0	$C_9H_{10}O_2$	0.06	0.51	0.27	1.97	1.34
64	41.755	0.053	Hexadecanoic acid ethyl ester	628-97-7	$C_{18}H_{36}O_2$	—	—	6.40	—	9.49
65	41.830	1.800	2,3-Dihydro-3,5-dihydroxy-6-methyl-4H-pyran-4-one	28564-83-2	$C_6H_8O_4$	—	0.05	—	—	—
66	44.296	1.988	Indole	120-72-9	C_8H_7N	—	0.03	0.02	—	0.03

注:"—",未检测到该成分

研究共鉴定出 21 种醛酮类物质,其在发酵基质中(第 0 d)为主要的挥发性组分。半定量分析表明,醛酮类成分在第 2 d 显著减少 60.68%,整个发酵周期累计下降 72.35%,并于第 4 d 达到稳定状态。其中己醛和苯甲醛分别作为醛类的主要成分和次要成分。值得注意的是,1-戊烯-3-酮、顺式-2-戊烯醛等 4 种成分仅在初始阶段检出,而反式-3-戊烯-2-酮和 3-辛酮则特异性地出现于发酵后期。动态监测显示,2,3-戊烯二酮、乙炔和苯乙醛分别增长 68.62%、86.29% 和 58.56%,而己醛、庚醛和壬醛则相应减少 83.71%、85.86% 和 39.31%。文献表明,这些醛酮类物质可能来源于氨基酸分解或过氧化氢降解,同时作为不饱和脂肪酸的氧化产物。此外,它们可通过醇脱氢酶还原为醇类,或经醛脱氢酶氧化为羧酸。

在神曲发酵过程中共检测到 22 种醇类化合物,其总相对含量随发酵进程持续上升,至第 4 d 趋于稳定。初始以 1-戊醇和反式-2-辛烯-1-醇为主,但随着发酵进行,这两种成分逐渐减少直至第 6～8 d 完全消失。关键时间点分析显示:3-甲基-1-丁醇、2-呋喃甲醇、苯甲醇和苯乙醇在第 4 d 分别实现 99.65%、98.25%、97.17% 和 99.35% 的显著增长;2-甲基-1-丙醇在第 2 d 增加 64.36%;乙醇在第 6 d 的检出可能指示此时处于厌氧发酵阶段。现有研究提示,这些醇类可能通过糖类分解或氨基酸的 Ehrlich 途径转化产生。同时,作为酵母次生代谢产物,酸类可由醇类氧化形成。本研究共检测到 6 种有机酸(乙酸、2-甲基丙酸等),其含量在整个发酵过程中波动较小。酯类物质在前 2 d 未检出,后期出现的十六烷酸乙酯等成分,推测是通过酶促酯化反应或酵母代谢产生。

(二) 市售神曲中挥发性代谢物的鉴定

对不同批次市售神曲样品进行了挥发性成分分析,筛选标准为正向匹配度和反向匹配度均大于 700 的化合物,并选取共有成分作为各批次神曲的特征挥发性组分。通过比较分析发现(图 6-15),不同批次市售神曲与自制神曲在醛酮类、醇类、酯类、酸类等成分上存在显著差异。其中,河北产神曲的乙酸含量相对较高。进一步分析表明,各地神曲样品中挥发

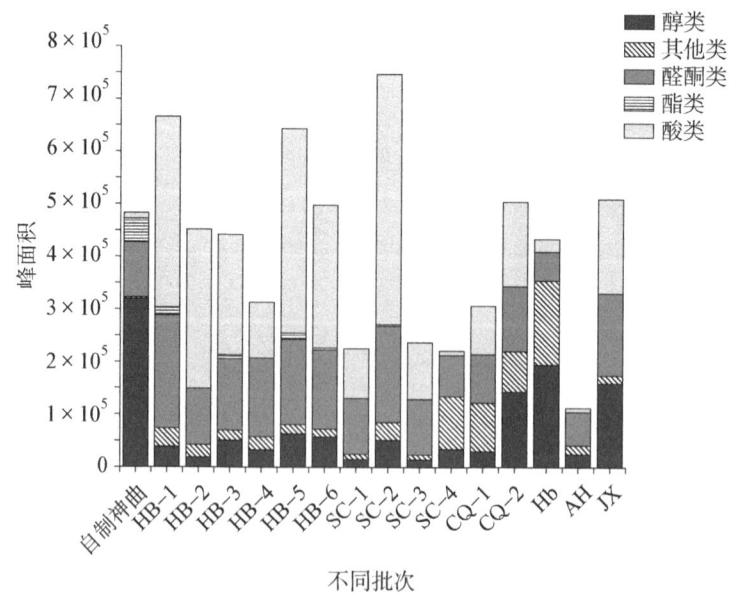

图 6-15 不同批次市售与自制神曲的挥发性成分堆积柱状图

性代谢物的种类和数量存在较大差异,而自制神曲在醇类和酯类化合物的含量上普遍高于其他地区样品。这些差异可能源于不同产地神曲在制备工艺和发酵条件上的不一致性。

小 结

本章系统总结了神曲发酵过程中微生物代谢产物的动态变化规律,聚焦乳酸、短链脂肪酸和挥发性成分的演变特征及其对神曲质量影响。采用 q-^{1}H NMR 技术定量分析乳酸含量,乳酸随发酵进程持续累积,至第 8 d 达到峰值;通过 GC-MS 分析发现,神曲及其炮制品中短链脂肪酸存在显著差异,其中炒神曲的乙酸和己酸含量尤为突出,提示其在调节肠道菌群方面的潜在作用。采用 HS-GC×GC-MS 技术结合多元统计分析(PCA 和 OPLS-DA),鉴定了 66 种挥发性代谢物;时序分析显示,发酵过程中挥发性成分的组成和含量呈现明显的动态变化规律,其中醇类和醛酮类成分的变化尤为显著,且各发酵阶段均存在特征性差异代谢物。以上发现对建立科学的质量标准体系以及优化炮制工艺具有重要意义,对保障神曲的临床药效和产品质量具有重要指导作用。

参考文献

[1] 胡静,杨旭东,夏清平,等.中药"神曲"中微生物的研究[J].牡丹江医学院学报,2004,25(2):19-20.
[2] 高万山.神曲的炮制工艺及质量要求[J].中药通报,1983,8(6):25-26.
[3] 高慧,陈秀瑗,贾天柱.神曲的发酵工艺研究[J].辽宁中医学院学报,2004,6(3):221-222.
[4] 曹美娇,张婷婷,许枬,等.NMR 法分析鉴定神曲的发酵产物[J].中国现代中药,2017,19(2):183-187.
[5] 高胜美,张欢,王跃飞,等.基于 UHPLC-Q-Orbitrap 技术的神曲发酵前后化学成分差异研究[J].中成药,2022,44(12):3890-3895.
[6] 连晓蔚,彭喜春.肠道菌群利用夫淀粉麦麸体外发酵产短链脂肪酸[J].暨南大学学报(自然科学与医学版),2011,32(3):290-293.
[7] 贾丹丹.六神曲和百药煎炮制过程中微生物分离、鉴定与特性分析[D].上海:中国医药工业研究总院,2016.
[8] 刘艳姿.乳酸菌的生理功能特性及应用的研究[D].秦皇岛:燕山大学,2010.
[9] 蔡东联,伍佩英,杨振南,等.味全乳酸菌饮料促进人体肠道健康功效的临床研究[J].中华疾病控制杂志,2010,14(6):5.
[10] Li B. Lactic acid bacteria-gut-microbiota-mediated intervention towards inflammatory bowel disease [J]. Microorganisms, 2024, 12(9):1864.
[11] 孟武.乳酸生成菌的乳酸发酵调控及分子改造[D].济南:山东轻工业学院,2010.
[12] Cummings JH, Macfarlane GT. The control and consequences of bacterial fermentation in the human colon [J]. J Appl Microbiol, 2010, 70(6):443-459.
[13] 刘松珍,张雁,张名位,等.肠道短链脂肪酸产生机制及生理功能的研究进展[J].广东农业科学,2013,40(11):99-103.
[14] 陈燕,曹郁生,刘晓华.短链脂肪酸与肠道菌群[J].江西科学,2006,24(1):38-40+69.
[15] Vinolo MAR, Rodrigues HG, Hatanaka E, et al. Suppressive effect of short-chain fatty acids on production of proinflammatory mediators by neutrophils [J]. J Nutr Biochem, 2011, 22(9):849-855.
[16] 张媛,毛玉杰.乳酸杆菌及其微生态制剂中的作用[J].辽宁畜牧兽医,2004,(2):42-44.

第七章 神曲的药理作用

神曲作为一种最具代表性的发酵类中药,具有多种重要的药理功效,特别是在功能性消化不良、胃肠动力障碍等消化道疾病治疗中发挥着重要的临床价值。何丹等针对神曲的功效开展了系统性的文献考证与学术梳理工作,总结其功效源流演变及临床应用依据[1]。唐代《食疗本草》记载神曲"能化水谷宿食癥气,健脾暖胃"。元代王好古所著的《汤液本草》记载"神曲主霍乱,心膈气,痰逆,除烦,破癥结及补虚。能治小儿腹坚大如盘,胸中满,胎动不安或腰痛抢心,下血不止"。明代《本草纲目》记载其"闪挫腰痛者,有效。用于妇人产后回乳,甚验"。《滇南本草》记载神曲可"宽中,扶脾胃以进饮食,消宿食,止泻。能令气虚者出汗"。《医学入门》中记载神曲"止痢下赤白,消食痔,疗伤寒饮食复劳"。《本草正》记载神曲"能除湿热"。缪希雍所著《神农本草经疏》记载神曲可"下胎,亦治目病"。清代《本草述》记载"神曲治疟,气证。蓄血,心痛,胃脘痛,胁痛,腰痛,痹著痹痿,眩晕身重,黄疸,大便不通,疝"。《本草便读》记载"神曲发表强脾"。《本草再新》记载"神曲消癥痞疽瘤兼能堕胎"。从本草书籍记载可以看出,虽然现今临床应用神曲主要取其消食化积、健脾和胃之功,用于饮食停滞、消化不良、脘腹胀满、食欲不振等证,但神曲对霍乱、癥结、下血、腰痛、食痔、湿热、目病、黄疸等亦具有治疗作用。

神曲临床应用广泛,是国家标准收载的成方制剂中应用最多的发酵类中药。经初步统计,《中国药典》2020年版中含神曲的成方制剂40余个,卫生部部颁标准中含神曲的成方制剂320余个。含神曲的成方制剂多数为消食类中成药,如大山楂丸、保和丸及化食丸等临床常用药,可见其消食导滞、健脾开胃的功效显著。

目前,关于神曲药理作用研究主要聚焦于以下方面:对消化系统生理及病理状态的影响、肝脏的保护性作用、血糖血脂代谢的平衡调控、抗炎作用、抗氧化能力以及对细菌等微生物的抑制作用等。

第一节 神曲对消化系统的作用

在传统中医药临床实践中,神曲为消食化积的常用药物。鉴于此,现代药理学研究多聚焦于神曲消食导滞的药效作用及作用机制,探究发现神曲可通过多途径发挥功效,主要包括调节胃肠激素分泌水平、增强胃肠蠕动能力、保护肠道黏膜屏障和调节肠道微生态平衡等。此外,也有学者对不同产地、不同发酵工艺和不同饮片规格神曲的药理作用进行了比较和研究。

一、神曲对不同消化道疾病动物模型的作用

在大黄水煎液诱导的小鼠脾虚模型中,神曲水提物能显著改善脾虚小鼠腹泻、纳呆、体重减轻、畏寒、毛枯槁以及尾静脉结节等脾虚症状,同时使用光镜和透射电镜对结肠组织进行病理形态学观察,发现神曲水提物治疗12 d后脾虚小鼠回盲肠恢复正常大小,结肠腔扩张消失,肠黏膜表面绒毛渐趋正常,杯状细胞增加,结肠组织病变修复。进一步研究显示,神曲水提物能够逆转脾虚小鼠粪便与结肠内容物的肠杆菌、肠球菌等有害菌数量增多以及双歧杆菌、乳酸杆菌、类杆菌等有益菌数量减少的病理现象,说明其能够有效改善肠道菌群失衡状态[2]。郭丽双等的研究也得出相似的结果,同时还发现神曲和复方神曲(神曲、党参、茯苓、白术、麦芽、厚朴等)水提物均能够显著提高脾虚小鼠超氧化物歧化酶、黄嘌呤氧化酶和一氧化氮(NO)水平,降低丙二醛浓度,减少自由基对肠组织的损害[3]。

在高蛋白、高热量饲养诱导的功能性消化不良(FD)小鼠模型中,神曲亦发挥显著疗效。通过检测神曲对FD小鼠血清中相关激素和相关蛋白的影响,发现神曲水煎液可以促进食积小鼠胃泌素和胆碱酯酶的分泌,降低血清中NO的含量,这提示神曲消食机制可能与调节胃泌素、神经递质胆碱酯酶和血清NO等的分泌有关[4]。Zhang等也在该模型中获得了相似的实验结果,同时还通过16S rRNA测序检测了小鼠的肠道菌群,结果发现神曲水煎液能明显逆转FD小鼠的肠道菌群紊乱,使之趋于正常。进一步分析表明,神曲治疗后模型小鼠肠道中的拟杆菌门数量显著增加,拟杆菌门细菌能产生维持肠道生态平衡的重要短链脂肪酸(SCFA)丙酸,与此同时神曲治疗后模型小鼠肠道中的疣微菌门数量显著减少,而疣微菌门和胆碱酯酶之间存在负相关,疣微菌门的减少可能导致胆碱酯酶数量增加,进而使胃肠肌肉得以放松,提示神曲可通过上调拟杆菌门细菌和下调疣微菌门细菌改善肠道生态、促进胃排空[5]。

在碘乙酰胺喂养联合强迫游泳诱导的FD大鼠模型中,神曲水煎液能促进模型大鼠胃排空,显著增加其十二指肠的胃动素含量;显著改善十二指肠上皮绒毛损伤、萎缩或脱落,修复其黏膜固有层,并降低其血清中IFN-λ、TNF-α和IL-6等炎症因子的水平;同时能增加模型大鼠肠道微生物丰度和多样性,改善肠道生态[6]。此外,对大鼠肠道内容物的非靶向代谢组学分析表明,神曲能改变模型大鼠肠道中SCFA的代谢谱特征,抑制模型大鼠结肠中总SCFA和乙酸、异丁酸、丁酸和己酸等特定SCFA亚型的产生。而结合微生物数据进一步分析表明,神曲富含酵母菌和霉菌等微生物代谢物,这些代谢物可促进双歧杆菌等有益细菌的增殖。此外,SCFA作为肠道菌群代谢的重要产物,可以通过调节身体的免疫细胞来间接控制炎症反应,如乙酸和丁酸的增加会提高IFN-λ水平,乙酸、丁酸、戊酸和异丁酸可促进TNF-α的分泌,异丁酸和异戊酸可降低IL-6的含量。在碘乙酰胺溶液喂养诱导的FD小鼠中,采用植物乳杆菌CGMCC 29919、鼠李糖乳杆菌LH-1和嗜酸乳杆菌LA-1发酵制备的神曲亦表现出良好的作用,其能明显恢复模型小鼠的胃排空率、小肠推进率,改善肠胃动力,并提高胃蛋白酶活性;同时,能有效调节小鼠胃肠激素的分泌,抑制胆囊收缩素分泌、促进胃动素生成,并降低其IL-4、IL-6含量,缓解炎症反应;并能抑制小鼠肠道菌群紊乱,使FD小鼠肠道中有益菌群 *Lachnospiraceae*、*Akkermansia* 和 *Lactobacillus* 的丰度大幅提升,有害菌群 *Ruminococcus* 和 *Helicobacter* 丰度显著降低[7]。

在对肠易激综合征(IBS)患者的临床治疗上,神曲表现出了显著的疗效。以"蒙脱石

散+神曲"对 IBS 患者进行联合治疗,发现在治疗两周后,"蒙脱石散+神曲"组患者的临床症状如腹痛、腹胀、腹泻等有明显改善,治疗效果比单用蒙脱石散时有显著提高。进而,对肠道菌群检测分析,结果发现与单用蒙脱石散治疗相比,使用神曲联合治疗时患者的肠道菌群紊乱得到明显改善,其中双歧杆菌和乳杆菌数量明显增多,肠杆菌数量显著减少,其菌群种类、丰度更趋向于正常,这一结果与使用"蒙脱石散+益生菌"治疗效果相似。该研究表明神曲有调节 IBS 患者肠道菌群的作用,增加肠道有益菌的数量,进而改善临床症状[8]。此外,在"醋酸灌肠+束缚应激"建立的肠易激综合征(IBS-D)SD 大鼠模型中,发现神曲可缓解 IBS-D 大鼠肠道运动亢进症状,缓解其内脏超敏反应;肠道菌群测序分析发现,其能恢复其肠道菌群丰度,促进大鼠肠道内 *Bifidobacterium* 和 *Lactobacillus* 等有益菌数量增加,同时促使 *Escherichia*、*Klebsiella* 和 *Pseudomonadales* 等有害菌数量减少,使其相对丰度趋近于正常组;蛋白印迹结果显示神曲能降低模型大鼠结肠黏膜中 TLR5 蛋白的表达。可见,神曲对 IBS-D 的治疗机制可能与减少结肠黏膜中致病性鞭毛菌及其鞭毛蛋白含量,抑制结肠黏膜中 TLR5 蛋白的过表达和超敏反应有关[9]。

二、不同产地和发酵工艺神曲对功能性消化不良的影响

传统神曲由六种或七种基质混合后经自然菌种发酵而成,由于各地发酵原料及组成、原料饮片质量、发酵菌种组成、发酵条件等多方面因素的不一致,可能导致神曲药效物质基础及相应的药效存在差异,甚至存在因杂菌污染而导致的真菌毒素的产生。有学者比较了四川、安徽和河南三个产地神曲对大鼠回肠张力变化的影响以及对复方地芬诺酯导致的肠胃动力障碍小鼠小肠推动功能的影响,结果表明,在离体大鼠回肠平滑肌中,三个产地的神曲均能提高大鼠离体回肠肌张力,增强回肠肌收缩活动,其中四川和安徽生产的神曲活性更为显著,同时发现这种作用能够被阿托品阻断,提示其作用可能与胆碱能 M 受体有关。而在体内实验中,神曲可以提高复方地芬诺酯所致胃肠动力障碍小鼠模型中小肠的墨汁推进率,改善模型小鼠肠胃动力不足,其中四川和安徽产地的神曲药效更为显著[10]。此外,有学者评价神曲发酵与否、缺味神曲(缺青蒿和赤小豆)对消化功能的影响,结果显示不同组别对复方地芬诺酯诱导的胃肠动力障碍小鼠体重及体重增长率均无明显影响,发酵组能显著增加模型小鼠墨汁推进率,而未发酵组和缺味组与模型组比较无明显差异。同时比较了各组别对实验动物胃液的影响,发现未发酵组、缺味组与阴性对照组相比,5 h 内胃液量、胃蛋白酶活性单位、胃蛋白酶排出量均无统计学意义,但发酵组的胃蛋白酶排出量、胃蛋白酶活性、胃液 pH 与阴性对照比较差异有统计学意义[11]。以上结果提示发酵基质(青蒿和赤小豆)、微生物发酵对神曲改善消化功能的作用至关重要,这为神曲的炮制工艺优化和质量控制提供了重要参考。

此外,有学者探讨了神曲中青蒿等鲜干品组方及不同制法对 100% 精炼猪脂灌胃诱导的胃肠动力障碍模型小鼠的影响。结果显示,除基本组(面粉 100 g、赤小豆 4 g、苦杏仁 4 g)外,鲜品榨汁组(面粉 100 g、赤小豆 4 g、苦杏仁 4 g,加鲜青蒿、鲜苍耳、鲜辣蓼各 7 g 榨汁)、鲜品煎汁组(面粉 100 g、赤小豆 4 g、苦杏仁 4 g,加鲜青蒿、鲜苍耳、鲜辣蓼各 7 g 煎汁)、干品组(面粉 100 g、赤小豆 4 g、苦杏仁 4 g,加青蒿、苍耳、辣蓼干品各 7 g 煎汁)对胃排空及肠推进均有一定的促进作用,但程度有所不同,其中鲜品煎汁组能显著提高胃排空率及肠推进率,鲜品榨汁组能显著提高肠推进率,干品组对胃排空及肠推进均有一定影响,但差异不具显著性,

即促进胃排空率、小肠推进率作用的排序为鲜品煎汁组＞鲜品榨汁组＞干品煎汁组＞基本组；进一步研究各组对食积小鼠结肠肠道菌群的影响，发现各给药组均可增加肠道乳酸杆菌、双歧杆菌、拟杆菌的相对丰度，但影响程度不同，其中鲜品煎汁组对以上三种有益菌的促进作用最强，且可降低肠杆菌的相对丰度，各组促进有益菌生长强弱顺序为鲜品煎汁组＞鲜品榨汁组＞干品煎汁组＞基本组[12]。因此，在制备神曲时鲜品入药优于干品，尤以青蒿等鲜品煎汁入药为佳。

三、不同饮片规格神曲改善功能性消化不良的作用

神曲存在多种饮片规格及炮制方式，古文献记载的有微炒制（《备急千金要方》）、炒黄（《食疗本草》）、半夏共炒制（《类编朱氏集验医方》）、煨制（《活幼心书》）、枣肉制（《普济方》）、酒制（《本草纲目》）、煮制（《医宗金鉴》）、制炭（《吴鞠通医案》）等。中医理论认为，不同的炮制方法和不同的饮片规格，其药效和功效有所不同。如《本草发挥》记载"火炒以助五行之气，入足阳明经"，《崇涯尊生全书》记载"味甘气香醒脾，生用消谷力剧"，《本草便读》记载"消导炒用，发表生用"。当前，神曲依据炮制工艺差异形成多种规格，主要包括生品（生神曲）、清炒品（炒神曲）、麸炒品（麸炒神曲）及焦制品（焦神曲），因此有学者对不同规格的神曲功效进行比较。

有学者围绕神曲的药效，系统比较了神曲发酵前后、炒香、炒焦等不同处理方式对家兔回肠平滑肌收缩活动的影响。结果显示，除未发酵神曲水煎液外，生神曲、炒香神曲、炒焦神曲对离体兔回肠平滑肌张力均有显著影响，且作用强弱顺序为炒香＞炒焦＞生神曲；而进一步在正常小鼠体内检测其小肠推进功能影响，发现除未发酵神曲外，生神曲、炒神曲和焦神曲的水煎液都对其产生了促进作用，作用强弱顺序为生神曲＞炒香＞炒焦[13]。而高鹏飞等收集了市售生神曲、炒神曲、焦神曲，并在实验室自制了自然发酵的神曲、杂色曲霉和枯草芽孢杆菌协同发酵的神曲，在正常小鼠中比较了不同神曲混悬液对肠推进率的影响。结果发现，三种神曲都可以促进其肠推进，其中生神曲组小鼠肠推进率最高，而实验室自制神曲中只有协同发酵神曲显著提高了小鼠肠推进率，自然发酵神曲及未发酵神曲均未表现出促进作用。而在对小鼠胃酸分泌和胃排空情况的实验中，只有实验室自制协同发酵、自然发酵、未发酵神曲能显著促进小鼠胃酸的分泌并延缓胃排空，其中协同发酵的神曲效果最好。而在复方地芬诺酯所致胃肠动力障碍小鼠模型中，只有市售焦神曲和自制协同发酵神曲表现出了对小鼠小肠运动的促进作用[14]。

有学者采用腹腔注射利血平诱导的 FD 大鼠模型，对生神曲和焦神曲改善功能性消化不良的作用和机制进行比较。结果表明生神曲和焦神曲水煎液增加了大鼠血清中胃泌素（GAS）和胃动素（MTL）水平以及胃窦、脾脏和十二指肠中生长素释放肽水平，同时降低了胆囊收缩素（CCK）、血管活性肠肽（VIP）和 P 物质（SP）水平，逆转了模型大鼠胃肠激素和脑肠肽异常；组织病理学分析显示炒制前后神曲均明显改善了模型大鼠胃窦中黏膜侵蚀、细胞松散排列和大量炎性细胞浸润现象，逆转了十二指肠上皮绒毛表面欠光滑、绒毛明显缩短、黏膜腺排列无序及形状不规则的现象，并恢复了脾脏中白髓的正常结构，且焦神曲效果更好。采用 16S rDNA 测序研究生神曲和焦神曲对实验大鼠肠道菌群的影响，结果表明生神曲和焦神曲的 β 多样性分析比模型组更聚类，其中焦神曲更接近对照组，这意味着焦神曲治疗可能会更好地恢复肠道微生物群。但生品和焦神曲调控不同菌群，焦神曲增加了

Actinobacteriota、*Lactobacillaceae* 的相对含量,而降低了 *Lachnospiraceae* 和 *Ruminococcus* 的相对含量;而生神曲降低了 *Campylobacterota* 的相对含量,增加了 *Oscillospiraceae* 的相对含量。血清代谢组学结果表明,生神曲主要干预甘油磷脂代谢、精氨酸和脯氨酸代谢途径,而焦神曲主要干预醚脂代谢、鞘脂代谢和甘油磷脂代谢途径[15]。

四、不同发酵菌种(组合)发酵神曲改善消化道疾病的作用

曲类中药是原料在发酵菌群驱动下化学成分发生变化,进而引起功效变化的级联反应过程,大多可达到增效(产生新疗效或增强疗效)的目的。神曲发酵菌群由多种细菌、霉菌、放线菌和杆菌组成。因此,有学者从神曲中分离鉴定发酵菌种,并进行单菌种或纯菌种协同发酵神曲。

有学者制备了复合纯菌种(米曲霉:产黄青霉菌=1:1)发酵的神曲并进行炒制,发现在正常小鼠中,未发酵品、生神曲、炒品水煎液和炒品醇提液对实验小鼠体重、小肠推进率、MTL 及 VIP 均无显著影响;未发酵品、生品、炒品神曲均能显著提高其胃排空率,而自制神曲麸炒后药效最佳,未发酵品无明显影响。对麸炒神曲进行了进一步研究,发现在"大肠埃希菌+金黄色葡萄球菌联合灌胃"诱导的外感致病菌致肠道菌群紊乱小鼠模型中,炒神曲能显著降低模型小鼠疾病活动指数(DAI),能显著逆转模型小鼠结肠组织的黏膜结构紊乱、脱落、破坏的现象,缓解其腺体减少及萎缩,减少炎细胞浸润;而通过对小鼠肠道菌群的检测和分析发现,炒神曲能升高模型小鼠中疣微菌、乳杆菌属等的丰度,降低粪球菌属、梭菌属等的丰度,对肠道菌群紊乱具有调节作用。而在抗生素所致肠道菌群紊乱大鼠中,结肠组织病理学观察发现,神曲可明显改善大鼠结肠病理状态,显著降低正常大鼠血清中钙含量,显著升高正常大鼠粪便中的乙酸含量,通过进一步通路富集分析发现神曲可能通过激活蛋白质的消化和吸收、生物胺的合成、调节胰岛素分泌、白三烯生物的合成、赖氨酸的降解、丙氨酸生物的合成和降解、氨基酸和衍生物的代谢、葡萄糖丙氨酸循环等方式来实现对模型大鼠消化功能的调节作用[16]。

有研究对自然发酵神曲、加入米根霉并自然发酵的神曲以及市售神曲进行对比,发现在"高蛋白、高热量饲养"诱导的 FD 小鼠模型中,三种神曲均能显著提高食积模型小鼠的胃排空率和小肠推进率,增强其肠胃运动,显著升高小鼠血清中 GAS 浓度,其中自然发酵和加入米根霉发酵的两种神曲效果更好。在检测肠道菌群后,发现三种神曲均能调节模型组小鼠的肠道菌群结构,降低模型小鼠肠道菌群中条件病原菌——疣微菌的含量,显著增加有益菌——拟杆菌属等的含量,使其趋向于正常小鼠,其中,自然发酵和加入米根霉发酵的两种神曲效果更好[17]。

五、神曲不同极性部位对消化系统疾病的影响

中药不同极性部位化学成分不同,这决定了不同部位药效的差异。对此,有学者研究了神曲不同提取样品对消化系统的作用。在大鼠小肠隐窝上皮细胞中,神曲的甲醇提取物表现出促进其增殖的作用,并显著上调 ODC 基因表达,且存在剂量依赖关系[18]。此外,在葡聚糖硫酸钠(Dextran Sulfate Sodium Salt, DSS)溶液诱导的溃疡性结肠炎小鼠模型中,神曲多糖表现出良好的抗溃疡性结肠炎作用,其能显著降低 DAI,改善结肠的病理结构,减轻结肠黏膜受损,同时显著升高脾脏 $CD4^+/CD8^+$、$CD4^+Foxp3^+$ Treg 水平,显著缓解小鼠的肠道免疫功能紊乱,提示神曲对溃疡性结肠炎的抑制作用可能与调节肠道免疫有关[19]。

六、神曲复方对消化系统疾病的影响

神曲在临床中多以复方的形式应用于消化道系统疾病。中成药神曲消食口服液由焦神曲、焦山楂、焦麦芽、白芍、党参、茯苓、麸炒白术、木香、砂仁、醋延胡索、炙甘草组成。在高脂饮食(HFD)诱导的幼年大鼠的婴儿厌食症(IFA)模型中,神曲消食口服液发挥了显著疗效,其可显著加快 HFD 模型大鼠的胃肠蠕动,缓解炎症浸润和组织结构紊乱,并显著提高血清中 GAS、MTL、乙酰胆碱(ACH)、5-羟色胺(5-HT)和 SP 的含量,降低降钙素基因相关肽(calcitonin gene related peptide, CGRP)、VIP、多巴胺(DA)、促肾上腺皮质激素释放激素(corticotropin releasing hormone, CRH)和生长抑素(somatostatin, SS)的含量。进一步通过超高效液相色谱-飞行时间质谱(UHPLC-TOF-MS)对神曲消食口服液的入血成分进行了鉴定,通过网络药理学分析预测了关键成分和靶标关系网络,发现其主要入血成分主要为小檗碱、齐墩果酸、甘油酸 A、水杨酸和甘草次酸,而其作用机制可能与调节胃窦中 AKT1、MAPK1、STAT3 和 TP53 基因的蛋白转录和表达水平有关[20]。

焦三仙(由焦神曲、焦麦芽和焦山楂组成)为神曲临床应用的常用经典药对,Liu 等采用利血平诱导的 FD 模型研究了焦三仙的作用和机制。研究结果显示,与模型组相比,焦三仙给药剂量为 8.1~24.3 g 生药/kg 时,能增加 FD 大鼠体重和进食量,改善实验大鼠胃窦、脾脏、十二指肠的组织病变,增加胃窦、脾脏、十二指肠的 Ghrelin 蛋白表达,且呈现剂量依赖性。脑肠肽检测发现,给药组能降低模型组大鼠血清中 MTL、VIP、CCK 及 SP 的含量并增加 GAS 的含量,调节脑肠肽含量接近正常对照组大鼠水平。采用非靶向代谢组学对大鼠血浆、尿液、盲肠内容物进行研究发现,焦三仙能通过改善 FD 大鼠脂质、氨基酸、碳水化合物和能量的代谢异常而达到健脾消食的作用,主要涉及花生四烯酸代谢,甘油磷脂代谢,丙酮酸代谢,丙氨酸、天冬氨酸和谷氨酸代谢,甘氨酸、丝氨酸和苏氨酸代谢,乙醛酸和二羧酸代谢,精氨酸生物合成等。同时,采用 16S rDNA 高通量扩增子测序检测大鼠盲肠内容物肠道菌群物种结构组成、丰度和多样性,分析微生态平衡,再将盲肠菌群代谢物和肠道微生物群进行关联性分析。实验结果发现,焦三仙给药增加了模型大鼠肠道菌的物种丰度、均匀度、多样性,一定程度上改善了菌群紊乱,尤其是调控了某些益生菌的相对丰度,其中 *Muribaculaceae*、*Allobaculum*、*Candidatus_Shapirobacteria*、*Prevotellaceae*、*Parabacteroides*、*Akkermansia*、*Bifidobacterium* 等肠道菌与盲肠代谢物之间可能存在相互作用而发挥维持肠道稳态的作用[21]。

第二节 其他药理作用

一、肝脏保护作用

在高脂饮食诱导的非酒精性脂肪性肝病(NAFLD)小鼠模型中,神曲治疗能显著减缓模型小鼠体重增加,降低血浆总胆固醇(TC)、葡萄糖、天冬氨酸氨基转移酶(AST)、丙氨酸氨基转移酶(ALT)和 γ-谷氨酰转移酶(γ-GT)水平,且小鼠肝脏的组织学分析也显示模型小鼠肝脏炎症和肝纤维化得到明显改善,说明神曲在非酒精性脂肪性肝方面的潜在治疗作用[22]。

在酒精性肝损伤斑马鱼模型中,炒制前后神曲中的多糖能以剂量依赖的方式显著增加模型斑马鱼肝脏的平均荧光强度,并显著缓解斑马鱼在乙醇中毒兴奋期出现的"醉酒"行为,提示神曲多糖具有潜在的肝脏保护和缓解"醉酒"的作用[23]。而在小鼠酒精性肝损伤模型中,模型组的 ALT、AST 和 TG 水平较空白组明显升高,GST 含量明显下降,而神曲能缓解这种异常现象;进一步的小鼠肝脏组织切片观察发现,神曲能缓解模型小鼠肝脏组织的病理状态,恢复正常形态结构;通过 GO 和 KEGG 富集分析发现,神曲的作用机制主要涉及癌症途径、脂质代谢和动脉粥样硬化相关信号通路,可能与 AKT1、TNF、TP53、IL-6 和 CASP3 等治疗急性酒精性肝损伤相关的核心靶点有关[24]。

二、抗炎、抗氧化作用

Liu 等采用脂多糖(LPS)诱导的 RAW264.7 巨噬细胞炎症模型,发现不同发酵天数的神曲水煎液均能显著降低炎症细胞的 NO 含量,且活性随发酵程度的变化而变化,其中发酵 5 d 活性最佳。进一步采用 HPLC 和 UPLC-QTOF-MS/MS 研究了神曲在发酵过程中化学成分的动态规律,利用 16S 和 ITS rRNA 高通量测序揭示了不同发酵阶段的优势发酵菌和动态变化规律,基于此构建了发酵神曲"抗炎活性-菌种-有效活性物质"动态关联网络关系,预测出与神曲抗炎活性化合物相关性较高的优势有效菌,包括 Bacillus、Burkholderia_Caballeronia_Paraburkholderia、Enterobacter、Aspergillus heterocaryoticus、Rhizopus arrhizus 和 Kazachstania bulderi。并以优势有效菌 Rhizopus arrhizus、Bacillus velezensis、Bacillus subtills 和 Bacillus cereus 进行单菌种和纯菌种协同发酵,发现与自然菌种发酵和市售神曲相比,以上菌种发酵的神曲能显著提高多种消化酶活性和抗炎活性,尤其是双菌种联合发酵具有协同增效的作用。为此,采用非靶向代谢组学研究关键菌种发酵产生的生物活性的差异,成功鉴定出 62 个差异成分,说明不同菌株发酵可以明显影响神曲主要代谢物谱。基于对代谢组和活性的相关性分析发现,viridicatumtoxin、phenylalanine 和 D-malic acid p-coumarate 与糖化酶、纤维素、酶胰蛋白酶、α-淀粉酶促进活性和 NO 生成抑制活性呈正相关,leukotoxin A、phosphocholine 和 D-glucosaminic acid 与糖化酶、纤维素、酶胰蛋白酶、胃蛋白酶促进活性和 NO 生成抑制活性呈正相关,且 isoschaftoside、fucose 1-phosphate 和 nikkomycin 与胃蛋白促进活性呈正相关性最高($P<0.01$)。同时,结合 UPLC-QTOF-MS/MS 技术和 GNPS 分子网络从自然发酵神曲乙酸乙酯和正丁醇萃取部位分别鉴定出 65 个化合物和 34 个化合物,并首次发现了神曲中存在二肽类成分,其中二肽 diprotin A、cyclo(L-Leu-L-Pro)(CLP)和 cyclo(L-Phe-L-Leu)具有良好的抗炎活性,IC_{50} 值分别为 $45.05\pm0.34\ \mu M$、$11.99\pm0.73\ \mu M$、$40.13\pm0.22\ \mu M$,同时 diprotin A 通过抑制 DPP-4 和调控 Arhgdib/NF-κB/TGF-β1 信号通路显著改善 DSS 诱导的小鼠结肠炎[25]。

此外,有研究采用 LPS 诱导的巨噬细胞模型对神曲氯仿提取物抗炎活性进行评价,发现其在 $10\sim100\ \mu mol/L$ 浓度范围内剂量依赖性显著降低 TNF-α 的分泌量,且其所含成分 (9S,12R,13S)-(E)-9,12,13-trihydroxy-10-octadecaenoic acid 也显著降低 TNF-α 的分泌量[26]。张希等采用 HPLC-Q-TOF-MS 与 GNPS 分子网络分析结合技术从神曲中鉴定出 72 个化学成分,包括黄酮、倍半萜、鞘脂、甘油糖脂及取代苯类成分,其中总脂占比较大,且能够在 1.0 mg/L 的浓度下显著降低 LPS 诱导的 RAW264.7 细胞中 TNF-α、IL-6 水平[27]。此外,从神曲中分离出的化合物 3(S)-3,4-dihydro-5,10-di-β-D-glucopyranoside-2,2-dimethyl-2H-naphtho(2,3-b)pyran-3-ol、(2S)-1-O-eicosapentaenoyl-2-O-palmitoyl-3-O-(β-D-galactopyranosyl-6-1α-D-galactopyranosyl)-glycerol 和 (2S)-1-O-eicosapentaenoyl-2-O-linoleoyl-3-O-(β-D-galactopyranosyl-6-1α-D-galactopyranosyl)-glycerol 能够显著抑制 LPS 诱导的骨髓树突状细胞(BMDC)产生 IL-6 和 IL-12 p40,IC_{50} 值为 1.6~10.2 μM,化合物 (2S)-1-O-eicosapentaenoyl-2-O-palmitoyl-3-O-(β-D-galactopyranosyl-6-1α-D-galactopyranosyl)-glycerol 和 (2S)-1-O-eicosapentaenoyl-2-O-linoleoyl-3-O-(β-D-galactopyranosyl-6-1α-D-galactopyranosyl)-glycerol 能够显著抑制 TNF-α 的产生,IC_{50} 值为分别 12.0 μM 和 11.2 μM[28]。

此外,神曲水提物可抑制由 HCD 饮食引起的 BMI 和 TC 的增加,可预防喂食 HCD 饮食三周的成年斑马鱼的 DNA 和脂质损伤,抑制低密度脂蛋白氧化,降低细胞因子(如 TNF-α、IL-1β、IL-6)和相关蛋白(MAPK 和 NF-κB)的表达,并具有显著的抗氧化途径(NRF2-HO-1)激活特性,且可显著降低 LPS 诱导的 RAW264.7 巨噬细胞中 NO 的产生。这些结果表明,神曲具有优异的抗氧化和抗炎作用,可用于改善炎症状态和代谢状况[29]。

此外,有研究表明,神曲中总酚含量较高,约为 1.68 mg/g,且具有良好的抗氧化活性,其清除 DPPH 自由基的 IC_{50} 值为 37.3 μg/mL,清除 ABTS 自由基的 IC_{50} 值为 116.39 μg/mL,清除超氧阴离子自由基的 IC_{50} 值为 1.17 mg/mL[30]。

神曲总多糖也具有良好的抗氧化作用,其抗氧化活性可能与其结构特性密切相关[31]。体外研究表明,神曲多糖具有良好的自由基清除活性,能够有效清除 DPPH 自由基、ABTS 自由基和羟基自由基,还表现出抑制 α-葡萄糖苷酶活性和胰蛋白酶活性,进一步研究发现炒制过程能改变神曲多糖的理化性质,如促进糖醛酸的生成、改变多糖的分子量、改变单糖组成和微观结构,从而增强其抗氧化能力。在体内转基因斑马鱼(krt4-NTR:GFP)^{cy17} 模型中,神曲中性多糖处理显著增加斑马鱼胚胎中荧光点数量,这表明神曲中性多糖能够有效减少氧化应激引起的损伤,证实其抗氧化活性[23]。而神曲中酸性多糖也具有类似作用,如在转基因斑马鱼中,神曲多糖表现出浓度依赖性抗氧化活性;在神经损伤的斑马鱼模型中,治疗后斑马鱼多巴胺能神经元区域的长度与多糖浓度呈正相关,其作用机制可能与调控 PI3K-Akt 和 NF-κB 信号通路直接减轻神经损伤以及调控 HIF-1 信号通路调节氧化应激间接改善神经损伤有关[32]。

三、调节血糖、血脂作用

在高脂、高糖饮食诱导的 2 型糖尿病小鼠中,神曲能显著降低小鼠体重、果糖胺、甘油三酯、附睾脂肪垫重量和脂肪组织巨噬细胞水平,具有抗糖尿病和抗肥胖作用[33]。在高脂饲料构建的混合型高脂血症模型大鼠中,神曲可显著降低模型大鼠 TC、甘油三酯、低密度脂蛋白胆固醇含量,并减少模型大鼠的肝脏脂肪细胞数量,其机制可能与调控 3-磷酸甘油、鞘氨醇、1-磷酸鞘氨醇、脱氧尿苷等代谢物以及鞘脂代谢过程、甘油磷脂代谢过程、甘油酯代谢途径、嘧啶代谢途径等代谢通路有关[34]。

四、抗菌作用

在体外抗菌实验中,神曲不同提取部位均有一定的抗菌活性,其抗菌能力排序为:乙酸乙酯部位＞正丁醇部位＞95％乙醇提取部位＞水提部位[35]。从乙酸乙酯部位分离出的(1S,3S)-1-甲基-1,2,3,4-四氢-β-咔啉-3-羧酸、尿囊素、pinellic acid、阿魏酸和香草酸等成分具有较好的抑菌活性[36]。

小　结

据古籍文献及现代研究资料记载，神曲具有多种药理作用，除消食健脾功效以外，其临床可用于治疗霍乱、瘰结、目病、心痛、腰痛、黄疸等。然而，目前的研究主要聚焦于其对消化道疾病的治疗作用，证实了其在功能性消化不良、肠易激综合征和结肠炎等消化道疾病治疗中的显著疗效，但对其他药理作用的研究鲜有报道。此外，目前的研究表明神曲能够通过促进肠胃蠕动、调节激素水平、改善炎症和调节肠道菌群等多个途径发挥治疗消化道疾病的作用，但其深层次的机制尚待阐明，如发挥作用的药效物质、具体发挥作用的肠道菌和代谢物、体内的作用靶点和药效机制、脑-肠轴在疾病中的作用和机制等亟需研究。

神曲为多种中药经过发酵产生的特殊饮片，其化学成分复杂，药理作用研究应注重揭示其多途径多靶点的作用特点。同时，神曲多以复方入药，在研究中要注重复方配伍机制研究。在对其药效和作用机制研究，既要考虑其临床适应证，采用合适的评价模型，同时要注重整体性思维系统揭示神曲的药效和作用机制。近些年系统生物学的兴起为中药研究提供了新的思路，利用其整体系统生物学方法全面揭示中药的药效特点和作用机制。因此，神曲的研究应该依托中药复方，借助大数据挖掘、代谢组学、蛋白组学、微生物组学等多组学技术，结合主成分分析、聚类分析、关联规则等多种现代化学计量学方法将靶点、药效与化学成分信息进行关联，挖掘潜在的信息和规律，全面揭示神曲防治疾病的作用原理[37]。

参考文献

[1] 何丹,王乐,杨成梓,等.神曲的考证[J].中国现代中药,2021,23(8):1456-1462.
[2] 胡静,杨旭东,夏清平,等.中药"神曲"对脾虚小鼠肠道菌群的调整及肠保护作用研究[J].中国微生态学杂志,2004,16(4):19-20.
[3] 郭丽双,杨旭东,胡静,等.中药"神曲"对肠道菌群失调小鼠调整和保护作用的观察[J].中国微生态学杂志,2005,17(3):174-175.
[4] 张红玲,孙佳彬,覃艺,等.六神曲最佳发酵周期研究[J].亚太传统医药,2018,14(4):31-34.
[5] Zhang X, Zhang H, Huang Q, et al. Effect of *Massa Medicata Fermentata* on the gut microbiota of dyspepsia mice based on 16S rRNA technique [J]. Evid-Based Compl Alt, 2020,2020(1),7643528.
[6] Bai Y, Zheng M, Fu R, et al. Effect of *Massa Medicata Fermentata* on the intestinal flora of rats with functional dyspepsia [J]. Microb Pathogen, 2023,174:105927.
[7] 吴金鹏,吴影,曹双双,等.益生菌发酵六神曲的制备及其对功能性消化不良小鼠的改善作用[J].食品与发酵工业,2024:1-13.
[8] 庄彦华,杨春辉,杨旭东,等.中药"神曲"对肠易激综合征患者肠道菌群的调节和临床疗效的研究[J].中国微生态学杂志,2005,17(1):41-43.
[9] Zhuang Z, Huang C, Zhang Y, et al. Effects of *Massa Medicata Fermentata* on the intestinal pathogenic flagella

bacteria and visceral hypersensitivity in rats with irritable bowel syndrome [J]. Front Physiol, 2022,13:1039804.

[10] 沈夕坤,张露蓉,江国荣,等.不同产地六神曲对实验动物肠管运动功能的影响[J].四川医学,2010,31(8):1061-1063.

[11] 杨志敏,李洋,路超,等.不同炮制工艺和缺味神曲对消化功能的影响[J].山西医药杂志,2023,52(13):1020-1023.

[12] 王丽芳,高文远,徐鑫,等.神曲鲜干品组方对食积小鼠胃肠动力及肠道菌群调整的影响[J].中国实验方剂学杂志,2017,23(4):20-24.

[13] 刘峰,刘言振,林鲁霞,等.六神曲对实验动物肠道运动功能的影响[J].中医临床研究,2014,6(8):56-57.

[14] 高鹏飞,张文意,周蓉蓉,等.神曲对小鼠消化功能的影响[J].中华中医药学刊,2016,34(2):362-364.

[15] Fan S, Zhu H, Liu W, et al. Comparing *Massa Medicata Fermentata* before and after charred in terms of digestive promoting effect via metabolomics and microbiome analysis [J]. J Ethnopharmacol, 2024,327:117989.

[16] 王悦.六神曲对肠道菌群紊乱的影响研究[D].哈尔滨:黑龙江中医药大学,2018.

[17] Wang S, Li Y, Yang X, et al. The effects of *Massa Medicata Fermentata* on the digestive function and intestinal flora of mice with functional dyspepsia [J]. Front Pharmacol, 2024,15:1359954.

[18] 马维维.六神曲微生物多样性分析及药效学研究[D].北京:北京中医药大学,2017.

[19] 栗嘉淇,尹磊,郑威,等.六神曲多糖提取工艺优化及其抗溃疡性结肠炎作用研究[J].中成药,2024,46(1):232-237.

[20] Zhao M, Xiang T, Dong Z, et al. Shenqu xiaoshi oral solution enhances digestive function and stabilizes the gastrointestinal microbiota of juvenile rats with infantile anorexia [J]. J Ethnopharmacol, 2024,319:117112.

[21] Liu Y, Liao W, Liu X, et al. Digestive promoting effect and mechanism of Jiao Sanxian in rats [J]. J Ethnopharmacol, 2021,278:114334.

[22] Roh JS, Lee HR, Ahn YJ, et al. *Massa Medicata Fermentata* improves fatty liver in high fat diet-fed nonalcoholic fatty liver disease's mouse model [J]. The Korea Journal of Herbology, 2014,29(2):23-31.

[23] Liu S, Liu Y, Geng W, et al. Isolation, characterization, trypsin inhibition, liver protective and antioxidant activities of arabinoxylan from *Massa Medicata Fermentata* and its processed products [J]. Int J Biol Macromol, 2023,253:127581.

[24] Yang L, Bao Y, Fu Q, et al. Exploring the potential role of *Massa Medicata Fermentata* in alcoholic liver injury disease based on network pharmacology and animal experiments [J]. Comb Chem High T Scr, 2024,25:1153-1169.

[25] Liu Y, Liu W, Fan S, et al. Processing mechanism of *Massa Medicata Fermentata* based on the correlation analysis of strains, chemical compositions and anti-inflammatory activity [J]. Chem Biodivers, 2023,20(1):e202200822.

[26] 张慧茹,张婷婷,许枂,等.基于NMR指导的六神曲成分研究[J].中草药,2019,50(16):3764-3768.

[27] 张希,朱月健,郑威,等.六神曲成分的快速鉴定及脂类活性研究[J].中国现代应用药学,2025,42(6):867-878.

[28] Sun YN, Yang SY, Koh Y, et al. Isolation and identification of benzochroman and acylglycerols from *Massa Medicata Fermentata* and their inhibitory effects on LPS-stimulated cytokine production in bone marrow-derived dendritic cells [J]. Molecules, 2018,23(9):2400.

[29] Jung K, Yu G, Kim D, et al. *Massa Medicata Fermentata*, a functional food for improving the metabolic profile via prominent anti-oxidative and anti-inflammatory effects [J]. Antioxidants, 2024,13(10):1271.

[30] 李虹霞,朱月健,尹磊,等.六神曲化学成分及抗氧化活性研究[J].中成药,2023,45(3):788-794.

[31] Liu S, Chen L, Duan W, et al. Comparison of physicochemical and bioactive properties of polysaccharides from *Massa Medicata Fermentata* and its processed products [J]. ACS Omega, 2022,7(50):46833-46842.

[32] Liu S, Li M, Liu W, et al. Structure and properties of acidic polysaccharides isolated from *Massa Medicata Fermentata*: Neuroprotective and antioxidant activity [J]. Int J Biol Macromol, 2024,259:129128.

[33] Paik S, Han S, Kwon O, et al. The effects in metabolism and adipose tissue inflammation induced by the *Massa Medicata Fermentata* on obese type 2 diabetes mouse model [J]. The Journal of Korean Medicine, 2012,33(3):33-45.

[34] 刘金辉,田颖颖,赵新月,等.基于代谢组学的六神曲降血脂作用机制研究[J].中国中药杂志,2024,49(3):770-778.

[35] 王秋红,付新,王长福,等.六神曲的抗菌活性研究[C].武汉,2009.

[36] 王长福,徐嘉智,王思宇,等.六神曲抗菌有效部位化学成分研究[J].时珍国医国药,2020,31(10):2350-2353.

[37] 刘莹,郭二燕,冯锋,等.曲类中药发酵炮制研究进展[J].中国现代应用药学,2022,39(10):1371-1381.

第八章　神曲生产和质量控制现状及趋势

神曲作为传统发酵曲剂的典型代表,是我国国家标准收载成方制剂中应用最广泛的发酵类中药,在中医临床中具有广泛应用。神曲除作为临床常用药物之外,还可被用于药膳。唐代《食疗本草》记载"神曲捣末,煮粥食之,主脾胃虚弱、食不消化,腹中胀满。常服温中下气,开胃健脾",此后元代饮膳太医忽思慧所著的《饮膳正要》和《中华药膳学》均记载了神曲在"消食类药膳"中的核心作用。据记载神曲研磨成粉与其他食物一起烹煮,具有健脾消食功效,如神曲粥(与羊肉、粳米同煮)、神曲鸡内金粥、神曲杏仁粥等;神曲加水泡饮,祛湿化痰,消食化滞,如神曲陈皮普洱茶、神曲茶(配伍草果、陈皮煎汤)、麦曲消食液、神曲山楂汤;神曲也可以用于制作解暑药膳,如神曲绿豆汤。此外,神曲还被应用于畜牧业,如兽用非处方药五味健脾合剂和消积散,亦被用作禽类、猪、宠物饲料添加剂,可防止动物腹泻,促进饲料的消化吸收和转化,提高动物的自身免疫能力。由于神曲广泛的用途、良好的健脾消食功效,以及社会健康需求和农牧业发展需求的不断提升,神曲市场需求也在持续增长,这对神曲生产的规范化与智能化提出了更高的要求。

第一节　神曲生产和质量控制现状

一、神曲生产现状

(一) 神曲生产工艺现状

在传统工艺中,神曲发酵依赖自然菌种进行,且发酵过程中的温湿度等关键参数长期依靠经验判断。神曲发酵是由微生物驱动的炮制过程,其有效成分来源包括发酵微生物分解、代谢原料中化学成分,以及微生物自身产生的化学成分,而原料差异、菌群波动及工艺参数不稳定必然导致质量不稳定,甚至导致有害物质(如霉菌毒素)污染。随着现代科技的迭代发展,对神曲研究的不断深入,神曲工业生产发酵中部分参数正逐步实现精准界定(表8-1)。

然而,目前神曲生产中工艺不统一、参数不明确的问题依然较为突出。从目前各省颁布的神曲生产规范看,神曲生产工艺主要存在如下主要问题[1-2]:

1. 原料标准不统一　在《中国药典》2020版中仅在第四部附录"成方制剂中本版药典未收载的药材和饮片"中明确了神曲的基原,但对其生产标准未做出明确规定。在《部颁药品标准》及地方标准中虽规定了发酵原料组成,但存在地域差异,如在福建、湖南、贵州、江苏、重庆、四川、江西、上海等地主要由不同比例的赤小豆、苦杏仁、青蒿、辣蓼、苍耳草、面粉和麦

表8-1 现行各地省标中对神曲处方及发酵参数的记载

	赤小豆(%)	苦杏仁(%)	青蒿(%)	辣蓼(%)	苍耳草(%)	面粉(%)	麦麸(%)	发酵参数
部颁/福建/湖南/贵州/四川/重庆	1.09	1.09	5.43	5.43	5.43	27.17	54.35	适宜温湿度
江苏	4.72	4.72	3.94	3.94	3.94	39.37	39.37	25~30℃;适宜湿度
江西	3.46	3.46	5.78	5.78	5.78	14.45	57.8	适宜温湿度;一周
吉林	7.57	7.57	3.03	3.03	3.03	75.75	/	适宜温湿度
北京	3.1	3.1	5.43	5.43	5.43	77.52	/	30~35℃;70%~80%RH;2~3 d
山东/宁夏/辽宁	4	4	4	4	4	80	/	室温发酵
上海	2.39	1.8	4.79	4.79	2.39	23.954	59.88	适宜温湿度
甘肃	2.6	2.6	9.8	9.8	9.8	65.4	/	室温、湿麻袋覆盖
陕西	3.1	3.1	5.43	5.43	5.43	77.52	/	适宜温湿度
黑龙江	13.33	13.33	13.33	13.33	13.33	33.34	/	30℃;适宜湿度
浙江	13.23	13.23	14.71	14.71	14.71	14.71	14.71	28℃;70%~80%RH
天津	3.67	3.67	0.31	0.31	0.31	91.74	/	无温湿度说明;48 h
安徽	3.1	3.1	5.43	5.43	5.43	77.52	/	30~37℃;70%~80%RH;4~6 d

麸等7种原料组成发酵基质,而吉林、北京、山东、辽宁、黑龙江、安徽等地主要由不同比例的赤小豆、苦杏仁、青蒿、辣蓼、苍耳草和面粉等6种原料组成发酵基质。此外,原料的规格不统一,关键原料(如青蒿、辣蓼、苍耳草)未明确鲜品或干品的使用标准,且缺乏针对发酵原料的质量控制指标。

2. **发酵菌种未标准化** 各地神曲炮制规范中仍采用自然菌种发酵,但不同地区环境微生物组成差异大,同一地区不同时期环境菌群也在不断变化,这必然导致神曲发酵菌群不一致,进而影响神曲质量。此外,传统自然环境发酵很难控制有害菌的污染,有研究表明神曲发酵过程中检测到黄曲霉等有害菌,这严重影响了神曲临床应用的安全性。

3. **工艺参数模糊** 从目前发布的炮制规范看,仅江苏、北京、黑龙江、浙江、安徽5个省市有明确规定发酵温度或湿度范围,江西、北京、天津、安徽4个省市规定了发酵天数,其余各省(市)均以"适宜温湿度"记录,发酵温度、发酵时间等关键参数依然不统一、不明确。

4. **成型工艺缺乏规范** 现有两种发酵方式(整体发酵后切丁及制丁后发酵)缺乏优劣对比数据,且制丁规格(尺寸、湿度、硬度)无统一标准。

(二) 神曲工业生产体系现状

在神曲传统发酵体系中,成型工序长期依赖人工操作,存在生产效率低下、规格尺寸控制精度不足和易引起杂菌污染等问题。尤为关键的是,发酵环境的温湿度参数长期受制于自然气候条件,缺乏主动调控手段,导致饮片质量波动明显。近年来,随着发酵工程与智能控制技术的深度融合,神曲生产自动化方面取得突破性进展:在成型工艺环节,应用数控模压设备,实现了成型规格和产品规格的标准化控制,提高了生产效率,减少了污染;在发酵环境控制环节,应用智能控制技术,构建了温度湿度智能化实时监测与自动化精准调控体系,大大提升了发酵成功率和饮片质量的稳定性。然而,当前神曲生产体系的智能化仍不够完善:一方面,生产过程控制的在线监测能力不足,如基质质量和发酵终点判断(如pH、溶氧浓度阈值)仍依赖离线检测,缺少基于近红外光谱分析、机器视觉技术的智能在线监测系统;另一方面,尚未构建从基质前处理(粉碎-提取-混合)到成型(制曲-压模)、发酵(控温控湿-供氧)再到干燥的全工序链连续化生产流水线,各环节存在人工转运导致的时间与质量损耗。

二、神曲饮片生产质量监控体系和质量标准研究现状

中药饮片质量标准体系是保障临床用药安全有效的核心技术支撑。神曲普遍存在质量不稳定问题,且易受有害菌(如黄曲霉、大肠埃希菌、沙门菌)等的污染[2-4],建立科学的质量控制体系极其重要。目前,在传统经验判别基础上,构建了神曲现代质量评价体系,主要包含显微形态学鉴别、有害成分色谱分析(如黄曲霉毒素B1检测)、水分测定等多维检测方法,初步实现质量评价从经验定性到数据定量的技术跨越。

(一) 神曲饮片质量标准现状

传统的神曲质量评价主要依赖感官评估和经验判断,优质神曲通常具有以下特征:外观上,曲块表面覆盖黄色菌丝(俗称"黄衣"),边缘呈鲜黄色;嗅觉上,具有芳香气味,无异味或霉腐味;质地上,结构紧实,不易碎裂,若松散不成块,则可能发酵不良,内部菌丝发育不充分;形态上,呈方形或长方形块状,外表土黄色,质地粗糙且易折断,断面不平整,可见发酵形成的孔洞及未被充分研磨的褐色残渣,无虫蛀。与此相对,伪劣神曲通常质地坚硬、重量偏大,断面致密无空洞,可能因掺杂土壤或发酵不规范所致。

随着显微鉴定、高效液相色谱等现代分析技术的应用,目前全国12个省市(安徽、北京、重庆等)在传统质量评价方法的基础上,制定了神曲饮片质量标准(表8-2),大大提升了质量控制的科学性和客观性。

然而,目前的质量控制方法依然存在以下突出问题:①检测项目不统一、不完善:所有标准均包含性状鉴别,但显微鉴别(安徽、北京、福建、河南、湖南和山东)、薄层鉴别(安徽和山东)、水分限度(北京、重庆、福建、河南、湖南和江西)、总灰分(北京、重庆、湖南、江西和山东)、酸不溶性灰分(湖南、江西和山东)、浸出物(北京市、重庆市、河南、湖南和山东)等项目的覆盖范围各省市差异显著。在有害成分检测方面,仅湖南、江西、山东等省规定了真菌毒素限度(黄曲霉毒素$B_1 \leqslant 5\ \mu g/kg$,黄曲霉毒素$G_2$、$G_1$、$B_1$和$B_2$总量$\leqslant 10\ \mu g/kg$)。此外,所有标准均缺乏有效成分含量测定项目[5],以及客观的、符合中药特征的整体质量评价方法。②标准要求不一致:各省市对其性状描述存在明显差异,如重庆市要求神曲的性状"陈腐气,味微苦",河南省要求"气特异,味淡、微苦、微酸、微辛"。这种标准不统一、检测项目缺失的状况严重影响了神曲的质量控制。因此,如何建立质量标准以保证神曲的有效性和安全性是当今亟待解决的问题。

表 8-2 各省神曲饮片质量标准

标准出处	发布年份	性状	显微	薄层	水分	总灰分	酸不溶性灰分	浸出物	黄曲霉毒素
《安徽省中药材标准》	2022	本品为不规则的小块。表面灰黄色，粗糙。断面黄白色或灰黄色。质坚脆。具发酵特异气味	本品粉末呈黄褐色至棕褐色。石细胞单个散在或数个相连，类多角形，类长圆形或贝壳形，直径8~70 μm。胚乳细胞多角形，类圆形，长26~70 μm，宽20~40 μm（苦杏仁）。种皮表皮侧面观1~2列，细胞内含淡红棕色物，光辉带明显。支持细胞1列，呈咖铃状（赤小豆）。非腺毛长100~500 μm，直径10~20 μm，壁厚5~15 μm（小麦）	(1) 取本品粉末10 g，加甲醇50 mL，超声处理20 min，滤过，滤液蒸干，残渣加甲醇5 mL使溶解，作为供试品溶液。另取东莨菪内酯对照品适量，加甲醇制成每1 mL含1 mg的溶液，作为对照品溶液。照薄层色谱法（《中国药典》2020年版四部通则0502)试验，吸取供试品溶液1~5~10 μL，对照品溶液1~2 μL，分别点于同一硅胶G薄层板上，以石油醚（60~90℃)-乙酸乙酯-甲酸（6:4:0.1)为展开剂，展开，取出，晾干，置紫外光灯（365 nm)下检视。供试品色谱中，在与对照品色谱相应的位置上，显相同颜色的荧光斑点。(2) 取本品粉末5 g，加水100 mL，煎煮30 min，每次20 mL，滤过，滤液用水饱和正丁醇振摇提取2次，残渣加甲醇2 mL使溶解，作为供试品溶液。另取苦杏仁对照药材2 g，同法制成对照药材溶液。照薄层色谱法（《中国药典》	/	/	/	/	/

（续表）

标准出处	发布年份	检验项目							
		性状	显微	薄层	水分	总灰分	酸不溶性灰分	浸出物	黄曲霉毒素
《北京市中药饮片炮制规范》	2023	本品为10～15mm立方形小块或长10～15mm圆柱形的段。表面灰黄色、粗糙，常有裂纹和浅红绿色斑点。断面不平坦，呈颗粒状，可见未破碎的褐色残渣及发酵后的孔洞。质硬脆，易破碎。有发酵气，味苦。	本品粉末棕黄色。有大量淀粉粒，淀粉粒多单粒，呈球形，直径2～40μm（面粉、赤小豆）。种皮栅状细胞胞腔含淡红棕色物（赤小豆）。单细胞非腺毛长43～950μm（辣蓼）	典》2020年版四部通则0502）试验，吸取上述两种溶液各10μL，分别点于同一硅胶G薄层板，以三氯甲烷一甲醇一水（13∶1∶1）的下层溶液为展开剂，展开，取出，晾干，置紫外光灯（365 nm）下检视。供试品色谱中，在与对照药材色谱相应的位置上，显相同颜色的荧光斑点	不得过11.0%（中国药典2020年版通则0832第二法）	不得过6.0%（中国药典2020年版通则2302）	/	照水溶性浸出物测定法（中国药典2020年版通则2201）项下的冷浸法测定，不得少于15.0%	照黄曲霉毒素测定法（《中国药典》2020年版通则2351）测定。本品每1000 g含黄曲霉毒素G_2、黄曲霉毒素G_1、黄曲霉毒素B_2、黄曲霉毒素B_1的总量不得过10 μg

(续表)

标准出处	发布年份	性状	显微	薄层	水分	总灰分	酸不溶性灰分	浸出物	黄曲霉毒素
《重庆市中药饮片炮制规范》	2023	本品为不规则细小块状或粗颗粒状物，表面灰白色至微黄色，粗糙，质脆易碎。有陈腐气，味微苦	/	/	《卫生部药品标准》中药成方制剂第19册	/	/	/	/
《福建省中药饮片炮制规范》	2012	本品为不规则细小块状或粗颗粒状物，表面灰白色至微黄色，粗糙，质脆易碎。有陈腐气，味微苦	本品粉末为黄色。石细胞橙黄色，贝壳形，壁纹厚，较宽一边纹孔明显。草酸钙簇晶细小	/	不得过9.0%（《中国药典》2010年版一部附录Ⅸ H 第一法）	/	/	/	/
《河南省中药饮片炮制规范》	2022	本品为不规则的块状或颗粒状，表面粗糙，具灰白色至微黄色菌丝斑或菌落，质坚实而脆。断面灰黄至灰棕色，具裂隙或细小孔洞。气特异，味淡，微苦，微酸，微辛	本品粉末黄棕色至棕褐色。石细胞单个散在或数个相连，类多角形，类长圆形或贝壳形，直径25～150 μm；胚乳细胞多角形，类圆形，长26～48 μm，宽20～36 μm，壁厚2～5 μm（苦杏仁）。种皮表皮红棕色细胞内含浓红棕色物，光辉带明显，支持细胞1列，呈哑铃状（赤小豆）	/	不得过10.0%（《中国药典》2020年版四部通则0832 第二法）	/	/	照醇溶性浸出物测定法《中国药典》2020年版四部通则2201)项下的冷浸法，用50%乙醇作溶剂，不得少于17.0%	/

(续表)

标准出处	发布年份	性状	显微	薄层	水分	总灰分	酸不溶性灰分	浸出物	黄曲霉毒素
《湖南省中药饮片炮制规范》	2021	本品呈长方形或方形的块，或呈不规则小块、颗粒。表面黄色或棕色，粗糙，常有裂纹，可见片状麸皮，质松散或质脆，易碎。有特异香气，味微苦辛	本品粉末黄棕色或黄褐色。稃片外表皮表面观长细胞与2个短细胞（栓化细胞、硅质细胞）交互排列；长细胞壁厚，紧密深波状弯曲，短细胞类圆形，有稀疏壁孔；非腺毛单细胞，长28～1520 μm（麸皮），直径8～32 μm（麸皮）。种皮表皮细胞为栅状，有纵沟纹，光辉带明显；表面观多角形，胞腔极小，孔沟细密；底面观细胞呈多角形，壁稍厚，胞腔大，内含红棕色至红色物质（赤小豆）。石细胞淡黄白色或类黄棕色，表面观类多角形，表面长纹类贝壳形、孔纹大而密，直径25～150 μm（苦杏仁）	/	不得过12.0%（《中国药典》2020年版四部通则0832第二法）	不得过6.0%（《中国药典》2020年版四部通则2302）	不得过1.0%（《中国药典》2020年版四部通则2302）	照水溶性浸出物测定法（《中国药典》2020年版四部通则2201）项下的冷浸法测定，不得少于16.0%	照真菌毒素测定法（《中国药典》2020年版四部通则2351）测定。本品每1000g含黄曲霉毒素B_1不得过5 μg，含黄曲霉毒素G_2、黄曲霉毒素G_1、黄曲霉毒素B_2和黄曲霉毒素B_1的总量不得过10 μg

（续表）

标准出处	发布年份	性状	显微	薄层	检验项目 水分	总灰分	酸不溶性灰分	浸出物	黄曲霉毒素
《江西省中药饮片炮制规范》	2023	本品呈扁平方形。表面土黄色，粗糙，有灰黄色至灰棕色菌落的斑纹，质硬脆，易断，断面不平，类白色。气特异，味淡	/	/	水分照水分测定法（《中国药典》2020年版四部通则0832第二法）测定，不得过12.0%	不得过7.0%（《中国药典》2020年版四部通则2302）	不得过2.0%（《中国药典》2020年版四部通则2302）	/	照真菌毒素测定法《中国药典》2020年版通则2351）测定。本品每1000 g含黄曲霉毒素 B_1 不得过5 μg，含黄曲霉毒素 G_2、黄曲霉毒素 G_1、黄曲霉毒素 B_2 和黄曲霉毒素 B_1 的总量不得过10 μg
《宁夏中药饮片炮制规范》	2017	本品为立方形小块或不规则的碎块，表面灰白色或微黄色，粗糙，质脆易碎，有陈腐气，味微苦	/	/	/	/	/	/	/
《上海市中药饮片炮制规范》	2018	本品呈类立方形块状，边长1.5~2 cm。外表面黄棕色，具灰黄色至灰褐色菌落的斑纹，质粗糙，质坚。断面黄棕色。气微，味淡	/	/	/	/	/	/	/

（续表）

标准出处	发布年份	性状	显微	薄层	检验项目				
					水分	总灰分	酸不溶性灰分	浸出物	黄曲霉毒素
《山东省中药饮片炮制规范》	2022	为立方形小块。表面灰黄色、粗糙。质坚脆,断面粗糙,类白色,苦味	本品粉末灰黄色至棕褐色。非腺毛长40~950 μm,直径10~30 μm,壁厚5~11 μm(小麦)。石细胞单个散在或数个相连,黄棕色至棕色,表面观类多角形、类贝壳形或圆形,直径25~150 μm(苦杏仁)。种皮表皮为1列栅状细胞,细胞内含淡红棕色物,光辉带明显(赤小豆)	取本品粉末15 g,加水适量,加热回流30 min,趁热离心,取上清液,放冷,用三氯甲烷振摇提取2次,每次20 mL,合并三氯甲烷液,低温挥至约1 mL,作为供试品溶液。另取青蒿对照药材1 g,同法制成对照药材溶液。照薄层色谱法(《中国药典》2020年版通则0502)试验,吸取供试品溶液10 μL,对照药材溶液3 μL,分别点于同一硅胶G薄层板上,以氯甲烷-甲醇(4:1)为展开剂,展开,取出,晾干,置紫外光灯(365 nm)下检视。供试品色谱中,在与对照药材色谱相应的位置上,显相同颜色的荧光主斑点	神曲不得过13.0%;炒神曲,焦神曲,麸炒神曲不得过10.0%(《中国药典》2020年版通则0832第二法)	不得过5.0%(《中国药典》2020年版通则2302)	不得过2.0%(《中国药典》2020年版通则2302)	照醇溶性浸出物测定法《中国药典》2020年版通则2201)项下的热浸法测定用稀乙醇作溶剂,神曲不得少于13.0%;炒神曲,焦神曲,麸炒神曲不得少于8.5%	照真菌毒素测定法(《中国药典》2020年版通则2351)测定。本品每1 000 g含黄曲霉毒素B₁不得过5 μg,含黄曲霉毒素G₂、黄曲霉毒素G₁、黄曲霉毒素B₂和黄曲霉毒素B₁的总量不得过10 μg
《天津市中药饮片炮制规范》	2022	神曲为1~1.5 cm类方形小块或直径1 cm的类球形。黄白色或浅黄棕色,质较硬,有醇香气	/	/	/	/	/	/	/

(续表)

标准出处	发布年份	性状	显微	薄层	检验项目				
					水分	总灰分	酸不溶性灰分	浸出物	黄曲霉毒素
《浙江省中药炮制规范》	2015	本品为扁平的方块。表面粗糙,有灰黄色至灰棕色菌落的斑纹。质坚硬,断面粗糙。气特异,味淡	/	/	/	/	/	/	/

(二) 神曲生产过程质量控制和追溯体系现状

优质的发酵原料、规范的运输和储存,是保证神曲质量的重要环节。然而,目前部分生产厂家仍存在违规操作,如使用劣质原料、减少投料量,甚至掺入石膏、滑石粉等增重物质[6],这些问题严重影响神曲应用的安全性和有效性。近年来随着国家对中医药现代化和标准化的政策支持,以及物联网、大数据等技术的应用,在神曲生产原料的种植、原料流通和存储、发酵工艺等方面逐步实现数字化管理。例如,桐君堂基于物联网技术构建了神曲生产全流程追溯监管体系,为行业提供了可借鉴的质量控制模式[7]。

桐君堂以物联网技术为核心,构建了涵盖种植、生产、仓储、流通的全流程追溯体系,具体包括:

1. **种植-生产数据互联互通**　通过原辅料批号精准追溯种植信息(如农田数据、种植户信息等)。

2. **原辅料出入库动态管理**　检验合格的原辅料将由桐君堂制定统一批号,录入品名、批号、规格、厂家、生产日期等相关信息,确保原料可溯源。

3. **工艺参数与生产流程信息化配置**　根据不同饮片的炮制需求,灵活配置工艺参数与生产流程,精确定位工艺指标及流程步骤。

4. **矩阵赋码的信息化承载**　通过扫描工位码、设备码、操作间编码以及原料码等,自动采集生产数据,实现全流程动态关联。

5. **生产过程可视化监管**　追溯管理平台实时显示工艺参数、关键环节监控视频,便于管理人员动态监测。

6. **"人机料法环"数字化管理**　将人员("人")、设备("机")、原料("料")、方法("法")、环境("环")五大质量要素数字化,将神曲种植生产流程中不同环节涉及的人、事、物串联在一起,实现高效在线监管(图8-1)。

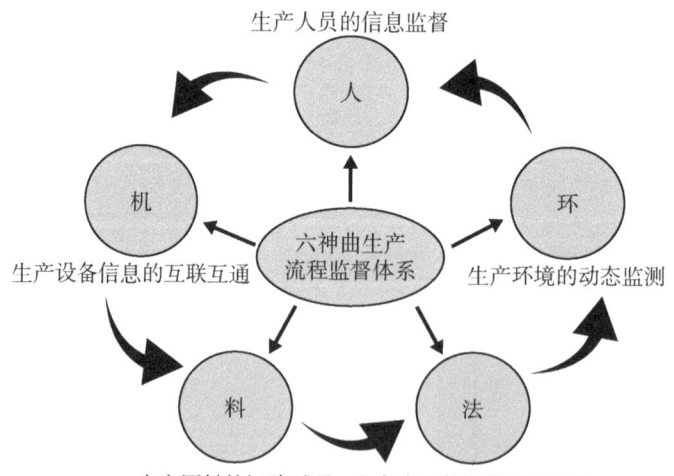

图8-1　神曲"人机料环法"生产全流程监管体系

该数字化追溯体系实践应用的优势主要体现在以下几个方面:①原料种植的数字化管理,桐君堂开发了专门的微信小程序,供种植户实时记录药材种植过程(如选择种植的药材、施肥、除草、采收等),对田间种植情况拍照上传,确保数据真实可追溯。该模式操作便捷,实现了种植环节的全程监控。②发酵工艺的智能优化,桐君堂建立了GMP认证的独立发酵车间,生产过程采取多点立体式温湿度管控措施,结合不同发酵阶段的温湿度需求,优化工艺参数,确保发酵质量稳定。

桐君堂神曲追溯思维模式不仅适用于神曲,还可推广至胆南星、淡豆豉、建曲等发酵类中药饮片。根据工艺流程及生产参数的差异,灵活设置系统后台标准数据,实现发酵类中药饮片的全流程追溯管理。总之,基于物联网技术的中药饮片信息化追溯监管体系,有利于提高监督管理的质量与效率,确保数据获取的及时与准确,保证中药饮片的有效与安全。这一模式为中药生产的标准化、智能化发展提供了重要的技术示范。

第二节 神曲生产和质量标准发展趋势

神曲作为临床常用饮片,兼具药品属性与商品属性,其生产需统筹质量优越性与生产效率提升的双重目标。未来发展路径应聚焦于:在明晰发酵炮制机制、明确关键工艺参数、构建多维度质量控制体系的技术底座上,集成智能化生产装备(如PLC控制系统、智能温控系统、近红外在线检测模块等),实现从原料前处理到成品出库的全流程数字化管控。

一、现代化质量追溯体系

建立基于物联网技术的立体化、全链条质量管控和追溯体系:在原药材溯源种植环节,通过部署土壤墒情传感器、气象监测站与区块链数据存证技术,实现产地环境参数(如土壤pH、重金属含量)与投入品使用记录(农药/肥料施用时间、剂量)的实时采集与不可篡改存证;在生产加工阶段,集成智能称重模块、PLC控制系统数据接口与机器视觉识别技术,对原料净制、基质前处理、成型、发酵等关键工序数据进行毫秒级频率采集;运输存储环节依托电子标签与监控终端,实时追踪物流路径信息。

通过建立多层级数据中台,将多媒体技术采集的生产现场视频(关键工序AI视觉质检)、光谱分析数据(近红外在线成分检测)与物联网传感器数据进行时空校准与关联建模,形成覆盖"种植-加工-流通-调配"全生命周期的数字孪生档案。当发生质量异常时,可通过区块链智能合约自动触发溯源程序,实现从成品批次到原药材地块的逆向追踪,同时通过大数据分析模块自动定位关键控制点(如发酵阶段温湿度异常波动),为质量改进提供精准的数据支撑。

二、智能化连续化生产设备

现代智能化设备显著提升了神曲生产效率和质量稳定性。如在煎煮设备的基础上,通过气化处理技术解决液料分离问题[8],通过倾式蒸煮装置优化清洁流程[9]。发酵成型机替代传统人工刀切,解决产品规格不均、易碎等问题[10,11]。此外,通过现代化发酵设备的使用,集成在线监测系统进行温度、湿度、CO_2浓度的监控,实现发酵过程精准调控,确保发酵条件的稳定性,提高产品的合格率[12,13]。以上现代化和智能化设备为神曲标准化、现代化生产提供了新的路径,值得推广。与此同时,应根据神曲实际生产需求加速新型智能生产设备的研制,特别是连续化生产设备,实现从提取、拌料、成型、发酵、干燥全过程自动化生产、智能化监测,以防止生产过程中引起的质量波动和微生物污染,提高生产效率和产品质量稳定性。

三、纯菌种协同发酵工艺

传统神曲生产采用自然菌种发酵方式,存在菌群组成不稳定、易受杂菌污染等质量问题。近年研究表明,通过筛选优势菌种并建立可控发酵工艺,可显著提升产品质量稳定性。研究发现米根霉和扣囊复膜孢酵母作为神曲特征菌种具有良好发酵性能。陈瑾等确定枯草芽孢杆菌和扣囊复膜酵母菌(4∶1)复合接种,总接种量40%,经5 d发酵可显著提高蛋白酶活力,同时缩短发酵周期并提升批间稳定性[14]。徐健等基于发酵神曲"菌群-成分-药效"关联性分析,开发了少根根霉与芽孢杆菌(枯草/贝莱斯/蜡状芽孢杆菌)的双菌协同发酵工艺,该工艺在28~33 ℃、65%~80%湿度条件下发酵5~7 d,不仅发酵效率高,且所得产品水提物表现出优异的体外抗炎活性和消化酶促进效果[15]。可见,整合现代生物技术、化学分析和药理学评价方法,开发基于特征菌种的定向发酵工艺,是提升神曲质量稳定性和药效活性的有效途径,具有广阔的产业化应用前景。未来研究应进一步优化菌种组合与工艺参数,建立标准化生产规范。

四、现代化质量控制方法

当前神曲质量标准体系尚不完善,在有效成分和有害物质监控方法方面存在不足。近年来,多种现代分析技术的应用为神曲质量评价提供了新的思路。

(一) 发酵原料质量控制方法

神曲的原料质量对其质量和药效影响显著。李雪艳系统研究了辣蓼和苍耳草的质量标准。在对辣蓼的研究中,采集了3个产地13批样品,检测其水分、总灰分及浸出物含量并确定限值范围。薄层色谱分析显示,供试品中槲皮苷斑点与对照药材一致,色泽清晰,分离度良好。此外,研究建立了紫外-可见分光光度法测定辣蓼总黄酮含量,经方法学验证具有良好的准确性和重复性,为辣蓼品质评估奠定基础。在对苍耳草的研究中,采集了3个产地15批样品,检测其水分、总灰分及浸出物含量,确立限值范围。薄层色谱中绿原酸斑点清晰,分离度佳。紫外分光光度法测定总酚酸含量,方法准确可靠,为苍耳草的质量评价提供了可靠依据[16]。

(二) 神曲质量控制方法

针对神曲质量标准的研究现状,学者们从多角度展开了深入研究。部分研究提出,消化酶(如蛋白酶、淀粉酶)是神曲促进营养物质水解与吸收的关键活性成分,在其消食功效中发挥重要作用,因此建议将其活性作为神曲质量评价指标。例如,黄国能的研究表明,蛋白酶和淀粉酶活力可作为衡量神曲内在质量的核心参数[17]。然而,消化酶是否为主要有效成分仍存争议。有研究指出,神曲在麸炒或煎煮过程中,消化酶活性虽遭破坏,但其促消化作用仍然保留,因此该指标的适用性有待商榷。类似地,刘福祥等研究发现,外观性状与酶活性存在相关性,如灰绿色外表、土黄色内部、质地坚硬且具辛酸苦陈腐气味的样品,通常表现出较高酶活力和较低酸度,整体质量更优[18]。

有众多学者探索了神曲主要成分含量测定的方法。仇雪等建立HPLC法同时测定神曲中没食子酸、隐绿原酸、异绿原酸A、槲皮素含量[19]。此外,有研究在《江西省中药饮片炮制规范》的基础上,增加了苦杏仁与赤小豆的显微鉴别项,并建立神曲中阿魏酸的含量测定方法[16]。

由于中药多成分的特点,单一成分难以客观反映中药质量,因此有学者探索了指纹图谱和红外光谱等整体评价方法。刘会民等采用HPLC建立了神曲的指纹图谱[20],王丽芳等通过液相色谱质谱联用技术(LC-MS)建立了具有15个共有峰的神曲指纹图谱,并对不同神曲在发酵前后槲皮苷、木樨草素、槲皮素3种活性成分的变化进行研究[21]。此外,戚岑聪等利用近红外光谱仪获取67个发酵过程神曲样品在400~2500 nm范围内的光谱数据,并用Folin-酚法与DNS法分别测定了神曲样品的蛋白酶与淀粉酶活力,运用LS-SVM建立蛋白酶与淀粉酶活力的预测模型,为神曲发酵过程质量参数的在线检测奠定了基础[22]。

神曲作为发酵中药,其原料可能存在有害成分超标的情况,同时发酵过程中易受到杂菌污染而产生有害成分。有学者探索了神曲中潜在有害成分的检测方法,如战宏利等采用微波消解—电感耦合等离子体质谱法测定神曲中重金属及有害元素[23]。张伟等建立一种用免疫亲和柱净化-柱后光化学衍生-高效液相色谱同时检测神曲中黄曲霉毒素、玉米赤霉烯酮和赭曲霉毒素A的方法[24]。韩凤等建立了HPLC-FLD测定炒神曲中黄曲霉毒素B1、黄曲霉毒素B2、黄曲霉毒素G1、黄曲霉毒素G2的含量的方法,在10批样品中都检测到黄曲霉毒素G2[25]。

以上方法的建立为提升神曲质量标准提供了重要参考,但所选指标成分与神曲传统药性及药效的关联性尚未充分验证,其能否全面反映神曲整体质量仍需进一步探讨。在推进高质量中药研发与生产过程中,建立中药整体质量控制体系至关重要[26]。针对神曲这一特色发酵饮片的质量控制,应当立足于其临床疗效、安全和传统药性特点,同时兼顾中药多成分整体性和发酵工艺特殊性,可以有如下路径:针对传统性状鉴别,运用电子舌、电子鼻、电子眼等智能感官分析技术,整合人工智能,从神曲的色、香、味等角度建立更为客观的质量评价方法和质量标准;整合多组学技术、药理学研究和现代分析化学方法,结合临床疗效,深入揭示神曲"药性-药效 功效成分"之间的关联,明确发酵所产生的关键功效成分,并结合Q-marker理论等确定神曲质量标志物,建立多成分含量测定方法,并采用HPLC、LC-MS等方法建立神曲的指纹图谱和特征图谱,从而最终建立一套符合神曲发酵特色、全面完善的质量控制方法。

小 结

神曲作为临床广泛应用的重要发酵类中药,既是消食健脾药膳的重要食材,也是畜牧业饲料的重要添加剂。尽管近年来在生产工艺、装备及质量控制技术方面取得显著进展,但仍面临诸多关键瓶颈问题,例如原料组成和配比差异大、自然发酵菌群不稳定、工艺参数模糊、成型工艺不统一、生产智能化程度低等问题,导致产品批次间质量波动明显。同时,现行质量标准以性状、水分等指标为主,与药效直接关联的特征性成分检测体系尚不完善,符合中药整体观的质量控制方法缺失。随着科技的进步,神曲药效成分、发酵机制等研究的不断深入,未来可构建物联网驱动的神曲全流程质量追溯体系从而实现原料种植到发酵生产的数字化全程监控,开发推广纯菌种协同发酵工艺从而提升发酵工艺稳定性,研制智能连续化生产设备从而实现自动化生产,并在解析"药性-药效-成分-菌群"关联的基础上制定符合神曲特点的多维质控标准。全面有效提升神曲的生产效率和质量稳定性,保证神曲应用的安全性和有效性,同时也有利于推动神曲在大健康产品中的应用。

参考文献

[1] 尹磊,朱月健,李冬梅,等.六神曲炮制及现代研究进展[J].亚太传统医药,2021,17(1):186-189.
[2] 王郡瑶.六神曲质量控制关键技术研究[D].北京:中国食品药品检定研究院,2022.
[3] 高胜美.神曲的发酵特征及炮制过程中化学成分动态变化规律研究[D].天津:天津中医药大学,2022.
[4] 庞思奇,马嘉擎,林家慧,等.中药"六神曲"发酵工艺研究进展[J].食品与发酵科技,2021,57(4):113-116.
[5] 国家药典委员会.中华人民共和国药典-四部[M].北京:中国医药科技出版社,2020.
[6] 高慧.神曲发酵及炮制工艺研究[D].沈阳:辽宁中医药大学,2003.
[7] 刘国秀,赵思进,杨宛君,等.基于物联网技术的六神曲生产全流程追溯监管体系构建[J].中国医药导刊,2023,25(1):105-109.
[8] 冯万武,冯万举,张效蓬.一种六神曲煎煮工艺及设备[P].安徽省:CN115778988B,2024-04-26.
[9] 张治国,段鑫,谢娜,等.一种六神曲生产用蒸煮装置[P].重庆市:CN221181070U,2024-06-21.
[10] 刘保国,任玉波,魏东霞,等.一种六神曲切设备[P].河南省:CN221416774U,2024-07-26.
[11] 张美芽,王佳艺,刘青萍,等.一种六神曲发酵成型机[P].江西省:CN116001347B,2025-01-24.
[12] 张美芽,张斌芽,张邓辉,等.一种六神曲制作发酵可调节恒温柜[P].江西省:CN116240104A,2023-06-09.
[13] 申屠银洪,应旺,倪善林,等.一种基于调节发酵环境二氧化碳含量的六神曲发酵炮制方法[P].浙江省:CN118161574A,2024-06-11.
[14] 陈瑾,吴春颖,王舒玉,等.六神曲两菌协同发酵工艺的优化[J].中华中医药杂志,2022,37(12):7446-7449.
[15] 徐健,冯锋,刘婉秋,等.一种双菌联合发酵制备六神曲的方法[P].江苏省:CN117603822A,2024-02-27.
[16] 李雪艳.六神曲发酵工艺优化和质量标准研究[D].南昌:江西中医药大学,2024.
[17] 黄国能.神曲等药曲中消化酶的检测与质量标准的探讨[J].中成药研究,1981,(5):18-20.
[18] 刘福祥,薛宏亮.神曲质量与酶活力及 pH 关系[J].中成药,1992,14(8):23.
[19] 仇雪,任娟,呼木吉勒图,等.市售六神曲质量研究[J].中南药学,2019,17(8):1260-1263.
[20] 马开,田萍,张迪文,等.波长切换 HPLC 法同时测定六神曲中 9 个成分的含量[J].药物分析杂志,2019,39(3):526-530.
[21] 王丽芳,高文远,徐鑫,等.鲜干品组方六神曲发酵前后指标成分的 LC-MS 测定及指纹图谱分析[J].中国实验方剂学杂志,2018,24(1):8-13.
[22] 戚岑聪,林兆洲,周蓉蓉,等.NIR 结合 LS-SVM 用于六神曲发酵过程质量监测的适用性研究[J].世界科学技术-中医药现代化,2015,17(3):643-647.
[23] 战宏利,陈海龙,刘丽.微波消解-电感耦合等离子体质谱法测定六神曲中重金属及有害元素[J].中国卫生工程学,2024,23(6):749-751+755.
[24] 张伟,杨直,沈国芳,等.一种检测六神曲中黄曲霉毒素、玉米赤霉烯酮和赭曲霉毒素 A 的方法[P].浙江省:CN115452990B,2024-05-03.
[25] 张会茹,郭梦月,吕建欣,等.发酵类中药的特点、微生物组成及真菌毒素污染概况[J].中国中药杂志,2025,50(1):48-57.
[26] 孙昱,徐敢,马双成.中药质量整体评价研究思路探讨[J].药学学报,2021,56(7):1749-1756.

结 语

　　神曲独特的发酵工艺是先人们将环境微生物为我所用,生产制造具有和胃健脾助消化功效药物的重要成果,也是几千年生产生活实践经验的积累和总结,充分体现了先人们"人与自然和谐共生"的智慧。通过对神曲发酵特征及其临床应用价值等的系统梳理和总结,让我们从更高的高度、更多的维度、更深的层次对这味传统中药有了新的认识,也是用现代科学解读中医药学原理的有益实践。随着生物技术、分析技术和人工智能等现代科技的快速发展,神曲的神秘面纱将逐步被揭开;随着多维度研究的不断深入,神曲的化学物质会更清楚、作用机制会更明确、生产制造会更先进、产品质量会更可控、临床疗效会更稳定。

　　在基础研究方面,未来可借助宏基因组学、代谢组学和蛋白组学等前沿技术,深入解析神曲发酵过程中微生物群落演替规律及其与药效成分形成的关联机制。通过建立发酵过程动态监测体系,精准把控不同发酵阶段的关键参数,为工艺优化提供科学依据。此外,持续开展基于干湿结合研究方法的神曲活性物质发现和作用机制研究,从整体动物、组织器官、细胞、分子水平并结合网络药理学等研究方法,系统阐明神曲多成分、多靶点、多途径的作用机制。

　　在质量控制方面,亟需构建基于"发酵终点判断-生物活性评价-指标成分定量"全方位的质量评价体系。重点开发快速检测技术和智能监控系统,实现发酵过程的精准控制。针对神曲不同炮制品的不同临床应用场景,建立差异化的质量标准和评价方法,确保产品的安全性和有效性。

　　在产业应用方面,神曲具有广阔的开发前景。可探索其在功能性食品、微生态制剂等大健康产品中的应用价值;结合人工智能优化发酵工艺参数,实现智能化生产。同时,要加强传统发酵技艺的数字化保护和传承。

　　推动神曲的高质量发展需要多方协同创新,需要建立产学研用协同创新平台,促进基础研究、技术开发和产业应用的深度融合;加强传统发酵理论和现代科学技术的交叉创新;培养复合型人才队伍;制定行业标准和规范,引领产业健康发展。

　　中药发酵技艺是中医药宝库中的精华,神曲研究取得的重要成果为其他发酵中药的研究提供了借鉴。未来,我们既要深入挖掘传统发酵理论的科学内涵,又要积极运用现代科技手段,推动发酵中药研究迈向更高水平,为中医药传承创新发展作出新的贡献,让这一古老智慧在现代医疗保健中焕发新的生机。